肾脏疾病诊断与治疗

主　编　付海霞　张　宏　宋　艳　孙元竹

副主编　盛练芬　范　晴　王　佳　王建文　王　宾
　　　　丁乐欣

编　委（按姓氏笔画排序）

丁乐欣　王　佳　王　宾　王建文　付海霞
孙开荣　孙元竹　孙晓霞　李凤楼　李传燕
宋　艳　张　宏　张作华　苗春霞　范　晴
郑　洁　盛练芬　崔丽芳　阎金红　彭　君
焦自钊

科学出版社

北　京

内 容 简 介

本书共八章，包括总论、肾脏病常见症状和体征、肾脏病的实验室检查、原发性肾小球疾病、肾脏感染性疾病、肾小管-间质性疾病、继发性肾脏疾病、肾衰竭。理论联系实际，重点突出，新颖实用，许多诊疗方法是作者多年从事临床实践的经验总结。

本书适用于广大基层医院医生，各大医院的住院、进修、实习医生，以及医学院校师生参考使用。

图书在版编目（CIP）数据

肾脏疾病诊断与治疗 / 付海霞等主编. —北京：科学出版社，2021.10
ISBN 978-7-03-066073-2

Ⅰ. ①肾…　Ⅱ. ①付…　Ⅲ. ①肾疾病–诊疗　Ⅳ. ①R692

中国版本图书馆 CIP 数据核字（2020）第 172966 号

责任编辑：胡治国　朱　华 / 责任校对：宁辉彩
责任印制：李　彤 / 封面设计：陈　敬

科 学 出 版 社出版
北京东黄城根北街16号
邮政编码：100717
http://www.sciencep.com
北京凌奇印刷有限责任公司印刷
科学出版社发行　各地新华书店经销
*
2021 年 11 月第　一　版　开本：787×1092　1/16
2021 年 11 月第一次印刷　印张：11 3/4
字数：347 000
定价：149.00 元
（如有印装质量问题，我社负责调换）

前　言

本书的编写工作，是根据临床医院岗位胜任力目标、国家卫生健康委员会对临床专科医学的行业要求、临床医院用人需要，在借鉴前人对肾病治疗研究成果的基础上，针对肾病专科人才素质要求和学科体系，体现科学性、实用性、代表性和适用性；整合实用知识体系，体现整体优化，注重系统性，保证点面结合，突出基本知识、基本理论、基本操作的编写原则，注重质量。

本书由肾病专科一线的专家共同编写完成，他们从事肾病治疗临床、教学和科研工作，有丰富的临床经验。本书不单单局限于疾病机制的探讨，而是注重住院医师临床思维的培养，使学生快速把握肾病专科的关键点，高效掌握并解决临床实践中遇到的具体问题。

本书共八章，包括总论、肾脏病常见症状和体征、肾脏病的实验室检查、原发性肾小球疾病、肾脏感染性疾病、肾小管-间质性疾病、继发性肾脏疾病、肾衰竭。理论联系实际，重点突出，新颖实用，许多诊疗方法是作者多年从事临床实践的经验总结。适用于广大基层医院医生，各大医院的住院、进修、实习医生，以及医学院校师生参考使用。

由于编写人员水平和经验有限，难免有不妥之处，恳请使用本书的广大读者和治疗肾病的专家学者批评指正，以便再版时进一步完善。

《肾脏疾病诊断与治疗》编写组

2021年3月

目　　录

第一章　总　　论

泌尿系统主管机体尿液的生成和排泄，由肾、输尿管、膀胱、尿道及有关的血管、神经等组成。肾不仅是人体主要的排泄器官，也是重要的内分泌器官，对维持机体内环境的稳定起着相当重要的作用。

一、肾的生理功能

肾的生理功能主要是排泄代谢产物及调节水、电解质和酸碱平衡，维持机体内环境稳定。

（一）肾小球滤过功能

肾小球滤过是代谢产物排泄的主要形式。其中含氮类废物如尿素、肌酐等多由肾小球滤过排出，部分有机酸如马尿酸、苯甲酸、各种胺类及尿酸等也有一部分经肾小球滤过排出。

肾小球滤液必须经肾小球毛细血管壁滤过。毛细血管壁由有孔的内皮细胞、肾小球基底膜（glomerular basement membrane，GBM）和足细胞（脏层上皮细胞）构成。足细胞通过稀疏的足突附着于 GBM 上。足突间裂隙孔由一层裂隙膜所封闭，它的功能是作为一种可变更的黏附连接，防止中、大分子蛋白漏出。足细胞病典型的表现为蛋白尿，可伴或不伴肾病综合征。足突通过整联蛋白和肌养蛋白聚糖附着于其下的 GBM。足突与邻近的足突重叠交叉，足细胞的足突侧的足萼糖蛋白通过静电排斥使相邻的足突分开，形成滤过裂缝。当然并非所有肾病范围的蛋白尿都是由足细胞病造成的，因为肾小球滤过屏障还包括肾小球内皮细胞和 GBM。研究显示，足细胞有多种裂隙膜蛋白。Neph-1 与 Nephrin、podocin 和 FATl 相互作用构成肾小球滤过屏障的分子筛。这些裂隙膜蛋白的缺乏或突变会引起大量尿蛋白。GBM 由肾小球上皮细胞和内皮细胞产生的细胞外基质构成，对维持正常肾小球结构、固定邻近细胞及构成滤过屏障起着重要作用。Ⅳ型胶原形成 GBM 基本构架，其间充填着各种物质包括层连蛋白、纤连蛋白、巢蛋白、硫酸类肝素蛋白聚糖等。层连蛋白、纤连蛋白及巢蛋白的主要功能是将细胞黏附于 GBM 上，阴离子硫酸类肝素蛋白聚糖、肾小球内皮细胞和上皮细胞表面的涎蛋白共同形成电荷屏障。所以，肾小球滤过膜除具有大小选择性，能限制大分子物质通过外，还具有电荷选择性，能限制带阴电荷物质滤过。电镜测定正常人基底膜厚度为 300～350nm。GBM 在几种肾脏病时受影响，如 Alport 综合征、Goodpasture 综合征和糖尿病肾病。X 染色体上编码Ⅳ型胶原 α5 链的基因或 2 号染色体上编码Ⅳ型胶原 α3 和 α4 链的基因异常可以导致三种形式的 Alport 综合征（X 连锁、常染色体隐性和显性遗传）。

肾小球系膜细胞及环绕的基质构成系膜区，通过内皮与毛细血管腔分开。肾小球系膜细胞除支撑肾小球毛细血管丛外，还有收缩、分泌功能，其上有一些血管活性物质的受体，因此可以根据全身情况调节收缩而改变滤过膜的滤过面积。系膜细胞还有吞噬功能，可以清除肾小球滤过的某些大分子物质。

肾小球滤过率（GFR）主要取决于肾小球内毛细血管和肾小囊中的静水压、胶体渗透压，滤过膜的面积，以及毛细血管超滤分数（后二者总称为滤过系数）等因素。

肾血流量和肾小球滤过率在不同的肾灌注压的情况下保持相对恒定，此即肾血流量和肾小球滤过率的自身调节。这种自身调节有着重要的生理意义，一方面保证了机体在血流动力学变化时肾小球滤过仍能稳定地进行，体内代谢废物得以继续排出；另一方面又保证了体液的平衡。

（二）肾小管重吸收和分泌功能

肾小球每日滤过的原尿可达 180L，其中电解质成分与血浆基本相似。但正常人每日排出的尿量仅 1500ml 左右，原尿中 99%以上的水和很多物质被肾小管重吸收。

近端肾小管主要承担滤液的重吸收功能，滤过的葡萄糖、氨基酸 100%被重吸收，通过 Na^+-K^+-ATP 酶，Na^+在近端肾小管中主动重吸收，主要的阴离子碳酸氢根（HCO_3^-）和 Cl^- 随 Na^+ 一起转运。HCO_3^- 重吸收还继发于 H^+的分泌。这样，90%的 HCO_3^-、70%的水和 NaCl 被重吸收。

髓袢薄支在逆流倍增过程中起着重要作用，维持髓质间质的高张及尿液的浓缩和稀释。薄升支对 Na^+和 Cl^-非常容易透过而不透过水，小管腔中 NaCl 浓度降低，即滤过液被稀释，越靠近皮质浅部其浓度越低。从上升支转运出去的 NaCl 在相邻肾间质中，可以把下降支的水析出，而薄降支上皮对水易透过，对 Na^+和 Cl^- 低透过，于是下降支管腔中渗透浓度升高，当下降支内的液体再次到达上升支时，NaCl 再次被转运出去，结果除继续稀释管腔液外，还使同一平面肾间质 NaCl 梯度更高，这样反复循环，相同间质渗透梯度朝髓质深部不断上升，最后形成一个从浅部到深部递次增大的渗透梯度。加之，直小血管排列呈发夹样，与髓袢平行走向，因此也有逆流交换，使髓质已形成的渗透梯度不致因为水的重吸收而明显改变。髓质间质渗透梯度的存在是精氨酸升压素（arginine vasopressin，AVP）起抗利尿作用的条件之一。

远端肾小管，特别是连接小管是调节尿液最终成分的主要场所。连接小管上有 AVP 的 V2 受体及加压素调节的水通道水孔蛋白表达。集合管管腔膜在 AVP 作用时通透性明显增高，但 AVP 仅能促使皮质部小管透过水而不透过尿素，这样，尿素得以浓缩；而在髓质部集合管，AVP 既可使水又可使尿素通透，在间质高渗透梯度的吸引下，大量水被重吸收，高浓度的尿素则进入间质，而后进入髓袢下降支，再逐段循行至集合管，此即尿素再循环。

（三）肾脏和激素

肾脏不仅是激素作用的靶目标，而且还合成、调节和分泌激素，影响非肾的功能，如红细胞生成及骨的代谢。这些激素包括化学上不同的种类，如蛋白质、肽、脂质、核苷和氨基酸衍生的分子。肾脏分泌的激素可分为血管活性肽和非血管活性激素。前者作用于肾本身，参与肾的生理功能，主要调节肾的血流动力学和水盐代谢，包括肾素、血管紧张素、前列腺素、激肽释放酶-激肽系统、内皮素、利钠肽［包括旁分泌的尿舒张肽（urodilatin）］及类花生酸类物质；后者包括 1α-羟化酶和红细胞生成素等。肾脏在几种肽和蛋白质激素的清除率和灭活上起着重要的作用。循环和局部产生的激素的内在网络系统对肾小球、肾小管的功能起着调节作用。

二、肾脏疾病的评估

（一）估计疾病病程

疾病病程是急性还是慢性，这一鉴别对诊断、治疗和预后都很重要。

（二）尿液检查

尿液检查常是诊断有无肾损伤的主要依据。

1. 蛋白尿 近年来认识到蛋白尿是糖尿病、进展性肾脏病和心血管病的一个独立的危险因素。直接针对减少蛋白尿的干预性治疗现在已成为慢性肾脏病治疗的主要方法之一。每日尿蛋白持续超过 150mg 或尿蛋白/肌酐比率（PCR）＞200mg/g 称为蛋白尿。微量白蛋白尿的定义是：24h 尿白蛋白排泄在 30～300mg。

产生蛋白尿的原因有很多，一般可分为以下四类：

（1）生理性蛋白尿：①功能性蛋白尿，是一轻度、暂时性蛋白尿，常伴发热、运动或充血性心力衰竭。②体位性蛋白尿，常见于青少年，于直立和脊柱前凸姿势时出现蛋白尿，卧位时尿蛋白消失，一般量少于 1g/d。

（2）肾小球性蛋白尿：起因主要由于肾小球毛细血管壁屏障的损伤，足细胞的细胞骨架结构和它们的裂隙膜或 GBM 的损伤，使血浆中大量蛋白尿滤过并超出肾小管重吸收能力，而出现于尿中。如病变较轻，则仅有白蛋白滤过，称为选择性蛋白尿；当病变加重，更高分子量蛋白质（主要是 IgG）无选择性地滤出，称为非选择性蛋白尿。

（3）肾小管性蛋白尿：当肾小管受损或功能紊乱时，抑制近端肾小管对正常滤过的蛋白质重吸收，导致小分子蛋白质从尿中排出，包括 β_2 微球蛋白、溶菌酶等。

（4）溢出性蛋白尿：血中低分子蛋白（如多发性骨髓瘤轻链蛋白、血红蛋白、肌红蛋白等）异常增多，经肾小球滤过而不能被肾小管全部重吸收。尿蛋白电泳显示分离的蛋白峰。

2. 血尿 分为肉眼血尿和显微镜下血尿两种。

3. 管型尿 尿中管型的出现表示蛋白质在肾小管内凝固，其形成与尿蛋白的性质和浓度、尿液酸碱度及尿量有密切关系，宜采集清晨尿标本做检查。管型尿可因肾小球或肾小管性疾病而导致，但在发热、运动后偶可见透明管型，此时不一定代表肾脏有病变。但若有细胞管型或较多的颗粒管型与蛋白尿同时出现，则临床意义较大。

4. 白细胞尿、脓尿和细菌尿 新鲜离心尿液每个高倍镜视野白细胞超过 5 个或 1h 新鲜尿液白细胞数超过 40 万或 12h 尿中超过 100 万称为白细胞尿。因蜕变的白细胞称脓细胞，故亦称脓尿。清洁外阴后无菌技术下采集的中段尿标本，如涂片每个高倍镜视野均可见细菌，或培养菌落计数超过 10^5 个/ml 时，称为细菌尿，可诊断为尿路感染。

（三）肾小球滤过率测定

肾小球滤过率（GFR）指肾在单位时间内清除血浆中某一物质的能力。通常以清除率测定肾小球滤过率，推算出肾每分钟能清除多少毫升血浆中的该物质，并以体表面积校正。单纯以血肌酐反映不够准确。临床上既往多采取留血、尿标本测定肌酐清除率的方法进行 GFR 的评估。正常值为（100±10）ml/min，女性较男性略低。

最近美国国家肾脏基金会的肾脏病预后的质量倡议（kidney disease outcome quality initiative，K/DOQI）对慢性肾脏病（chronic kidney disease，CKD）的临床实践指南推荐用两种公式计算成人 GFR，一种是 Cockcroft-Gault 公式，一种是肾脏病饮食改良（MDRD）的简化公式，其优点是不必留尿。不同国家和民族是否均适用这两种公式尚待进一步的研究。但在某些情况下，如年龄或身材大小极端、严重营养不良或肥胖、肌病或瘫痪和素食者，应留血、尿测定内生肌酐清除率。

（四）影像学检查

肾脏疾病影像学检查包括超声显像、静脉尿路造影、CT、MRI、肾血管造影、放射性核素检查等。

（五）肾活检

为了明确诊断、指导治疗或判断预后，在无肾穿刺禁忌证时可行肾穿刺活检。这对明确各类原发性肾小球病，如轻微性肾小球病变、局灶性节段性肾小球硬化、膜性肾病及各类增生性肾小球肾炎等的组织形态学诊断很有帮助；对一些继发性肾小球病，包括系统性红斑狼疮有无肾损害、分型及指导治疗，遗传性肾脏疾病，急性肾衰竭，以及移植肾排斥的鉴别诊断等都十分有用。

三、肾脏疾病常见综合征

肾及泌尿系统疾病经常会引起一组组临床症状、体征和实验室表现相似的综合征，识别患者属于哪一种综合征对疾病诊断很有帮助。

（一）肾病综合征

肾病综合征是指各种原因所致的大量蛋白尿（＞3.5g/d），低白蛋白血症（＜30g/L），明显水肿和（或）高脂血症的临床综合征。

（二）肾炎综合征

肾炎综合征是指以血尿、蛋白尿及高血压为特点的综合征。按病程及肾功能的改变，可分为急性肾炎综合征（指急性起病，病程不足 1 年者）、急进性肾炎综合征（指肾功能急性进行性恶化，于数周至数月内发展为少尿或无尿的肾衰竭者）和慢性肾炎综合征（指病程迁延 1 年以上者）。

（三）无症状性尿异常

无症状性尿异常包括单纯性血尿和（或）无症状性蛋白尿，以及不能解释的脓尿（白细胞尿）。

（四）急性肾衰竭和急进性肾衰竭综合征

区别 GFR 的下降是几天（急性肾衰竭，ARF）还是几周（急进性肾衰竭，RPRF）发生，有临床意义。这两个综合征的病因也稍有不同，如由于脓毒症、肾毒性药物、休克或其他原因导致急性肾小管坏死是 ARF 的常见病因；而由于免疫损伤或血管炎引起毛细血管外增生性（新月体）肾小球肾炎是 RPRF 而非 ARF 的重要原因。

（五）慢性肾衰竭综合征

慢性肾衰竭（CRF）是指不管什么原因导致的进行性、不可逆性肾单位丧失及肾功能损害。

四、肾脏疾病防治原则

肾脏疾病依据其病因、发病机制、病变部位、病理诊断和功能诊断的不同，选择不同的治疗方案。其治疗原则包括去除诱因、一般治疗、抑制免疫及炎症反应、防治并发症、延缓肾脏疾病进展和肾脏替代治疗。

（一）肾小球病理、免疫发病机制的研究，以及对慢性肾衰竭发病机制及有关病理生理的研究

肾小球病理、免疫发病机制的研究，以及对慢性肾衰竭发病机制及有关病理生理的研究为制定合适的治疗方案创造了条件，促进了糖皮质激素、细胞毒药物和亲免素调节剂等的合理应用。

新型的细胞免疫抑制剂，如亲免素调节剂（包括环孢素、他克莫司、西罗莫司、雷帕霉素和霉酚酸酯）等被应用于临床，由于其通过影响细胞内信号转导旁路等途径选择性抑制 T 辅助细胞及 T 细胞毒效应细胞，除用于肾移植预防排斥治疗外，也被用于难治性肾小球病的治疗。但其长期疗效、有效剂量及不良反应等还有待于进一步确定。

（二）降压治疗

降压治疗在肾脏疾病治疗中尤为重要。因为肾小球病变常常伴有高血压，慢性肾衰竭者 90% 出现高血压。持续存在的高血压是加速肾功能恶化的重要原因之一，积极控制高血压是肾脏疾病各阶段治疗中十分重要的环节。我国高血压防治指南及美国肾脏病学会有关慢性肾脏病（CKD）的指南均制定了降压治疗的靶目标。降压时除应关注降压达靶目标，还应选择能延缓肾功能恶化、具有肾保护作用的如血管紧张素转换酶抑制剂（ACEI）和（或）血管紧张素Ⅱ受体拮抗剂（ARB）类降压药物。

（三）减少蛋白尿治疗

由于蛋白尿本身对肾的有害作用，故不仅要重视病因治疗减少尿蛋白，也要重视对症治疗，直接减少尿蛋白排泄。

（四）红细胞生成素、活性维生素 D_3、HMG-COA 还原酶抑制剂的应用

红细胞生成素（EPO）的广泛应用已使慢性肾衰竭患者的症状和生活质量有明显的改善。近年来对红细胞生成素治疗的靶目标较前有了更高的要求，刺激红细胞生成又有了新的作用时间更长的药物。

活性维生素 D_3 制剂或同类物除了调节钙内环境平衡外尚有抗炎作用，还可改善血液透析患者生存率，降低心血管疾病患者的死亡率和感染死亡率。

HMG-COA 还原酶抑制剂即他汀类调节血脂药物的降脂治疗，在肾脏疾病中也显示出了独特的治疗作用。

（五）饮食治疗

在 CKD 患者推荐减少蛋白质的摄入量，优质低蛋白的代谢可降低尿素氮的产生，减少尿毒症毒素，相当于具有抗炎及抗氧化作用，并可改善胰岛素抵抗。研究证明，优质低蛋白饮食有独立的减轻蛋白尿作用，还有预防和减轻慢性肾功能不全的并发症包括酸中毒、高钾血症、高磷血症和尿毒症症状的效用。在饮食治疗方面，还应注意减少盐（不超过 6g/d）的摄入。最近的研究显示，高钠饮食则尿钠排泄增多，体重增加，平均动脉血压较高，尿白蛋白排泄增加。

（六）肾脏替代治疗

肾脏替代治疗是终末期肾衰竭患者唯一的有效治疗方法。最近提出了适时开始透析和一体化（综合）治疗的概念，以提高终末期肾衰竭患者的存活率和生活质量。

1. 透析治疗

（1）腹膜透析：包括连续性和间歇性腹膜透析两种。近年来由于腹膜透析连接系统的改进，包括自动腹膜透析机的应用，使腹膜透析有关的感染并发症减少。其操作简便、安全有效及残存肾功能保护较好的特点在肾脏替代治疗中起到了非常重要的作用。

（2）血液透析：通过扩散、对流及吸附清除体内积聚的毒性代谢产物，清除体内潴留的水分，纠正酸中毒，达到治疗目的。随着透析设备更趋先进，治疗效果更好、更安全。

2. 肾移植 成功的肾移植可以使患者恢复正常的肾功能（包括内分泌和代谢功能）。肾移植后需长期使用免疫抑制剂，以防止排斥反应。近年来随着新型免疫抑制剂的应用，肾移植患者的存活率明显改善。

（七）中西医结合治疗

中医学的辨证施治为肾脏疾病提供了又一治疗手段，大黄、雷公藤片、黄芪等制剂的作用也已得到很多的实验研究证实。有关某些中草药（如关木通等）具有的肾毒性已受到重视。

五、进展和展望

肾脏病学通过众多生物分子医学的研究取得了很多的进展。分子细胞生物学及重组 DNA 技术在肾脏疾病研究中的应用已很普遍。肾脏疾病的发病机制涉及免疫、肿瘤、炎症、细胞毒损伤及其他途径的损伤，研究寻找致病通路中有关的分子标志及分析有关候选基因也有不少新的认识，其中有的已成为各种干预治疗的目标。

对肾脏疾病免疫发病机制的认识逐步深入。在各种肾小球疾病的发展过程中，在多种损伤因子的作用下，肾脏内炎症，单核或巨噬细胞浸润，各种趋化和黏附分子释放，细胞损伤、凋亡和增生，特别是足细胞的损伤、凋亡和转分化，引起大量蛋白尿，最后导致纤维化和肾小球硬化，是肾小球疾病发展、恶化、肾功能丧失的共同途径。

终末期肾脏病（ESRD，需要肾脏替代治疗的肾衰竭）的流行病学资料显示，全球 ESRD 人数持续增加，其年增长速度已超过了人口年增长率。为了减轻其对公共卫生资源的负荷，2002 年由美国肾脏病基金会（NKF）K/DOQI 工作组根据大量有关文献及有循证医学可信度的资料进行分析整理后推出了慢性肾脏病（CKD）这一概念。目的是使公众关注肾脏疾病，注意筛查，及时诊断，治疗合并症，评估进展及延缓疾病进展至 ESRD。

关于慢性肾脏病进展机制的研究，已知肾素-血管紧张素-醛固酮系统（RAS）对慢性肾脏病的进展是一个重要的介质，通过 ACEI 或 ARB 药物阻断 RAS，可延缓 CKD 的进展。随着对 RAS 认识的深入，干预治疗也有了新的方向。目前在临床及实验研究中应用螺内酯和新型选择性的醛固酮阻滞剂依普利酮（eplerenone）在减少心血管病和肾脏病患病率、死亡率上提供了新的希望。

肾脏疾病的进展机制提示了可能的预防方法，如药物干预控制血压、减少蛋白尿、降低血脂、停止吸烟、在糖尿病患者严格控制血糖、饮食治疗减少蛋白质摄入。综合多因素处理 CKD 患者，可延缓肾脏病的进展和延迟肾脏替代治疗的开始。有研究显示，以全反式维 A 酸（AtRA）为代表的视黄醛衍生物具有抗炎、抗增生、调节细胞分化和凋亡、抑制纤维化及明显的降低蛋白尿和肾脏保护作用，在治疗人类各种肾脏疾病方面展现出可能的前景。

在某些肾脏病如 Fabry 病，现在已可采用重组人半乳糖苷酶 A 治疗，以替代缺陷的酶。这种称之酶替代治疗（enzyme replacement therapy），是防止肾脏病进展的又一个例子。

终末期肾脏病患者必须依靠肾脏替代治疗。肾脏替代治疗无论是血液透析、腹膜透析或肾移植，无论是基础研究及临床应用研究都取得了长足进步和良好的效果，使肾在人体的各器官衰竭中成为非常突出的一个替代最为成功的器官。

第二章　肾脏病常见症状和体征

第一节　高　血　压

高血压（hypertension）是以体循环动脉压增高为主要表现的临床综合征。目前，我国采用的血压分类和标准见表2-1。高血压定义为未使用降压药物的情况下，诊室收缩压＞140mmHg和（或）舒张压＞90mmHg。根据血压升高水平，进一步将高血压分为1～3级。WHO/ISH指南强调，患者血压增高，是否应予降压治疗，不仅需要参考其血压水平，还要根据其危险因素的数量与程度决定；轻度高血压只是与重度高血压相对而言，并不意味着预后必然良性。

表2-1　血压水平分类和定义　　（单位：mmHg）

分类	收缩压		舒张压
正常血压	＜120	和	＜80
正常高值血压	120～139	和（或）	80～89
高血压	≥140	和（或）	≥90
1级高血压（轻度）	140～159	和（或）	90～99
2级高血压（中度）	160～179	和（或）	100～109
3级高血压（重度）	≥180	和（或）	≥110
单纯收缩期高血压	≥140	和	＜90

注：当收缩压和舒张压分属于不同分级时，以较高的级别作为标准。以上标准适用于任何年龄的成年男性和女性

患者收缩压与舒张压属不同级别时，应按两者中较高的级别分类；患者既往有高血压病史，目前正服抗高血压药，血压虽已低于140/90mmHg，亦应诊断为高血压。

临床上将不明原因的高血压称为原发性高血压（又称高血压病），其他疾病引起的血压升高称为继发性高血压（约占5%）。继发性高血压的常见原因有肾性因素、内分泌疾病、心血管疾病等。

一、肾性因素

（一）肾实质性病变

肾实质性病变是继发性高血压最常见的病因，包括：①急性与慢性肾小球肾炎；②慢性肾盂肾炎；③放射性肾炎；④先天性肾脏病变（多囊肾）；⑤继发性肾脏病变（结缔组织病、糖尿病肾病、肾淀粉样变等）。

（二）肾血管性高血压

肾血管性高血压是指单侧或双侧肾动脉主干或分支狭窄引起的高血压。

1. 病因　①在我国以大动脉炎最为常见；②肾动脉纤维肌性发育不良约占20%；③动脉粥样硬化占5%。

2. 临床表现　凡进展迅速或突然加重的高血压、呈恶性高血压表现、不易控制的高血压均应该怀疑本病；40%～50%的患者上腹部或背部肋脊角可闻及血管杂音。

二、内分泌疾病

1. 原发性醛固酮增多症　是由于肾上腺皮质肿瘤或增生使醛固酮分泌增多所致。常有高钠血症、低钾血症、多尿、烦渴、多饮等。

2. 嗜铬细胞瘤　是起源于肾上腺髓质或交感神经节等的嗜铬细胞的肿瘤。血压升高多为阵发

性，也可为持续性。血压骤然升高时伴头痛、面色苍白、出汗、心动过速等；可伴短暂性视力障碍。

3. 皮质醇增多症（库欣综合征） 由肾上腺皮质肿瘤或增生分泌糖皮质激素过多使水、钠潴留所致。有向心性肥胖、满月脸、多毛、皮肤细薄而有紫纹、血糖增高等特征。

4. 甲状腺功能亢进症 其收缩压明显增高，舒张压降低，脉压增大；甲状腺增大；突眼；伴有心悸，多汗，食欲亢进。

5. 肾球旁细胞瘤 是指能分泌大量肾素的肾实质肿瘤。表现为严重高血压，伴高血浆肾素活性、高醛固酮血症与低钾血症。

6. 绝经期高血压 绝经期卵巢逐渐退化，促性腺及促甲状腺激素反而增加，肾上腺髓质也过度活动。血压增高往往于绝经期前后1～3年出现，波动性大，常伴神经不稳定、易冲动，可出现阵发性潮红与出汗、心动过速，月经失调；停经后血压大多可恢复正常。

7. 肢端肥大症 是腺垂体分泌生长激素（GH）过多所致的体型及内脏器官异常肥大并伴有相应生理功能异常的内分泌与代谢性疾病。

三、心血管疾病

1. 心脏疾病 ①Ⅲ度（完全性）房室传导阻滞；②原发性高动力性综合征；③脚气病性心脏病；④产后心肌病；⑤克山病。

2. 血管疾病 ①主动脉狭窄；②主动脉粥样硬化；③主动脉瓣关闭不全；④动脉导管未闭；⑤体循环动-静脉瘘。

四、其他原因

1. 神经系统疾病 ①颅内压增高综合征；②间脑综合征。

2. 妊娠高血压综合征 多发生于妊娠晚期，严重时要终止妊娠。

3. 血卟啉病 急性发作时，由于自主神经功能紊乱，可引起血压升高。

4. 真性红细胞增多症 可因血容量增多及血液黏稠度增加而引起高血压，常以收缩压升高为主。

5. 药物不良反应 长期使用糖皮质激素、避孕药、甘草等，也可引起血压增高，停药后血压可恢复正常。

第二节 水 肿

水肿（edema）是指过多的液体积聚在人体组织间隙使组织肿胀。产生水肿的主要因素为：①钠和水液的异常潴留；②毛细血管滤过压升高；③毛细血管渗透性增加；④血浆胶体渗透压降低；⑤淋巴回流障碍；⑥组织压力降低。临床上将水肿分为全身性水肿和局部性水肿。

一、全身性水肿的主要原因

1. 心源性水肿 主要为右心衰竭的表现，伴有颈静脉怒张和肝脏肿大。特点是水肿首先出现于身体的下垂部位，发展较慢，胫前水肿触之较坚实。

2. 肾源性水肿 可分为两类，即以蛋白尿导致低蛋白血症为主的肾病性水肿，以及以肾小球滤过率明显下降为主的肾炎性水肿。水肿首先分布于组织间压较低和皮下组织疏松的部位，早期以眼睑、颜面部浮肿为主，以后可发展至全身。

3. 肝源性水肿 伴有肝功能减退和门静脉高压症的表现。特点是腹水在先，下肢水肿在后，水肿很少波及头、面部及上肢。

4. 营养不良性水肿 伴有低蛋白血症或维生素 B_1 缺乏。水肿发生前常有体重减轻，水肿常从足部开始延及全身。

5. 其他

（1）妊娠高血压综合征。

（2）结缔组织病：如系统性红斑狼疮、硬皮病、皮肌炎等。

（3）血清病：是由于注射动物血清引起的过敏性疾病。

（4）内分泌疾病：①垂体前叶功能减退症；②黏液性水肿；③水肿型甲亢；④皮质醇增多症；⑤原发性醛固酮增多症；⑥经前期紧张综合征。

（5）药物性水肿：如糖皮质激素、雌激素、钙拮抗剂、甘草制剂等。

（6）特发性水肿：几乎只见于女性，水肿见于身体下垂部位，立卧位水实验有利于诊断。

二、局部性水肿的主要原因

（1）局部炎症。

（2）静脉血栓形成及血栓性静脉炎。

（3）下肢静脉曲张。

（4）慢性上腔（或下腔）静脉阻塞综合征。

（5）淋巴回流受阻：如丝虫病、淋巴结切除后等。

（6）血管神经性水肿：属于变态反应，其特点为突发、无痛性、硬而有弹性的局限性水肿。

（7）神经营养障碍：如脑出血后瘫痪的肢体发生水肿。

第三节　蛋　白　尿

正常人尿中每日排出很少量的蛋白，当尿中蛋白＞150mg/24h，则视为蛋白尿（proteinuria）。根据蛋白尿发生的机制，分类如下：

（一）肾小球性蛋白尿

病理情况下，肾小球性蛋白尿是最常见的一种类型。肾小球受到炎症、毒素等的损害，由于肾小球聚阴离子的丧失（电荷屏障异常）或其他原因所致的滤过膜通透性的变化（分子筛异常）或二者共同作用，引起肾小球毛细血管壁通透性增加，滤出较多的血浆蛋白，超过了肾小管重吸收的能力，引起蛋白尿。每日尿中蛋白排泄量达 2g 以上，多者可达 30g 或更多；尿中蛋白的分子量多在 7 万～100 万 Da，主要是白蛋白，占 70%～80%。因肾小球疾病的类型不同，蛋白质的成分可能有些变化。

（二）肾小管性蛋白尿

正常情况下，少量经肾小球滤过的小分子蛋白经过肾小管时 95%以上被重吸收；肾小管功能受损时，可引起低分子蛋白（分子量＜6 万 Da）的丢失，一般而言其分子量在 1 万～5 万 Da，其定量亦不超过 1～1.5g/d，主要成分为溶菌酶、视黄醇结合蛋白、β_2 微球蛋白；如蛋白定量＞2.0g/d，分子量＞7 万 Da，应考虑同时合并肾小球受损。

（三）混合性蛋白尿

肾脏病变如果同时累及肾小球和肾小管，产生的蛋白尿称混合性蛋白尿。

（四）溢出性蛋白尿

肾小球滤过功能、肾小管重吸收功能均正常，血浆中存在某种小分子蛋白质异常增多，导致蛋白质滤过量增多，超过肾小管重吸收的能力所致的蛋白尿，称溢出性蛋白尿。其代表是 Bence-Jones 蛋白（凝溶蛋白），常为免疫球蛋白 IgG 或 IgA 的轻链部分，分子量为 2.2 万（单体）～4.4 万（二聚体）Da。分子量 5.5 万 Da 重链的 Fc 片段，如异常增多时亦可在尿中出现。其他还见于急性溶血时的游离血红蛋白、肌肉损伤时的肌红蛋白、急性白血病时血溶菌酶增高等。

其中，血红蛋白尿产生的原因如下：

1. 尿路中发生溶血　血尿时若尿比重＜1.006，则红细胞在尿液中溶解，形成血红蛋白尿（所谓假性血红蛋白尿）。

2. 肾梗阻所致的血红蛋白尿 溶血发生于梗死形成的肾实质区域内时，血红蛋白从此处排入尿中即可出现血红蛋白尿。

3. 血管内溶血所致的血红蛋白尿

（1）先天性（遗传性）溶血。

（2）后天获得性溶血性贫血：①血型不合输血的溶血反应；②药物和化学药品（砷化氢中毒，常于吸入后3～6h发病）；③感染（恶性疟疾、伤寒等）；④阵发性睡眠性血红蛋白尿；⑤阵发性行军性血红蛋白尿；⑥动植物因素（毒蛇咬伤、毒蕈中毒等）；⑦重度烧伤。

（五）组织性蛋白尿

组织性蛋白尿是指肾小管代谢产生的蛋白质和组织破坏分解的蛋白质，以及由于炎症或药物刺激泌尿系统分泌的蛋白尿。以T-H糖蛋白为主要成分，易成为管型的基质和结石的核心。

（六）偶然性蛋白尿或假性蛋白尿

当尿中混有多量血、脓、黏液等成分而导致蛋白定性试验阳性时称为偶然性蛋白尿。

（七）功能性蛋白尿

功能性蛋白尿是由剧烈运动、发热、低温刺激、精神紧张、交感神经兴奋等因素引起肾小球内血流动力学改变所致，常为一过性、轻度蛋白尿，又称为生理性蛋白尿。

（八）体位性蛋白尿

体位性蛋白尿是指直立姿势时出现蛋白尿而卧位时蛋白尿消失，且无血尿、高血压、水肿等异常表现，又称为直立性蛋白尿。

第四节 血 尿

不同原因所致的红细胞（RBC）进入尿中，如尿沉渣每高倍镜视野（HPF）＞3个，Addis计数RBC＞50万/12h，或＞10万/1h则为血尿。以此标准判断，成人血尿的发生率约为4%。

一、病 因

1. 泌尿系统疾病 ①肾小球疾病：原发性、继发性和遗传性；②感染性疾病：肾盂肾炎、泌尿系结核等；③结石；④肿瘤；⑤损伤：外伤、手术、器械操作等；⑥理化因素：磺胺、甘露醇、环磷酰胺等药物，以及放射线等。

2. 全身及尿路邻近器官疾病 ①血液病：血小板减少性紫癜等；②感染性疾病；③下腹部炎症或肿瘤：急性阑尾炎、直肠癌、妇科炎症或肿瘤。

3. 其他原因 运动或未明原因。肾小球肾炎是青年人血尿的常见原因。此外，泌尿系结石约占血尿的20%，泌尿系肿瘤占15%，尿道炎和膀胱三角区炎约占15%，急性泌尿系感染约占10%。

二、血尿诊断的临床思维

诊断血尿，必须首先证实是否为真性血尿（排除阴道或直肠血的污染），或是不同原因所致的棕色、咖啡色、红色尿等尿色的改变。用相差显微镜观察尿中红细胞形态，可鉴别肾小球源性（变形红细胞）与非肾小球源性血尿（正形红细胞）。尿三杯可粗略了解血尿产生的部位。

（一）病史

（1）体重下降：肿瘤或结核。

（2）发热或尿频或脓尿：感染。

（3）肾绞痛或尿流突然中断或以往存在肾钙化：结石。

（4）水肿、高血压：肾小球肾炎、高血压肾病。

（5）近期有咽痛和皮肤感染：急性链球菌感染后肾小球肾炎或IgA肾病。

（6）肾肿块：肿瘤、先天性多囊肾。

（7）听力下降：Alport 综合征。

（8）关节痛：系统性红斑狼疮。

（9）咯血：Goodpasture 综合征。

（10）皮疹：过敏性紫癜、药物高敏反应。

（11）其他部位出血：血液病、感染性疾病及其他全身性疾病。

（12）多部位感觉异常：Fabry 病。

（二）药物应用史

（1）解热镇痛药：间质性肾炎、肾乳头坏死。

（2）抗生素：肾小管坏死或损伤、间质性肾炎。

（3）中药：小管间质损害。

（4）抗凝剂、环磷酰胺、氮芥：膀胱炎。

（三）家族史

注意询问患者有无肾脏疾病、血尿、镰状细胞疾病、聋哑、出血倾向或多囊肾等。

（四）血尿的性状

肾脏疾病所致血尿常均匀一致，其色泽与出血的速度、数量等有关，临床上可为肉眼血尿或镜下血尿。血尿中若混有条状血凝块常为上尿路出血，大的不规则血块为膀胱出血。

血尿的病因比较复杂，尽管经过详细的病史询问和必要的检查，仍有一部分患者不能明确病因。

第五节　管　型　尿

尿液中管型由蛋白质在肾小管、集合管中凝固而形成。

一、发生机制

蛋白质在肾小管、集合管中凝固成管型，其形成的必要条件是：①尿中有少量清蛋白和由肾小管上皮细胞产生的 T-H 糖蛋白，是构成管型的基质；②肾小管有尿液浓缩和酸化的能力；③有提供交替使用的肾单位。

二、分类及临床意义

（一）细胞管型

细胞管型指管型内含有细胞及其碎片等物质。

1. 上皮细胞管型　见于：①急性肾小球肾炎；②慢性肾炎；③急性肾小管坏死；④间质性肾炎；⑤肾淀粉样变性；⑥金属（如镉、汞、铋等）及其他化学物质中毒；⑦肾移植后排异反应等。

2. 红细胞管型　见于：①急性肾小球肾炎、急进性肾炎、慢性肾炎急性发作、狼疮肾炎；②急性血型不合输血所致的溶血反应；③肾移植后急性排异反应；④肾梗死；⑤肾静脉血栓形成等。

3. 白细胞管型　见于：①肾盂肾炎；②间质性肾炎等。

（二）颗粒管型

颗粒管型提示有肾实质性病变，见于：①急性肾炎后期、慢性肾炎；②肾盂肾炎；③药物中毒等引起的肾小管损伤。

（三）透明管型

1. 生理性　①健康人尿中高倍镜下偶见；②老年人晨尿中可见；③使用麻醉剂、利尿剂；④发热、剧烈运动、重体力劳动时。

2. 病理性 ①肾病综合征；②慢性肾炎；③急性肾盂肾炎；④恶性高血压；⑤心力衰竭。

（四）蜡样管型

蜡样管型提示肾小管病变严重，预后差，见于：①慢性肾炎晚期；②慢性肾衰竭；③肾淀粉样变性。

（五）脂肪管型

脂肪管型见于：①肾病综合征；②慢性肾炎急性发作；③中毒性肾病等。

（六）肾衰竭管型

肾衰竭管型见于急性肾衰竭多尿的早期，慢性肾衰竭见此管型则提示预后不良。

第六节 多 尿

多尿（polyuria）是指在不用任何药物的情况下，24h 尿量超过 2500ml。

一、发病机制

（一）内分泌-代谢功能障碍

（1）脑-神经垂体分泌抗利尿激素（ADH）减少或缺如。

（2）甲状旁腺分泌甲状旁腺激素过多。

（3）肾上腺皮质分泌醛固酮过多。

（4）糖代谢紊乱。

（二）肾小管功能障碍

（1）肾小管对抗利尿激素的反应性降低或无反应，或对某些溶质重吸收的先天性障碍。

（2）肾小管、髓袢、肾髓质的高渗功能障碍，以及肾血循环障碍，影响肾小管的浓缩功能。

（3）肾小管酸化尿液或重吸收碳酸氢盐功能障碍。

（三）精神、神经性因素等

精神、神经性因素等所致多尿包括生理性多尿、精神性多尿、梗阻解除后利尿等。

二、病 因

1. 内分泌疾病 ①尿崩症；②糖尿病；③原发性甲状旁腺功能亢进症；④原发性醛固酮增多症等。

2. 肾脏疾病

（1）慢性肾炎后期。

（2）慢性肾盂肾炎。

（3）高血压性肾病。

（4）肾小管间质疾病：①肾性糖尿；②肾性氨基酸尿（Fanconi 综合征、Lowe 综合征等）；③抗维生素 D 佝偻病；④Liddle 综合征；⑤肾性尿崩症；⑥特发性高钙尿症；⑦巴特综合征；⑧失盐性肾病；⑨肾小管酸中毒；⑩急性肾小管坏死多尿期。

（5）失钾性肾病。

（6）高血钙性肾病。

（7）干燥综合征。

3. 其他 ①精神性多尿症；②黏液性水肿用甲状腺激素治疗时；③尿路梗阻解除后等。

三、诊 断

（一）尿崩症

（1）症状：尿量大多大于 5000ml/d；伴口干、乏力、食欲缺乏、精神焦虑等。

（2）尿比重低，多为 1.000～1.004（如水分补充不足，尿比重可达 1.010）。

（二）糖尿病

（1）症状：多饮、多尿、多食、体重减少。

（2）尿糖阳性，血糖增高；尿比重偏高。

（三）原发性甲状旁腺功能亢进症

（1）症状：多饮、多尿；常伴全身骨质疏松、泌尿系统结石等。

（2）实验室检查：尿比重偏低；高钙、低磷血症；血碱性磷酸酶水平增高，尿磷和尿钙增高。

（四）原发性醛固酮增多症

（1）症状：烦渴、多饮、多尿，尤以夜尿增多突出；肌无力、麻痹；血压增高。

（2）尿比重较低，一般不超过 1.014；低钾血症、碱血症及血容量增多等。

（五）肾小管疾病

（1）尿路结石、感染。

（2）水、电解质平衡失调；代谢性酸中毒。

（六）精神性多尿症

精神性多尿症表现为暂时性烦渴、多饮、多尿，多尿由多饮所致。

第七节 少尿与无尿

24h 尿量少于 400ml，或每小时少于 17ml 时，称为少尿（oliguria）；24h 尿量少于 100ml，则称为无尿（anuria）或尿闭。其病因如下：

（一）肾前性（功能性）

休克、严重脱水和电解质紊乱、心力衰竭、肾动脉栓塞及肿瘤压迫等使肾血流减少，肾小球滤过率降低，流经肾小管的原尿减少和速度减慢，水、钠重吸收相对增加，均可引起少尿和无尿。

（二）肾性（器质性）

（1）各种肾小球疾病：急性肾炎、急进性肾炎等。

（2）肾小管间质性疾病：急性肾小管坏死、双侧肾皮质坏死（多见于 30 岁以上的妊娠后期妇女）。

（3）急性重症间质性肾炎：见于感染、过敏、中毒或特发性。

（4）肾髓质坏死：常并发于糖尿病或尿路梗阻等严重泌尿系统感染。

（5）急性高尿酸血症。

（6）肾血管疾病及肾血循环障碍

1）恶性小动脉性肾硬化。

2）急性双侧肾动脉阻塞。

3）肾静脉血栓形成。

（7）肝肾综合征。

（8）溶血尿毒症综合征。

（9）血栓性血小板减少性紫癜。

（10）各种慢性肾脏病所致肾衰竭。

（三）肾后性（梗阻性）

由各种原因所致的尿路梗阻，如结石、血凝块、前列腺肥大、瘢痕形成、肿瘤压迫、器械检查或插管术后、周围炎症、神经源性膀胱等，均可引起少尿和无尿。

第八节 夜尿增多

夜尿(nocturia)指傍晚6点至次晨6点的尿量，健康的年轻人白天尿量与夜间尿量之比为(3～4)∶1，随年龄增长，比值减少，至60岁时为1∶1。如夜尿量超过全天总尿量的一半（或多于750ml），即为夜尿增多。

夜尿增多常见于：①肾小管功能不全：在平卧时肾血流量增加，肾小球滤过液量亦增加，由于肾小管浓缩功能障碍，对滤液重吸收下降而致尿量增多。因此，夜尿增多可视为肾小管功能不全的早期症状。②排尿性：机体有水、钠潴留（如心力衰竭）时，卧床后肾脏血流增加，致夜尿增多。③生理性：如睡前有大量饮水的习惯，尤其是习惯饮浓茶、咖啡或服用利尿剂等。④精神性：高度紧张或神经质的人，睡眠不佳时，当膀胱轻度充盈（少于300ml）时即有尿意，以致夜间排尿频率增加，造成习惯性夜尿多。但仅排尿次数多而尿量不增加者，不属夜尿增多范畴。

第九节 其他尿液异常

卟啉尿

卟啉尿亦称为紫质尿，是由于体内卟啉代谢紊乱，卟啉产生过多，从尿中排出所致。正常尿含有极少量的卟啉。如尿中含有大量卟啉，尿可呈红色，亦可在尿排出时色泽正常，但放置或暴露于阳光下后，而呈红色、暗红色或紫红色。尿沉渣镜检无红细胞，联苯胺试验阴性，可与血尿、血红蛋白尿及肌红蛋白尿等相区别。尿卟胆原试验、尿卟啉或粪卟啉试验阳性，可确诊为卟啉尿。

一、病因

1. 血卟啉病 因疾病类型不同，尿中排出的卟啉类型也不同。红细胞生成性血卟啉病，尿中含大量尿卟啉Ⅰ型及少量粪卟啉Ⅰ型，尿呈粉红至紫红色。急性间歇性肝性血卟啉病，是较常见类型，尿中含δ-氨基乙酰丙酸、卟胆原、尿卟啉或粪卟啉Ⅰ型，初时尿液色泽可正常，但放置或暴露于阳光下后变成红色或紫红色。迟发性皮肤型肝性血卟啉病，尿中含Ⅰ、Ⅲ型尿卟啉及粪卟啉，故尿呈红色。

2. 症状性卟啉尿

（1）肝脏疾病：肝硬化、肝癌、活动性肝炎等。

（2）血液病：溶血性贫血、恶性贫血、再生障碍性贫血、白血病、红细胞增多症、血色病、淋巴网状细胞肉瘤等。

3. 化学药品及药物中毒 如铅、砷、磷、磺胺、甲苯磺丁脲、巴比妥类、甲丙氨酯、氯氮䓬、苯妥英钠、麦角衍生物、氯霉素、乙醇等。

4. 其他 糙皮病、发热等，均可有卟啉尿。

二、发病机制

卟啉是血红蛋白及细胞色素的前质，为一种环四吡咯色素（6-氨基乙酰丙酸，卟胆原，尿卟啉Ⅰ、Ⅲ型，粪卟啉Ⅰ、Ⅲ型等物质），因上述物质代谢紊乱致使尿中含有大量的卟啉而形成卟啉尿。

乳糜尿

乳糜尿（chyluria）系指尿中含有乳糜液，由于肠道吸收的乳糜液不能按正常淋巴道引流至血液，而逆流到泌尿系统淋巴管中，使该淋巴管内高压、曲张、破裂，乳糜液溢入尿中则形成乳白色的尿液。

一、病因

1. 寄生虫性 主要是斑氏丝虫病、丝虫病、包囊虫病、疟疾等。

2. 非寄生虫性 结核、肿瘤、胸腹部创伤、先天畸形等。

二、发病机制

1. 胸导管阻塞 乳糜池内乳糜液不能流入血液，以致乳糜池内压力升高，乳糜液通过腰干淋巴管逆流泌尿系淋巴管，如其破裂则产生乳糜尿。

2. 腹部淋巴管系统阻塞 此种情况必须同时合并腰干淋巴结阻塞，乳糜液才有可能逆流至泌尿系统淋巴结。

乳糜尿的诊断并不困难，其定位诊断十分重要，主要依据淋巴系统造影术检查。若患者伴乳糜块引起的肾绞痛，可提示乳糜块来自肾脏。

气 尿

正常人的尿中无气体，若排出尿中存在多量气泡，则称气尿（pneumaturia）。

一、病 因

1. 产气菌尿路感染 大肠埃希菌、产气杆菌、酵母菌等所致的尿路感染，可使尿中物质（尤其是葡萄糖）发酵、分解，产生气体，形成气尿。好发于女性糖尿病患者。

2. 尿路瘘道 当尿路因外伤、手术、肿瘤、炎症或先天畸形等受到损伤并与含气的器官、组织相通时，如膀胱（或尿路）-肠道瘘、膀胱（或尿路）-阴道瘘，气体会从肠道或阴道进入尿中引起气尿。此时尿中常因混有粪便或坏死分泌物而发出臭味。

3. 导尿和器械检查 当导尿或进行器械检查时，气体进入膀胱即可形成气尿。

二、诊 断

在排出的尿流中可见一长串大小不等的气泡，或 X 线检查可见膀胱区有气泡影即可诊断。

第十节 腰 痛

在肾包膜、肾盂或输尿管有来自 T_{10}～L_1 段的感觉神经分布，当肾盂、输尿管内张力增高或包膜受牵拉时，可发生肾区疼痛，俗称腰痛（lumbago）。临床上按疼痛性质将腰痛分为绞痛、钝痛和胀痛。腰痛除可见于肾脏疾病外，还可见于腰肌劳损、腰三横突综合征、腰椎间盘突出症、腰椎骨质增生及妇科疾病等。肾脏疾病引起的腰痛应有以下特点：①在肋脊角压痛点或肋腰压痛点或上输尿管压痛点有压痛；②尿常规有明显异常；③肾 B 超、肾静脉造影（IVP）有阳性发现，进一步可行 CT 检查。若上述三个压痛点无压痛，尿常规正常，进一步查肾 B 超、IVP 无异常，基本上可排除肾脏疾病。

一、肾区绞痛的病因

肾绞痛主要由输尿管内结石、血块、坏死组织等移行所致。疼痛常常突然发作，可向下腹、外阴及大腿内侧部位放射，为阵发性剧烈疼痛，一旦梗阻解除，疼痛即可缓解。发作时常伴有恶心、呕吐、面色苍白、大汗淋漓，或肉眼血尿，或镜下血尿。

二、肾区钝痛及胀痛的病因

在确定泌尿系统疾病引起的腰痛之前，应除外由脊柱或脊柱旁软组织疾病引起的腰痛，以及胆、胰、胃疼痛向腰部的放射痛。

泌尿系统疾病引起的腰痛有下述几种。

1. 肾脏疾病所致疼痛 ①急性肾炎；②急性肾盂肾炎；③静脉血栓形成；④肾盂积水；⑤多囊肾；⑥肾癌；⑦肾下垂等。

除疼痛外，均有相应疾病的其他临床表现。

2. 肾周疾病所致疼痛 下述疾病常伴患侧腰肌紧张：①肾周脓肿；②肾周血肿；③肾囊肿破裂等。

第十一节 尿频、尿急、尿痛

正常人白天排尿3～5次，夜间0～1次，每次尿量200～400ml。若排尿次数增多，伴有每次尿量增多或减少均称为尿频（frequent micturition）。若一有尿意即要排尿，并常伴有尿失禁则称为尿急（urgent micturition）。若排尿时膀胱区和尿道有疼痛或灼热感则称为尿痛（dysuria）。临床上尿频可单独存在。

一、无并发症的尿频

1. 膀胱容量减少 膀胱附近肿物压迫（如妊娠期子宫压迫膀胱）或下尿路引流不畅，使膀胱有剩余尿而引起膀胱有效容量下降，或由于膀胱挛缩、纤维化导致膀胱容量减少。

2. 膀胱神经调节功能失调 紧张、恐惧、寒冷、癔症。

二、有并发症的尿频

有并发症的尿频常与尿急和尿痛并存，称为膀胱刺激征。主要由于泌尿系统感染或非感染因素刺激膀胱黏膜，兴奋排尿中枢使膀胱逼尿肌收缩而引起。见于：①急性膀胱炎（常伴脓尿、血尿）；②急性前列腺炎（常伴会阴部胀感、肛门下坠、耻骨上隐痛）；③膀胱结核（常伴脓尿、血尿、午后潮热、盗汗）；④输尿管末端结石（为排尿终末疼痛）；⑤膀胱癌（伴尿痛后血尿）；⑥神经源性膀胱（伴下肢感觉和运动障碍或伴有肛门括约肌松弛和反射消失）；⑦慢性间质性膀胱炎（膀胱充盈时疼痛明显，排尿后症状减轻且反复尿常规检查正常）；⑧女性外阴部病变（尿频更显著且反复尿常规检查正常），如前庭大腺炎等。

三、尿量多的尿频

尿量多的尿频见于：①糖尿病；②尿崩症；③急性肾小管坏死多尿期等。

第三章　肾脏病的实验室检查

第一节　尿细胞学检查

一、1h 尿细胞计数

Addis 计数需留取患者 12h 尿液，留尿过程中有形成分破坏较多。近年来多主张采用 1h 尿细胞计数法，细胞不易破坏，更为准确和方便。

（一）方法

如清晨 5 时将尿排去，并饮水约 200ml，准确收集患者 5～8 时 3h 的尿，立即计数其白细胞、红细胞总数，所得白细胞数及红细胞数按 1h 折算。

（二）正常值

男性：白细胞应＜7 万/h，红细胞应＜3 万/h。

女性：白细胞应＜14 万/h，红细胞应＜4 万/h。

（三）结果判断

当白细胞＞40 万/h，红细胞＞10 万/h 则属异常，白细胞为 20 万～40 万/h，红细胞为 3 万～10 万/h，属于可疑，应结合临床情况考虑。

（四）临床意义

1. 阳性率　1h 尿细胞计数较尿沉渣涂片镜检准确，诊断脓尿的阳性率达 88.1%，较涂片法高 20.9%。

2. 意义　1h 尿细胞计数的临床意义同 Addis 计数。

（1）各类肾小球肾炎患者尿液中的细胞数可由轻度至显著增加。

（2）肾盂肾炎、尿路感染和前列腺炎时白细胞增高更明显。

（3）对急性肾小球肾炎的治疗有指导作用，红细胞计数异常者，应避免过度活动。

二、尿红细胞形态学检查

血尿是泌尿系统疾病常见的临床表现。尿红细胞形态学检查可帮助鉴别血尿的来源。

（一）相差显微镜检查技术

Fairley（1982 年）应用该检查技术以鉴别血尿来源，并指出肾单位性血尿呈变形红细胞，数量＞8000 个/ml。亦有学者认为，若变形红细胞占尿红细胞总数的 80%以上，提示为肾单位性血尿；若变形红细胞只占 20%以下，常提示为非肾单位性血尿。

目前国内有条件的医疗单位将此法广泛地用于临床，部分将相差显微镜所见红细胞形态变化与肾穿刺结果进行比较研究。

1. 肾单位性血尿　如肾小球肾炎，约 98.6%的红细胞大小不等，形态呈两种以上的多形性——细胞质从细胞膜向外突出；细胞膜破裂，部分细胞质丢失；细胞质呈颗粒状，沿细胞膜内侧间断沉着或沿细胞内侧呈线样沉着；皱缩红细胞；大型红细胞；破碎红细胞等。

2. 非肾单位性血尿　如结石、肿瘤、尿路感染，有 96.4%的红细胞为大小相似的均匀型。

3. 混合性血尿　为上述两种血尿的混合型。根据其中哪一类红细胞超过 50%，又分为以变形红细胞为主及以均匀红细胞为主的两组。以变形红细胞为主的混合性血尿，常常是肾单位性血尿，与肾活检的诊断符合率为 96.7%；以均匀红细胞为主的混合性血尿，常常是非肾单位性血尿，诊断的符合率达 92.6%。

肾单位性血尿的红细胞呈多形型。电镜资料证实，红细胞穿过肾小球滤膜时会发生形态改变；另外，红细胞在模拟的等渗→高渗→等渗→高渗的试管中发生变形，推测肾性红细胞发生形态改变与肾小管的作用有关，或是肾小球、肾小管双重作用的结果。

（二）普通光镜检查

晚近国内学者用普通光镜检查对血尿定位诊断进行评价，认为每毫升尿液中红细胞总数≥8000个则判断为血尿。

1. 肾单位性血尿 畸形红细胞占红细胞总数的80%以上。

2. 非肾单位性血尿 畸形红细胞占红细胞总数的20%以下。

3. 混合性血尿 介于上述两者之间。

（三）尿红细胞容积分布曲线

可采用血细胞自动分析仪检测，其结果有下列3种：

1. G型 高峰偏于低容积区（约50fl以下）的单峰型为肾小球性血尿。

2. NG型 高峰位于100fl左右的单峰为非肾小球性血尿。

3. M型 具有G型和NG型双峰，为混合性血尿。

也有以尿平均红细胞体积与健康人血平均红细胞体积作比较，一般肾小球性血尿者较小，非肾小球性血尿者偏大，常以75fl为界，如其比值：①＜血平均红细胞体积（75fl），为肾小球性血尿。②≥血平均红细胞体积（75fl），为非肾小球性血尿。

（四）尿红细胞电泳

用红细胞电泳仪观察尿中红细胞往返一定距离所需时间，此与红细胞表面负电荷状况有关，肾小球性血尿者为（20.64±1.72）s，非肾小球性血尿者为（27.27±11.66）s。

（五）棘红细胞

Kohler等发现，棘红细胞与肾小球疾病关系密切，国内有学者对64例肾小球疾病及34例非肾小球疾病者施行相差显微镜高倍镜检查，结果在肾小球疾病组棘红细胞（指环状带有一个或数个囊泡状的红细胞）的检出率为62.5%；非肾小球疾病检出率为6.7%。如以棘红细胞≥2%为区分肾小球性血尿与非肾小球性血尿的标准，该法诊断的敏感性为62.5%，特异性为96.7%。

区分肾单位性血尿和非肾单位性血尿时也需采用综合评价，除上述指标外，一般而言肾单位性血尿常伴有红细胞管型，伴有与其血尿程度不平行的逾量蛋白尿。

三、尿白细胞分类

健康成人新鲜尿离心后，其沉渣镜检白细胞应＜5个/HP，镜检白细胞≥5个/HP为白细胞尿，几乎所有尿路感染都有白细胞尿。检查白细胞排泄率，准确留取3h尿液立即进行尿白细胞计数，所得白细胞数按每小时折算，正常人白细胞计数＜20万/h，白细胞计数＞30万/h为阳性，（20～30）万/h为可疑。光镜下白细胞呈圆形，细胞质呈颗粒状，白细胞变性死亡后称为脓细胞，脓细胞外形多不规则，细胞质内充满颗粒，细胞核显示不清，易聚积成团。尿中白细胞以中性粒细胞较多见，但是由于病因不同，其他类型的白细胞亦可见，如中性多形核白细胞、嗜酸性粒细胞及淋巴细胞等。区分这些白细胞必须作尿沉渣涂片染色（如瑞氏染色）。

（一）中性多形核白细胞增高

中性多形核白细胞增高常见于泌尿系统化脓性炎症如肾盂肾炎、膀胱炎、尿道炎，以及泌尿系结核。

此时，中性多形核白细胞往往超过白细胞总数的80%。但在临床上尚可见到急性间质性肾炎、急性肾炎及急进性肾炎的早期亦可出现中性多形核白细胞尿，应加以鉴别。

（二）嗜酸性粒细胞增高

嗜酸性粒细胞增高见于：①过敏性间质性肾炎，尿嗜酸性粒细胞计数超过白细胞总数的5%；②尿路寄生虫感染；③肾小球肾炎、急性前列腺炎等。

（三）淋巴细胞增高

淋巴细胞增高见于：①肾移植排斥反应；②丝虫病；③淋巴细胞白血病；④狼疮肾炎等。

第二节　尿蛋白检查

正常人肾小球滤过液中有2～4g/d小分子量的蛋白质，在通过近端肾小管时，由于小管细胞的胞饮作用绝大部分又被重吸收，故终末尿中的蛋白质含量很少，一般为20～80mg/d。当尿中蛋白质增加，24h超过150mg时称蛋白尿。蛋白尿的检测方法如下述。

一、定性检查

（一）常用的方法

1. 加热醋酸法　此法灵敏度为0.05～0.1g/L，比较可靠。

2. 磺柳酸法　此法灵敏度为0.02g/L，试验呈阴性反应时，可考虑尿中无蛋白质；试验呈阳性反应时应注意排除青霉素、磺胺及造影剂等药物引起的假阳性。

3. 试纸法　此法最简便、快速，对白蛋白敏感，目前已广泛用于临床。

（二）定性与定量的关系

尿蛋白定性检查可根据其阳性程度不同大致估计蛋白质的含量，如定性(+)约为0.3g/L，(++)为1.0g/L，（+++）为3.0g/L，（++++）则在10.0g/L以上。但此结果可受尿液浓缩或稀释程度的影响，利尿剂的使用亦影响对结果的判断。

二、定量检查

收集24h尿液作定量检查，能比较准确地反映每天排泄的蛋白质量。尿蛋白定量方法很多，有沉淀法、浊度法、比色法、凯氏定氮法。沉淀法（Esbach法）应用最广泛，但其特异性及精确性不够理想，而且欠敏感；浊度法简便、快速，但其准确性稍差；比色法及凯氏定氮法准确可靠。

通过定量可将蛋白尿分为：①轻度蛋白尿（＜1g/d）；②中度蛋白尿（1～3.5g/d）；③重度蛋白尿（＞3.5g/d）。

三、尿蛋白圆盘电泳

尿蛋白圆盘电泳即十二烷基硫酸钠-聚丙烯酰胺凝胶电泳（SDS-PAGE）。蛋白质是两性电解质，酸性环境下电离成正电荷的颗粒，碱性环境下则为负电荷颗粒，同一溶液中各种蛋白质带的电荷各有差异。圆盘电泳是使SDS与尿中蛋白质进行反应，形成带负电的SDS-蛋白质复合物，消除原来蛋白质中的电荷差异，使电泳时尿中各种蛋白质的组成部分皆向正极移动，在通过聚丙烯酰胺凝胶的分子筛作用后，将各种蛋白质按其分子量大小顺序分离。在SDS-PAGE中，各种蛋白质的泳动距离与其分子量的对数呈线性反比关系，分子量越大，泳动越慢，反之则越快。若同时与标准蛋白一起电泳，可以判断蛋白尿的性质与分子量的范围。

电泳后尿中的蛋白质分类及临床意义见表3-1。

表3-1　尿蛋白圆盘电泳的结果和临床意义

尿蛋白类型	相应分子量范围（kDa）	主要尿蛋白分子量（kDa）	尿蛋白特征	临床意义
低分子蛋白质	10～70	15～40	主要蛋白区带在白蛋白以下	多见于肾小管性疾病和溢出性蛋白尿

续表

尿蛋白类型	相应分子量范围（kDa）	主要尿蛋白分子量（kDa）	尿蛋白特征	临床意义
中分子蛋白质	50～200	50～70	主要蛋白区带在白蛋白上下	多见于肾小球性蛋白尿
高分子蛋白质	50～1000	60～500	主要蛋白区带在白蛋白及其以上	多见于肾小球性蛋白尿
混合性蛋白质	10～1000	50～70	白蛋白区带为主，但白蛋白之上及其下低分子蛋白带均有分布	肾小球、肾小管同时受累

四、选择性尿蛋白指数

由于肾小球毛细血管受损害的程度不同，尿中不同分子量的各种蛋白质的比例有差异，据此而提出尿蛋白选择性的概念，即肾小球毛细血管壁对血浆蛋白的通过存在着选择性。尿蛋白的选择性常用选择性尿蛋白指数（SPI）表示，用免疫扩散法或免疫火箭法，分别测定患者血清和尿中任意 2 种分子量差异较大的蛋白质——IgG（分子量 160kDa）和转铁蛋白（分子量 90kDa），测各自的清除率，计算 SPI：

$$\text{SPI}=\frac{\text{尿中IgG}/\text{血清IgG}}{\text{尿转铁蛋白}/\text{血清转铁蛋白}}\times 100\%$$

（一）SPI 的判断标准

（1）SPI＜0.1 为高度选择性。

（2）SPI＞0.2 为低度选择性。

（3）SPI 0.1～0.2 为中度选择性。

（二）临床意义

1. 微小病变型 尿蛋白呈高度选择性，激素和细胞毒药物治疗有效，约 95%的患者肾功能正常。

2. 局灶硬化型 常呈低度选择性蛋白尿，激素和细胞毒药物治疗常无效，50%的患者可发展为肾功能不全，需要透析和移植治疗。

3. 膜性肾病型 其 SPI 常变化，部分患者对激素及细胞毒药物敏感，30%～50%的患者需接受透析或移植治疗。

4. 膜增生型 常呈低度选择性蛋白尿，病情进展迅速，激素和细胞毒药物无效，10 年肾脏存活率不足 65%。

不同病理类型肾病综合征的 SPI 虽不同，但亦有交叉重叠现象（表 3-2），因此，在临床判断中尚需结合其他实验室检查综合分析。

表 3-2 各类肾病综合征 SPI 情况

病理类型	例数	SPI		
		＜0.1	0.1～0.2	＞0.2
微小病变型	78	71%	19%	10%
局灶硬化型	23	13%	9%	78%
膜性肾病型	53	13%	30%	57%
膜增生型	61	7%	21%	72%

五、微量白蛋白检测

微量白蛋白检测常以 24h 尿白蛋白排泄总量即尿白蛋白排泄率（UAE）表示。

（一）参考值

免疫法 UAE＜30mg/24h 尿（＜20μg/min 尿）。

（二）临床意义

（1）在尿蛋白一般定性、定量检查阳性前即可出现 UAE 升高。

（2）作为全身疾病早期肾损害的敏感指标。

（3）原发肾小球疾病早期可仅出现 UAE 升高。

六、视黄醇结合蛋白

视黄醇结合蛋白（retinol-binding protoin，RBP）是从血浆和肾小管损伤蛋白尿的患者尿中分离出来，属小分子蛋白，分子量为 21.20kDa 的一种单体多肽。

（一）检测方法

（1）酶联免疫测定。

（2）放射免疫测定。

（3）乳胶凝集法试验。

（二）临床意义

1. 作为抗生素肾毒性的指标 在某些抗生素治疗前，尿 β_2 微球蛋白和 RBP 正常，给予大剂量肾毒性抗生素后尿 RBP 显著升高，随着近曲小管功能恢复，此时尿 *N*-乙酰-β-*D*-氨基葡萄糖苷酶（NAG）、白蛋白降低，但 β_2 微球蛋白、RBP 仍升高。

2. 急性中毒所致肾小管损伤 在急性中毒时肾小管吸收 β_2 微球蛋白、RBP 的能力消失，当尿中所含毒物消失后，尿 β_2 微球蛋白、RBP 亦恢复正常。

3. 急性肌溶解 随着 NAG 的升高，RBP 可超过正常 10～1000 倍。

4. 糖尿病肾病 当合并肾小管损伤时，尿中 RBP 的含量升高。

目前认为尿 RBP 作为肾小管损伤指标较 NAG 敏感，此时尿 RBP 浓度是 NAG 的 10 倍，在酸性环境中较 β_2 微球蛋白稳定，在 37℃温度下亦不分解。

七、β_2 微球蛋白测定

Peterson（1969 年）等分别测定不同肾脏疾病患者血清和尿中 β_2 微球蛋白，在肾小球和肾小管蛋白尿患者，尿中 β_2 微球蛋白含量有明显差异。β_2 微球蛋白分子量为 11.8kDa，广泛存在血浆、尿、脑脊液、唾液之中，血清正常值＜2mg/L（2μg/ml），尿正常值＜0.3mg/L（0.3μg/ml）。老年人血清和尿中含量均高于低年龄组。β_2 微球蛋白的清除率为 22～26ml/min，β_2 微球蛋白清除率/白蛋白清除率为 100～300。

由于 β_2 微球蛋白为低分子蛋白质，正常情况下容易通过肾小球，但在肾小管几乎完全被吸收。在肾小管疾病者，血清 β_2 微球蛋白正常，因肾小管对 β_2 微球蛋白重吸收障碍。尿中 β_2 微球蛋白含量增加，其清除率增加，故 β_2 微球蛋白清除率/白蛋白清除率增加。在肾小球受损患者，因肾小管对 β_2 微球蛋白重吸收正常，尿 β_2 微球蛋白含量和 β_2 微球蛋白清除率均正常或轻度升高，但 β_2 微球蛋白清除率/白蛋白清除率降低。

血清 β_2 微球蛋白浓度与血肌酐（Scr）及内生肌酐清除率（Ccr）之间有明显的相关关系。当尿 β_2 微球蛋白增加时，为鉴别受损部位，可测 β_2 微球蛋白清除率/白蛋白清除率，如比值升高，表示肾小管受损；相反，是肾小球受损。此外，肾移植排斥反应时，尿 β_2 微球蛋白含量升高。

八、Tamm-Horsfall 蛋白

尿中 Tamm-Horsfall 蛋白是在肾小管髓袢厚壁升支及远曲小管细胞合成和分泌的一种糖蛋白，分子量约为 7000kDa。当肾小管疾病时，该蛋白可漏入肾间质，产生相应抗体，引起免疫反应，

其检测用于：

（1）诊断和监测肾小管损伤（如毒物、肾移植排斥反应）。

（2）尿路结石患者的随访。

（3）肾实质病：肾单位大量减少时，Tamm-Horsfall 蛋白从尿中排出减少，单纯下尿路感染时排量正常。

（4）血 Tamm-Horsfall 抗体含量可鉴别上、下尿路感染。

九、Bence-Jones 蛋白测定

Bence-Jones 蛋白（BJP）又称凝溶蛋白，当血中浆细胞呈现病理性增生时有过量的轻链免疫球蛋白合成，其半衰期为 6h，大部分在体内分解，小部分从肾脏排出，正常人尿中无此蛋白。BJP 加热至 40～60℃开始凝固，继续加热至 80～100℃，凝固开始溶解，当温度降至 50℃左右凝固现象又复出现。BJP 多见于多发性骨髓瘤，但此法不甚敏感，只有当 BJP 超过 0.3g/L 时才出现阳性反应，故诊断多发性骨髓瘤的敏感性仅有 40%。用 SDS-PAGE 电泳法检测，BJP 的阳性检出率达 97%，可提高诊断率。

十、尿血红蛋白和肌红蛋白测定

尿内含有游离的血（肌）红蛋白，称为血（肌）红蛋白尿。其分子中含有血红素基因，具有过氧化物酶活性，能与联苯胺或邻联甲苯胺发生过氧化氢反应。

（一）方法

（1）将测试的新鲜尿液 4 滴放入一凹陷的玻片中。

（2）加入邻联甲苯胺溶液 2 滴混合。

（3）再加入过氧化氢乙酸溶液 3 滴。

（二）结果

出现蓝色或蓝绿色，表示尿中有血红蛋白或肌红蛋白存在。由于肌红蛋白能溶于 80%饱和度的硫酸铵溶液中，而血红蛋白不能，可作为二者的鉴别。

（三）临床意义

1. 血红蛋白尿 见于：①急性溶血性疾病（异型输血、服用伯氨喹、食用蚕豆后所发生的溶血等）；②蛇咬伤；③重度烧伤等。

2. 肌红蛋白尿 见于：①较重的创伤；②心肌梗死；③遗传性和散发性的原因所致的肌肉炎症；④肌溶解。

第三节 肾小球功能测定

一、内生肌酐清除率

肌酐的分子量为 113Da，是人体内肌酸代谢产物。血肌酐包括内生肌酐和外源性肌酐，内生肌酐是由体内肌酸分解来的，生成恒定，不受食物影响。正常人每日肌酐增长量与肌酐排泌量相等。由于肌酐分子量小，不与血浆蛋白结合，可以自由通过肾小球而且不被肾小管重吸收，在血肌酐无异常增高时也不被肾小管所排泄，故内生肌酐清除率（Ccr）可以反映 GFR。

（一）方法

（1）血清肌酐测定。

（2）尿肌酐测定。

（3）计算 Ccr

1）每分钟肌酐清除率。

2）24h 肌酐清除率。

（二）正常参考值

经标准体表面积矫正后，正常人 Ccr 为（100±10）ml/（min·1.73m^2）。

（三）临床意义

（1）判断肾小球功能有无损害及其程度。

（2）指导临床用药与治疗

1）Ccr＜40ml/min 应限制蛋白质的摄入。

2）Ccr≤30ml/min 对噻嗪类利尿剂无效。

3）Ccr≤10ml/min 对袢利尿剂反应差，应透析治疗。

（3）肾移植术后评价：术后 Ccr 逐渐升高提示移植成功。

（4）健康人评价：随着年龄增长，肾实质体积缩小，Ccr 可以有所下降。

二、血清肌酐测定

正常人体内产生的肌酐（creatinine）从肾小球滤过并清除，当肾小球滤过功能下降时，体内产生的肌酐不能及时从肾脏清除，血肌酐就会升高。当肾实质损害，GFR 降低到临界点（下降至正常人的三分之一时），血中肌酐浓度会急剧上升，故测定血肌酐浓度可作为 GFR 受损的指标。

（一）正常参考值

正常值：男性 53～106μmol/L；女性 44～97μmol/L。

（二）临床意义

（1）血肌酐升高：见于各种原因引起的肾小球滤过功能减退：①急性肾衰竭；②慢性肾衰竭。

（2）血肌酐水平与患者的年龄、性别、代谢及肌肉状况有关。

（3）尿素氮/肌酐（mg/dl）的意义

1）器质性肾衰竭，尿素氮与肌酐同时升高，尿素氮/肌酐值≤10∶1。

2）肾前性少尿，尿素氮上升较肌酐快，尿素氮/肌酐值常＞10∶1。

（4）鉴别肾前性和肾实质性少尿：肾实质性少尿血肌酐常超过 200μmol/L；肾前性少尿血肌酐上升多不超过 200μmol/L。

三、血清尿素氮测定

血清尿素氮（blood urea nitrogen，BUN）主要经过肾小球滤过而排出体外，肾小管也有排泌，当肾实质受损害时，GFR 降低，导致血清尿素氮浓度增加，因此测定血清尿素氮可粗略观察肾小球的滤过功能，但是其敏感性较血肌酐差。

（一）正常参考值

正常参考值：成人 3.2～7.1mmol/L；儿童 1.8～6.5mmol/L。

（二）临床意义

血清尿素氮升高见于：

（1）器质性肾功能损害

1）各种原发性肾小球肾炎、肾盂肾炎、间质性肾炎、多囊肾、肾肿瘤所致的慢性肾衰竭。

2）肾功能轻度受损时，尿素氮可无变化，但是当 GFR 下降至 50%以下时，可见尿素氮升高。

（2）肾前性少尿：尿素氮升高，但是肌酐升高不明显，尿素氮/肌酐（mg/dl）＞10∶1，为肾前性氮质血症。

（3）蛋白质分解或摄入过多。

四、血清尿酸测定

尿酸（uric acid）是体内嘌呤代谢的终产物，嘌呤主要由体内组织的核酸分解产生（约占 80%），其余源于食物。

血尿酸升高见于：①尿酸生成的酶缺陷；②肾小管转运障碍；③富含嘌呤的食物摄入过多。

（一）正常参考值

正常参考值：男性 268～488mmol/L；女性 178～387mmol/L。

（二）临床意义

1. 原发性高尿酸血症 主要见于原发性痛风。

2. 继发性高尿酸血症 主要见于：①各种病因所致的慢性肾衰竭；②白血病和肿瘤；③应用噻嗪类利尿剂后；④长期禁食和糖尿病；⑤子痫。

第四节 肾小管功能检查

一、尿酸、碱度检查

正常新鲜尿呈弱酸性，pH 波动于 5.0～7.0，可用指示剂法、pH 试纸法或 pH 计来检查，尿液的酸碱改变可受疾病、用药及饮食的影响。尿液放置时间过久，细菌分解尿素，可使酸性尿变为碱性尿。

（一）尿液酸度变化

（1）以动物蛋白为主食。

（2）代谢性酸中毒、急性呼吸性酸中毒。

（3）发热。

（4）脱水。

（5）痛风。

（6）服用氯化铵、维生素 C 等药物。

（二）尿液碱度变化

（1）尿路感染。

（2）代谢性碱中毒、急性呼吸性碱中毒。

（3）Ⅰ型肾小管酸中毒。

（4）服用碳酸氢钠、噻嗪类利尿剂。

（5）以植物性食物及乳类为主食。

持续碱性尿易发生磷酸盐结石，持续酸性尿易发生尿酸盐结石，故临床上常通过调节尿 pH 来预防结石。尿液的酸碱度测定也是控制用药量的一个重要指标。例如，发生溶血反应时可使用碳酸氢钠碱化尿液，促进血红蛋白排泄。

二、尿渗透压检查

尿渗透压亦称尿渗量，是反映单位容积尿中溶质分子和离子的颗粒数。尿比重和尿渗量都能反映尿中溶质的含量，但尿比重易受溶质微粒大小和分子量大小的影响，而尿渗透压仅与溶质分子浓度相关，并不受溶质分子量的影响。因此，尿中蛋白质及葡萄糖等含量的变化均可影响尿比重的结果，而对尿渗透压的影响较小，故测定尿渗透压的变化更能真实地反映肾小管浓缩和稀释的功能。

（一）方法

目前最常用冰点下降法。

（二）标本收集

受检者晚餐后禁饮 8h，送清晨第 1 次尿检查。

（三）正常值

尿渗透压波动于 600～1000mOsm/（kg·H_2O）（600～1000mmol/L），平均为 800mOsm/（kg·H_2O）（800mmol/L），尿渗透压与血渗透压之比为（3～4.5）∶1。

（四）临床意义

1. 等渗尿 即尿渗透压与正常血浆渗透压相等，约 300mOsm/（kg·H_2O）（300mmol/L）。

2. 尿浓缩 尿渗透压高于血浆渗透压。

3. 尿渗透压下降 反映远端肾小管的浓缩功能减退，见于慢性肾盂肾炎、各种原因所致的慢性间质性病变及慢性肾衰竭等。

三、尿浓缩和稀释试验

肾脏浓缩和稀释尿液的功能主要在远端小管和集合管进行。肾髓质渗透压梯度形成及高渗状态；远端小管及集合管上皮细胞的功能；抗利尿激素的分泌对肾脏浓缩和稀释尿液的功能起决定性作用。

（一）尿浓缩试验

1. Mosenthal 法 试验时正常进食，每餐含水量不宜超过 500～600ml，除正常进餐外不再饮任何液体。

（1）上午 8 时排尿弃去，白天 12h 内，每 2h 留尿 1 次，共 6 次。

（2）再收集夜间 12h 的尿。

2. VolHard 法

（1）上午 8h 排尿弃去，以后每 3h 留尿样标本 1 次，共 4 次。

（2）再收集夜间 12h 的尿。

分别准确测定每次的尿量及比重。

正常情况下 24h 尿量为 1000～2000ml：①昼尿量与夜尿量之比为（3～4）∶1；②12h 夜尿量不应超过 750ml，尿液最高比重应在 1.020 以上；③最高比重与最低比重之差，不应小于 0.009。

（二）尿稀释试验

饮水量为 20ml/kg，在 20～30min 分次饮完，然后每隔半小时采集一次尿样，并记录其量。在 2～4h 排出的总尿量达饮水量的 80%左右时，分别测各次尿样的渗透压，取最低值为结果。一般正常值≤80mOsm/（kg·H_2O）（80mmol/L）。稀释试验的测定反映远端小管的稀释功能，但需短时间内大量饮水，可引起不良反应，故临床上极少采用。

肾小管病变如慢性肾盂肾炎、慢性肾小球肾炎晚期、高血压性肾功能失代偿期均可出现尿浓缩功能障碍，表现为多尿及夜尿增多，最高尿比重低于 1.018，晚期尿比重固定在 1.010。

四、无离子水清除率检查

正常人排出的均为含有溶质且浓缩的尿，无离子水清除率（C_{H_2O}）指单位时间（1min 或 1h）从血浆中清除到尿中不含溶质的水量。目前认为，C_{H_2O} 能更准确地反映肾脏的浓缩功能。

（一）正常值

正常人禁水 8h 后晨尿 C_{H_2O} 为–100～–25ml/h。

（二）计算方法

$$C_{H_2O}=\left(1-\frac{\text{Uosm}}{\text{Posm}}\right)\times V(\text{尿量ml}/\text{min})$$

式中，Uosm：尿渗透压；Posm：血浆渗透压。

（三）临床意义

C_{H_2O} 可用于了解远端肾小管浓缩功能状态。急性肾衰竭时，肾脏浓缩功能完全丧失，C_{H_2O} 接近或等于 0，当肾小管功能已恢复时，C_{H_2O} 值恢复至正常。C_{H_2O} 数值的变化可出现在典型的临床表现和一般的检验改变的 2～3 日之前。常可作为早期诊断急性肾衰竭和判断病情变化的灵敏指标。C_{H_2O} 可协助鉴别非少尿性急性肾衰竭与肾外性氮质血症。

五、肾小管酸中毒的检查

（一）氯化铵负荷（酸负荷）试验

诊断远端肾小管性酸中毒的试验中，口服一定量的酸性药物氯化铵，使机体产生酸血症，如远端肾小管功能正常，可通过排氢、泌氨使尿液酸化。如远端肾小管功能受损，服用氯化铵后尿液不能酸化，分别测定血液及尿液的 pH，便出现此种血液与尿液分离现象。在已有明显酸中毒的患者不宜进行此项试验，否则可使酸中毒加重发生危险。

1. 方法

（1）单剂量法（短程法）：受试者饮食不限，但禁服酸、碱药物。一次口服氯化铵 0.1g/kg。服药后收集 3～8h 尿液，每小时测定一次尿 pH。

（2）3 日负荷法（长程法）：将上述剂量氯化铵分 3 日口服，每日一次。收集第 3 日的尿液测 pH。

2. 结果判断 正常人服药 2h 后，尿液 pH 应低于 5.3，此时可停止试验。如果每次尿液 pH 均大于 5.5，可诊断为远端肾小管酸中毒。

（二）碳酸氢根离子重吸收排泄（碱负荷）试验

正常人经过肾小球滤出的碳酸氢根（HCO_3^-）大部分（85%～90%）由近端肾小管重吸收入血，另外的 10%～15%由远端肾小管重吸收入血，因此尿中几乎无 HCO_3^-。Ⅱ型肾小管酸中毒患者，由于其近端肾小管对 HCO_3^- 的重吸收功能减退，HCO_3^- 肾阈值低，必然有较多的 $NaHCO_3$ 自尿液排出，血液中的 $NaHCO_3$ 不足而致酸中毒，而尿液却因排出较多的 $NaHCO_3$ 等而偏碱性，也使血液 pH 与尿液 pH 呈分离现象。

1. 方法

（1）口服碳酸氢盐法：据患者酸中毒的程度服用 1～2mmol/（kg·d），逐日增加，连服 3 日连续测定血液中的 $NaHCO_3$ 含量。

（2）静脉滴注碳酸氢盐：5%碳酸氢钠 250ml，以 4ml/min 的速度滴入，持续 2h。

2. 尿液 HCO_3^- 及 PCO_2 测定 当血中 HCO_3^- 达到 26mmol/L 时，测定尿 HCO_3^- 排量，并计算滤过 HCO_3^- 排泄率。

（1）尿液 HCO_3^- 排泄分数的计算：

$$\text{尿液}HCO_3^-\text{排泄分数}=\frac{\text{尿液}HCO_3^-/\text{血浆}HCO_3^-}{\text{尿肌酐}/\text{血肌酐}}\times 100\%$$

正常人此值≤1%，几乎接近于 0。Ⅱ型肾小管酸中毒时＞15%，Ⅰ型肾小管酸中毒时＜5%，Ⅳ型肾小管酸中毒时为 5%～15%。

（2）PCO_2 测定：当尿液 pH＞血液 pH 时，尿液 PCO_2 大于血液 PCO_2 20mmHg，有诊断意义。

六、滤过钠排泄分数检查

滤过钠排泄分数（FENa）是测定肾小球滤过钠和尿排泄钠的百分率，即肾小球滤过而未被肾小管重吸收的钠的百分率。其计算方法是：

$$FENa(\%)=\frac{尿钠/血钠}{尿肌酐/血肌酐}\times 100\%$$

FENa 是鉴别肾前性氮质血症和急性肾小管坏死的敏感指标，肾前性氮质血症时 FENa＜1，急性肾小管坏死时 FENa＞2，1～2 为空白区，前者重吸收钠加强，使 FENa 甚至降到 0.1，后者往往均超过 3。正常情况下 FENa＜1。

七、肾衰指数检查

肾衰指数（RFI）同 FENa 一样，为鉴别肾前性氮质血症与急性肾小管坏死的指标，但不如 FENa 敏感，计算方法为：

$$RFI=\frac{尿钠}{尿肌酐/血肌酐}$$

在急性肾小管坏死时，RFI 常＞2，肾前性少尿时则＜1。

第五节　菌尿的检查

尿液细菌学检查对尿路感染的诊断有决定性意义。临床疑为尿路感染者均应常规进行尿细菌学检查。

一、标本的收集

收集患者清晨第一次尿，较常用的方法有：

1. 中段尿　用无菌氯化钠溶液冲洗外阴后，留中段尿盛于无菌试管送检。

2. 导尿　用于无法排尿或已插导尿管的患者。

3. 膀胱穿刺取尿　主要适用于厌氧菌培养。

二、检查方法

1. 直接涂片检查　取混匀新鲜尿涂片，健康人的尿涂片无细菌。若每个油镜视野下可见一条或以上的细菌，提示为菌尿。并可行革兰氏染色，初步确定尿路感染细菌是阳性球菌或阴性杆菌。

2. 细菌培养　目前多采用定量接种环法，培养 24h，计数菌落。阴性杆菌分裂快，菌落数＞10^5cfu/ml 提示菌尿，菌落数为 10^4～10^5cfu/ml 为可疑。阳性球菌分裂慢，菌落数＞10^3cfu/ml 为菌尿。

3. 结核菌检查　是确定有无泌尿系结核的重要方法，尿沉渣涂片抗酸染色较简单，阳性率为 50%～70%。清晨第一次尿送检阳性率高。尿结核菌培养阳性率可达 90%，但结核菌生长缓慢，使用改良罗氏培养基，一般需 4～8 周始能报告结果。近年常用聚合酶链反应法，使含微量结核菌 DNA 扩增，40 条结核菌即可有阳性结果，此法特异性强，2 日可有结果，但时有假阳性或假阴性的情况。

4. 菌尿的辅助检查

（1）亚硝酸盐试验：革兰氏阴性杆菌如大肠埃希菌、副大肠埃希菌能将尿液中的硝酸盐还原为亚硝酸盐，而球菌和结核菌无还原硝酸盐的能力，因此亚硝酸盐试验阳性，提示革兰氏阴性杆菌感染。

（2）氯化三苯四氮唑试验（TTC 试验）：大部分革兰氏阴性活杆菌能将无色 TTC 还原为红色的三苯甲替，而球菌及变形杆菌则呈阴性。故可用以初步判定是哪一类细菌感染。

（3）尿抗体包裹细菌（ACB）：肾盂肾炎为肾实质感染，在细菌抗原的作用下，机体可产生相应抗体，抗体将致病菌包裹，在荧光镜下观察用荧光素标记的抗人体蛋白抗体处理的尿细菌，若表面有荧光抗体包裹则大多属肾盂肾炎，膀胱炎为黏膜浅表感染，故细菌表面无荧光抗体包裹。

用 ACB 法有助于上、下尿路感染的定位诊断。但在前列腺炎患者，其 ACB 试验亦呈阳性，应注意鉴别。

（4）其他：另外过氧化物酶试验、葡萄糖氧化酶试验、鲎试验及尿氧压测定均可帮助诊断尿路感染，但目前临床上应用较少。

三、尿细菌学检查注意事项

对尿细菌学检查，有时需反复多次，并结合临床综合判定，避免假阴性或假阳性结果。

1. 假阳性结果的原因

（1）尿标本在常温下放置超过 1h 才接种。

（2）尿液被粪便或白带等污染。

（3）检验技术上的错误等。

2. 假阴性结果的原因

（1）患者正在用抗生素治疗或停药后不久，抗生素在体内尚未完全代谢。

（2）患者有尿频，膀胱内尿液停留的时间较短（<6h），细菌没有足够的时间繁殖。

（3）在大量饮水、使用利尿剂的情况下，尿液被稀释。

（4）收集中段尿时，外阴未冲洗干净，消毒药混入标本。

（5）尿过酸、过碱（pH<5.0 或>8.5）时，不利于细菌生产繁殖。

（6）间质感染灶与尿路不相通。

（7）L 型细菌（需高渗培养）在普通培养基培养时。

第六节　血、尿的免疫学检查

一、血清免疫球蛋白检测

免疫球蛋白是抗体的表现形式及物质基础，在许多免疫性疾病中可引起升高或降低。免疫球蛋白根据重链的不同可以分为五类：IgG、IgA、IgM、IgD 及 IgE。

1. 血清免疫球蛋白浓度增高

（1）多株球蛋白浓度增高：见于结缔组织病、慢性肝病、感染及淋巴组织肿瘤等疾病，如狼疮肾炎、冷球蛋白肾损害、干燥综合征肾损害及感染性心内膜炎肾损害等。

（2）单株球蛋白浓度增高：主要考虑浆细胞病、多发性骨髓瘤等疾病。

2. 血清免疫球蛋白浓度降低　大量蛋白尿时，因尿中丢失过多可出现血浆免疫球蛋白降低。

二、血、尿补体第三成分（C_3）测定

（一）血 C_3 测定

近来证实有部分肾炎患者是经补体旁路途径激活，即 C_3 激活系统。因而测定血 C_3 对肾炎的鉴别诊断和预后的判断有一定意义。

1. 感染性急性肾小球肾炎起病 1～2 个月，狼疮肾炎及抗肾基底膜肾炎活动期，血 C_3 均降低。

2. 慢性肾小球肾炎部分患者血 C_3 持续降低，可能为膜增生性肾炎。

3. 隐匿性肾炎血 C_3 不降低。

4. 感染性急性肾小球肾炎，如 2 个月后血 C_3 仍不能恢复正常，有可能转为慢性肾小球肾炎。但已减低程度与疾病严重度及预后无关。

（二）尿 C_3 检查

正常人尿中无 C_3 排出，尿 C_3 含量增加表明肾小球基底膜通透性增加，使大分子物质 C_3（分子量为 190kDa）得以滤过。在膜增生性肾炎、膜性肾炎及局灶节段硬化性肾炎，尿中 C_3 含量较多。测定尿 C_3 的意义在于：

1. 用于肾脏疾病的诊断 在急性肾炎、膜增生性肾炎、狼疮肾炎，其血 C_3 均降低，但只有急性肾炎时尿 C_3 常为阴性。

2. 可预测激素疗效 尿 C_3 阴性的肾病综合征，对激素治疗敏感；尿 C_3 阳性者，绝大多数对激素治疗不敏感。

3. 监测排斥反应 肾移植后有排斥反应者，尿中有少量 C_3。

三、抗肾小球基底膜抗体检测

肾小球基底膜（GBM）是一个由多种成分构成的细胞外基质混合体，包括胶原Ⅳ、层粘连蛋白、硫酸类肝素糖胺聚糖等，胶原Ⅳ是基底膜的主要成分，构成其骨架结构的网络系统，其抗原决定簇位于胶原Ⅳ羧基端的非胶原球形区 NC_1 中。

（一）方法

临床中应用于检测抗 GBM 抗体的方法主要有三种：①间接免疫荧光试验；②间接血凝试验；③放射免疫试验。以放射免疫试验为最佳检测法。

（二）意义

1. 诊断 测定血清抗 GBM 抗体是诊断原发（如急进性肾炎Ⅰ型）及继发性（Goodpasture 综合征）抗 GBM 肾炎的必要手段。急进性肾炎Ⅰ型患者血清抗 GBM 抗体阳性，用人肾小球毛细血管基底膜作抗原，进行放射免疫测定，早期阳性率可达 95%以上。但血清抗 GBM 抗体滴度高低与肾炎病变轻重并不平行。

2. 指导治疗 监测血清抗 GBM 抗体，可以决定何时停止血浆置换治疗及何时进行肾移植。

四、抗中性粒细胞胞浆抗体检测

抗中性粒细胞胞浆抗体（antineutrophil cytoplasmic antibody，ANCA），1982 年由 Davies 等首先在节段坏死性肾小球肾炎患者血清中发现，是针对中性粒细胞细胞质成分产生的一类自身抗体。

ANCA 的主要靶抗原有蛋白酶 3（PR3）和髓过氧化物酶（MPO）。ANCA 对系统性血管炎的诊断与鉴别诊断有重要意义。

（一）检测方法

1. 间接免疫荧光法（IIF） 可根据荧光在中性粒细胞中分布部位，将 ANCA 分为三种类型。

（1）沿中性粒细胞核周分布，称 P-ANCA，其主要抗原是 MPO。

（2）中性粒细胞细胞质中呈小团块或颗粒样，称 C-ANCA，主要抗原是 PR3。

（3）非典型 ANCA，呈细小斑点状，弥漫分布于细胞质，抗原不确定。

2. 酶联免疫吸附法（EIA） 可以较为精确地定量测定 ANCA 的滴度，并能区分其识别的抗原。

（二）临床意义

ANCA 对于原发性小血管炎是一个敏感，并且特异的指标。

1. C-ANCA 阳性 对韦格纳肉芽肿诊断的阳性率达 80.45%。

2. P-ANCA 阳性 主要见于非韦格纳肉芽肿血管炎，如显微性结节性多动脉炎、特发性坏死性新月体肾炎、类风湿关节炎及系统性红斑狼疮（SLE）等，P-ANCA 阳性者肾脏局限性病变（41%）较 C-ANCA（12%）多见。

此外，ANCA 滴度的变化还可反映原发性小血管炎的活动性，并可预示疾病复发。

第七节 尿酶测定

一、尿酶的正常值

因测定的方法不同，尿酶的变动范围甚大，据 Maruhn 及 Harrsior 测定，其结果见表 3-3。

表 3-3 100 例患者尿酶测定值

酶	平均值（U/L）	标准差（U/L）	变动系数（%）
乳酸脱氢酶（LDH）	11.00	0.52	4.7
γ-谷氨酰转换酶（GGT）	38.00	1.69	4.4
碱性磷酸酶（AKP）	1.72	0.09	5.3
芳基硫酸酯酶 A（ASA）	3.82	0.13	3.5
α-葡萄糖苷酶（GLU）	12.20	0.62	5.1
N-乙酰-β-*D*-氨基葡萄糖苷酶（NAG）	10.60	0.29	2.8
β-葡萄糖苷酶（GRS）	2.43	0.08	3.5
亮氨酸氨基肽酶（LAP）	7.52	0.20	2.7

二、尿酶的分子量与分布

1. 溶菌酶(LYS) 分子量为 15kDa,分布于体液、红细胞及血浆中。正常人尿 LYS 低于 2μg/ml（2mg/L），当尿中浓度＞3mg/L 时称溶菌酶尿，表明肾小管损伤。

2. α-葡萄糖苷酶（GLU） 属溶酶体酶类，存在于肾小管上皮细胞，有“肾实质酶”之称，肾小管损伤时，尿中浓度升高。

3. *N*-乙酰-β-*D*-氨基葡萄糖苷酶（NAG） 分子量为 160kDa，分布于肾小管及尿道上皮，尿 NAG 主要为肾小管溶酶体所释放。

4. β-葡萄糖苷酶（GRS） 分子量为 230kDa，肾小管及膀胱上皮均有此酶，尤以肾实质浓度最高，尿内活性仅反映泌尿系局部病变。

5. 乳酸脱氢酶（LDH） 分子量为 120kDa，在肾脏中含量很丰富。测定尿内 LDH 活性，对肾脏疾病的诊断及预后判断均有意义。

6. 碱性磷酸酶（AKP） 分子量为 75kDa，此酶分布于全身细胞、血浆，但以肾小管中含量最丰富，肾脏疾病时尿内活性升高。

7. 芳基硫酸酯酶 A 或 B（ASA 或 ASB） 主要存在于肿瘤组织，瘤体增大时该酶释放入血，再经肾脏清除或瘤体中的酶直接排入尿中。

三、尿酶检查的临床价值

1. 指示肾脏病变的活动性 在肾实质病变时，尿 LYS、GLU、GRS、NAG 活性增加。

2. 泌尿系感染的诊断 尿路感染时，LYS、AKP、GRS、NAG 活性有不同程度升高。其中 GRS、NAG 升高最有价值。尿酶诊断尿路感染的意义如下：

（1）急性肾盂肾炎：GRS 活性升高，病变静止时，其活性正常；LYS 活性升高和降低与疾病的活动性呈一致关系。

（2）慢性肾盂肾炎：尿 NAG 活性与 Scr 含量呈正相关。

3. 诊断、监测肾排斥反应 肾移植排斥反应时，LYS、GRS、NAG、GGT 等在尿内活性有不同程度升高。

4. 泌尿系肿瘤的诊断 在肾腺癌未出现临床症状时，50%的患者尿 LDH、AKP 已同时升高。在膀胱癌时，ASA、ASB 活性升高。

第八节 肾脏活体组织检查

一、肾活检的种类

（一）经皮肾穿刺活检

经皮肾穿刺活检（简称肾穿刺）是目前国内外最普及的肾活检方法，虽然从体表对肾脏进行穿刺取材有一定的盲目性，但其创伤小，患者易接受，操作简单，故已广泛应用。

（二）开放肾活检

开放肾活检是指进行外科手术，暴露肾下极，然后直视下取肾组织并止血。根据取材方法不同，又分为刀切取材、穿刺针取材及活体钳取材三种。开放肾活检具有成功率高（可达100%），获取肾组织充分，并可多部位取材等优点。但其创伤较大，故目前仅用于经皮肾穿刺活检绝对禁忌或穿刺取材失败而又必须肾活检获得病理资料时使用。

（三）经静脉肾活检

经静脉肾活检是指在电视荧光屏监视下，将导管自右颈静脉送入右肾静脉，并插入右肾下极，再从导管腔内放入经静脉肾穿针，针尖刺入肾组织后，肾穿刺针另一端在体外用注射器抽负压吸取组织。此法最大的优点是若有创伤出血时，血液仍流入血循环。目前经皮肾穿刺有禁忌证的病例，必须进行肾组织检查时，可以考虑用这一方法。

二、肾穿刺的适应证与禁忌证

（一）适应证

肾活检对肾脏疾病的诊断、治疗及判断预后有重要意义。因此，内科各种原发、继发及遗传性肾实质疾病（尤其是弥漫性病变），而且无肾穿刺禁忌证时均可穿刺。

（二）禁忌证

1. 绝对禁忌证 肾活检的绝对禁忌证是临床上有明显的出血性疾患，且不能纠正者。

2. 相对禁忌证 ①精神异常或不能合作者；②孤立肾或小肾或一侧肾功能已丧失者；③活动性肾盂肾炎、肾结核、肾盂积水或积脓、肾脓肿或肾周围脓肿；④肾脏动脉瘤或肾肿瘤；⑤多囊肾，或肾脏大囊肿；⑥妊娠晚期，重度肥胖或严重水肿者；⑦尚未控制的心力衰竭、严重高血压。

三、肾穿刺方法

（一）肾穿刺前准备

术前准备与手术的成功率及合并症的发生率有密切关系。征求患者本人及家属的同意，向患者讲明穿刺操作过程。

1. 穿刺前准备 ①嘱患者练习憋气及床上排尿；②查出凝血时间、血小板计数及凝血酶原时间，了解有无出血倾向；③查 Scr 及 BUN 了解肾功能；④查血型，备血；⑤术前 2～3 日服用维生素 K；⑥做 B 超了解肾脏大小及位置。

2. 穿刺点定位 多选择右肾下极，可避开肾脏大血管，避免穿入肾盏、肾盂，且右肾位置较低易于进针。临床常用的定位方法有三种。

（1）B 超定位：是目前应用最广的定位方法。行肾穿刺亦是在 B 超引导下进行。先在背部确定好穿刺点，然后行肾穿刺。

（2）静脉肾盂造影电视荧屏定位：此法成功率在 95%以上，并发症少。但此法不能测量皮肤至肾脏的距离，患者和操作者要接受一定量辐射，肾功能不良时显影不佳，目前已较少应用。

（3）解剖定位：依靠身体体表解剖标志定位，此法定位不精确常导致失败，合并症亦较多见，目前已少用。

3. 穿刺针 肾穿刺针的种类多，可归纳为五类：负压吸引针、切割针、负压吸引-切割针、穿刺枪和细针。

（二）穿刺后处理

拔针后压迫穿刺部位约 5min，敷盖纱布，捆绑腹带，卧床 24h，注意血压、脉搏及尿的颜色，多饮水以免血块阻塞尿路。并给止血药及抗生素 3 日，预防感染及出血。

四、病理标本的处理

所取肾组织应送光镜、电镜、免疫荧光及免疫组织化学检查。

（一）光镜检查

标本用10%甲醛溶液固定，做成石蜡切片，然后常规使用苏木精伊红染色（HE）、过碘酸雪夫反应染色（PAS）、六胺银染色（PASM）和马松（Masson）三色染色。

1. HE 染色 细胞核呈紫蓝色，细胞质呈粉红色，基底膜、胶原纤维及肌纤维呈粉红色，因此，HE 染色为观察肾组织内细胞成分和形态特点的基本染色法。

2. PAS 染色 细胞核呈蓝色，基底膜呈红色，肾小球系膜基质呈红色，胶原纤维、肌纤维及细胞质呈红色，可以充分显示组织内的糖蛋白成分。因此，用于观察肾小球毛细血管基底膜及系膜基质。

3. PASM 染色 基底膜呈黑色，网状纤维呈黑色，细胞核呈蓝色，背景呈粉红色，PASM 染色能清楚地显示网状纤维及前胶原物质，用于观察肾脏基底膜成分和系膜基质，但其较 PAS 能更精细地反映肾内结构。

4. Masson 染色 细胞核呈红色，基底膜、胶原纤维呈蓝绿色，免疫复合物呈红色。最常用于观察免疫复合物。

（二）电镜检查

标本常先用3%戊二醛固定液并置入4℃冰箱中初固定4h，然后用0.1mmol/L 磷酸缓冲液洗除戊二醛，再放到6.8%的蔗糖液中4℃保存。

（三）免疫荧光检查

未经任何处理的新鲜组织，可将标本放进小瓶内氯化钠溶液纱布上，小瓶加盖后置4℃保存。

（四）免疫组织化学检查

用石蜡切片及冷冻切片行免疫组织化学检查，在普通光镜下进行观察，石蜡切片可长期保存并用于回顾性分析。

五、肾穿刺后的并发症

一般来说，肾穿刺活检为比较安全的手术，但其为一种创伤性检查，因此可以发生血尿、肾周血肿、感染及动静脉瘘等多种并发症。

（一）血尿

在肾活检后几乎所有患者都有镜下血尿，偶可有肉眼血尿，多为一过性的，不需特殊处理，延长卧床时间即可。个别病例血尿严重及血压下降者，应紧急输血、补液，如血压仍不能稳定，应考虑外科手术止血。

（二）肾周血肿

肾穿刺者几乎均有肾周血肿，但大多数为小血肿，无临床症状，1～2周可自行吸收，血肿较大者（发生率为1.3%～7.8%）临床上可表现为恶心、呕吐，体检腰、腹部压痛，并偶可触及肿块，大部分病例经输血等保守治疗多能自愈。出血不止，血压下降者需行手术结扎。

（三）感染

肾穿刺后感染发生率在0.2%以下，多为原有肾感染在穿刺后扩散及无菌操作不严所致，严重感染可造成肾脓肿及败血症等严重后果。因此，肾穿刺前最好行中段尿培养并严格按照无菌操作的原则，一旦发现感染，及时选用抗菌药物治疗。

（四）动静脉瘘

其发生率为10%～19%（肾动脉造影可确诊），通常无症状，偶然可以发生持续性血尿、顽固性高血压等，95%以上的患者可自愈，但少数出血不能控制者，需行瘘闭塞手术。

（五）其他

其他并发症包括肾盏瘘，误穿其他脏器，如肝、小肠、胰或脾，甚至引起死亡（发生率为0.1%），因此行肾活检者应谨慎从事。

六、肾小球疾病的病理

原发性肾小球疾病病理形态学分类，采用1995年WHO拟定的肾小球疾病形态学分类（表3-4）。

表3-4 1995年WHO肾小球疾病形态学分类

1. 轻微肾小球病变（包括微小病变型肾小球肾病）
2. 局灶性节段性肾小球病变（包括局灶节段性肾小球硬化）
3. 弥漫性肾小球肾炎
（1）膜性肾病（膜性肾小球肾炎）
（2）增生性肾小球肾炎：①系膜增生性肾小球肾炎；②毛细血管内增生性肾小球肾炎；③系膜毛细血管增生性肾小球肾炎；④新月体和坏死性肾小球肾炎
（3）硬化性肾小球肾炎
4. 未分类的肾小球肾炎

（一）轻微肾小球病变

1. 特发性轻微肾小球病变

（1）临床：患者常表现为轻微的蛋白尿或镜下血尿。

（2）光镜：肾小球基本正常或显示轻微局灶节段性系膜增生。

（3）电镜：系膜组织轻度增生，间或有低密度电子致密物沉积。

（4）免疫荧光：系膜区可见强弱不等的免疫球蛋白及补体沉积。

2. 肾小球疾病初期和恢复好转期 部分患者有肾病史，此类型病变可向好的方向发展，亦可趋于严重。

3. 微小病变型肾小球肾病（minimal change nephropathy，MCN）

（1）临床：本类型病变主要见于儿童，占小儿肾病综合征的65%～85%，占成人肾病综合征的10%～30%。仅20%的患者有镜下血尿，无肉眼血尿，对皮质激素治疗敏感，但成人患者对皮质激素的敏感性较儿童差，出现疗效慢，但复发的频度明显低于儿童。有些学者主张激素依赖型或复发型合用细胞毒药物治疗可使部分患者缓解。

（2）光镜：肾小球基本正常，有5%～10%的病例有轻度的肾小球系膜区增生，这种改变多见于多次复发及激素治疗效果较差的老年人，肾小管上皮细胞呈现脂肪变性及滴状变性。

（3）电镜：上皮细胞足突广泛融合消失及假绒毛变性，当病情缓解时足突的变化恢复迅速，但微绒毛恢复较迟。

（4）免疫荧光：多为阴性，有时在系膜区有少量IgM及C_3沉积。

（二）局灶性肾小球肾病

病变肾小球少于50%，而且呈节段性分布（病变少于50%毛细血管袢），称为局灶性或局灶节段性肾小球病。

1. 局灶性肾小球肾炎（focal glomerulonephritis，FGN）

（1）临床：FGN可为特发性，亦可继发于多种疾病，如亚急性细菌性心内膜炎、结节性多动脉炎、SLE、过敏性紫癜、Goodpasture综合征、遗传性肾炎等。特发性局灶性肾小球肾炎临床多表现为突发的或反复发作的肉眼或镜下血尿，有的呈现蛋白尿，极少呈现肾病综合征，多数预后良好，部分肾功能受损。

（2）光镜：大部分肾小球结构正常，少数病变的肾小球表现为节段性系膜细胞和内皮细胞增多，有的上皮细胞增多甚至新月体形成，这种以细胞增生为主的局灶性肾小球肾炎，常被称为局灶性增生性肾小球肾炎。有的病例可见部分毛细血管微血栓形成，毛细血管壁断裂及纤维素沉积，称为局灶性坏死性肾小球肾炎；有的病例病变节段硬化，称为局灶性硬化性肾小球肾炎。与肾小球病变相关，肾小管呈局灶性萎缩，肾间质呈局灶性淋巴细胞、单核细胞浸润及纤维化。

（3）电镜：肾小球系膜细胞和系膜基质或内皮细胞增生，并可在系膜区或毛细血管壁不同部位出现电子致密物。

（4）免疫荧光：在光镜病变相应节段可见 IgG、IgA、IgM 及 C_3 单独或联合呈颗粒状沉积于毛细血管或系膜区，在纤维素样坏死的病灶可见纤维蛋白沉积。

2. 局灶性节段性肾小球硬化（focal segmental glomerular sclerosis，FSGS）

（1）临床：病因不清，临床上可分为原发性和继发性，继发于慢性间质性肾炎、恶性肿瘤、药物反应。本病好发于儿童，成人以 20～40 岁发病率较高，男性多于女性，约 80%的病例呈肾病综合征，蛋白尿为非选择性，多数伴有血尿、高血压和肾功能不全，对皮质激素治疗不敏感，最终发展为肾衰竭。FSGS 的治疗仍以皮质激素为主，加用细胞毒药物可延缓病变的发展。

（2）光镜：病变肾小球少于 50%，受累肾小球最先出现于深部皮质或皮、髓质交界处，而且常呈节段性分布。一般侵入 1～3 个血管袢，在病变肾小球节段里系膜基质增多，毛细血管塌陷，基底膜皱缩，并与肾小球粘连，受累的肾小球节段可见嗜伊红的玻璃样蛋白沉积，无细胞增生性反应，肾小管灶状萎缩，肾间质灶状纤维化。

（3）电镜：肾小球上皮细胞呈现广泛的足突融合，病变肾小球系膜基质增多，硬化的节段可见毛细血管腔萎陷，大块的颗粒状电子致密物沉积于硬化区。

（4）免疫荧光：IgM 和 C_3 呈粗颗粒状和团块状的局部节段性沉积。

（三）膜性肾病（membranous nephropathy，MN）

（1）临床：膜性肾病占原发性肾小球疾病的 10%，占成人肾病综合征的 20%～30%，儿童特发性膜性肾病少见。本病好发于 35 岁以上，男性多于女性，可原发，亦可继发于 SLE、恶性肿瘤、乙型肝炎。80%的患者表现为肾病综合征，30%～40%具有镜下血尿，极少出现肉眼血尿，进展缓慢，肾功能减退发生较晚。40%～60%的患者可合并肾静脉血栓，采用激素及细胞毒药物治疗，晚期大多无效，但病理显示早期患者经治疗后半数可缓解，约 1/4 的患者可自行缓解。

（2）光镜：主要为不伴细胞增生的弥漫性肾小球毛细血管基底膜增厚，依病变轻重可分为四期：Ⅰ期，上皮细胞下沉积期，HE 染色肾小球基本正常，PASM 嗜银染色斜切的基底膜部分呈现微小的空泡状，Masson 染色可见上皮细胞下的细颗粒状嗜复红蛋白沉积；Ⅱ期，钉突形成期，肾小球基底膜对沉着的免疫复合物反应性增生，形成免疫复合物间钉突样改变；Ⅲ期，基底膜内沉积期，增生的基底膜包绕免疫复合物，使肾小球毛细血管壁明显增厚，呈中空的链环状改变；Ⅳ期，硬化期，肾小球毛细血管基底膜高度不规则增厚，毛细血管腔闭塞，系膜基质增多，最后导致肾小球硬化。

（3）电镜：Ⅰ期，肾小球基底膜的上皮侧有散在的电子致密物沉积；Ⅱ期，基底膜上皮侧大量电子致密物沉积，其间有基底膜增生形成钉突；Ⅲ期，沉积在肾小球基底膜内的电子致密物沉积被增生的基底膜包绕，部分致密物吸收呈块状透明区，形成虫蚀状结构；Ⅳ期，肾小球基底膜明显增厚，其内出现大小不等、形状不一、密度不均匀的电子致密物和透亮区，系膜基质明显增多。

（4）免疫荧光：IgG 和 C_3 沿肾小球毛细血管壁呈颗粒状沉积。

（四）系膜增生性肾小球肾炎（measngial proliferative glomerulonephritis，MsPGN）

（1）临床：系膜增生性肾小球肾炎是我国肾小球疾病最常见的病理类型，占原发性肾小球疾病的 30%～50%。50%的病例表现为单纯血尿和（或）无症状性蛋白尿，25%的病例呈肾病综合征。当肾病综合征病例用激素或激素加细胞毒药物时，其效果常取决于病理损害的程度，轻度系膜增生，激素治疗效果常良好。如伴有明显的局灶性节段硬化，肾小管萎缩，间质纤维化较严重者，激素治疗常不能完全缓解或完全无效。

（2）光镜：肾小球系膜细胞增生，伴有或无系膜基质的增多；呈弥漫性分布，据系膜增生的程度，可分为轻、中、重三级。轻度系膜增生，增生的宽度不超过毛细血管的内径，对毛细血管袢无明显影响；中度系膜增生，增生的宽度略超过毛细血管的内径，肾小球毛细血管受到一定的压迫和破坏；重度系膜增生，增生的系膜呈团块状，使局部毛细血管消失。轻度系膜增生时，肾小管及肾间质病变不明显，中、重度系膜增生性肾小球肾炎时常伴有肾小管萎缩和肾间质纤维化。

（3）电镜：系膜细胞及基质增多，有时系膜区可见电子致密物沉积。

（4）免疫荧光：在系膜区可出现免疫球蛋白及补体弥漫分布的颗粒状或团块状沉积，强弱不等。若以 IgA 为主沉积于系膜区称为 IgA 肾病。若以 IgM 为主沉积于系膜区称为 IgM 肾病。

（五）毛细血管内增生性肾小球肾炎（endocapillary proliferative glomerulonephritis，EPGN）

（1）临床：任何年龄均可发病，但以学龄儿童多见，老年人少见。典型的表现是上呼吸道感染或皮肤感染后 1～3 周突然出现急性肾炎综合征。约 30%的患者表现为肾病综合征（其远期预后大都不佳），急性期血清补体明显降低，ASO 可升高。本病预后良好，在儿童 85%～90%、成人 60%～75%可完全恢复。

（2）光镜

1）急性期：弥漫性内皮细胞和系膜细胞增生。中性粒细胞及单核细胞浸润，毛细血管袢受压，管腔变窄甚至闭塞，病变严重者可有血栓形成、纤维素样坏死及新月体形成。

2）吸收期：上述弥漫性增生和渗出病变持续 1～2 个月进入吸收期，渗出的细胞成分首先被吸收，增生的内皮细胞也随之复原和消失，而增生的系膜细胞和基质要持续存在 3 年左右。从连续肾活检的材料看，本病可经过系膜增生性肾炎、局灶性增生性肾炎再转变为肾小球轻微病变等几个阶段而恢复。相反，有的病例也不经过系膜增生性肾小球肾炎阶段而致硬化、肾衰竭。

（3）电镜：上皮细胞下可见大块驼峰样电子致密物，一般于发病后 8 周吸收，使肾小球基底膜薄厚不均匀并遗留虫蚀状透亮区。

（4）免疫荧光：IgG、IgM、C_3 沿肾小球毛细血管周围或系膜区呈颗粒状沉积，吸收期较急性期荧光弱。

（六）系膜毛细血管增生性肾小球肾炎

系膜毛细血管增生性肾小球肾炎（mesangiocapillary glomerulonephritis，MCGN），又称膜增生性肾炎（membranoproliferative glomerulonephritis，MPGN）。

（1）临床：少数患者起病隐匿，但大多数患者于呼吸道前驱感染后呈急性发作。本病多见于青少年，约 60%的患者表现为肾病综合征，常伴有镜下血尿及复发性肉眼血尿，20%～30%的患者表现为急性肾炎综合征，约 1/3 的患者有高血压，常有血清补体 C_3 下降（又称低补体肾炎），肾功能不全出现早，并常持续进展至肾衰竭，对激素及细胞毒药物治疗反应差，预后不良，10 年死亡率高达 50%。

（2）光镜：主要病变为系膜细胞增生伴系膜基质增多，以致肾小球变大。增生的系膜细胞和系膜基质可进一步沿毛细血管内皮下间隙向毛细血管壁插入。在 PASM 染色的标本上，毛细血管壁有双层或多层的基底膜出现，称为双轨征。Masson 染色可见系膜区和内皮细胞下嗜复红沉积物。晚期病例，肾小球各小叶呈中心性增生、硬化，使肾小球呈分叶状改变，故又称为分叶性肾炎。

（3）电镜：分三型。Ⅰ型，系膜细胞及系膜基质增生，并插入内皮细胞下形成双轨结构，系膜区及内皮下可见电子致密物。Ⅱ型，表现为膜内电子致密物沉积，使基底膜均匀一致地明显增厚，形如缎带状，故又称为致密物沉积病（dense deposit disease，DDD）。Ⅲ型，兼有Ⅰ型 MPGN 及膜性肾病的双重特征，故又称为混合型膜增生性肾小球肾炎。

（4）免疫荧光：IgG、C_3沿毛细血管壁和系膜区呈不规则状颗粒状沉积。

（七）新月体肾小球肾炎（crescentic glomerulonephritis，CGN）

（1）临床：新月体肾小球肾炎占活检标本的 2%～7%，男∶女为 2∶1，青年和中老年为两个发病高峰，临床表现极为严重，如血尿、蛋白尿、浮肿、高血压、肾功能迅速恶化，在数周或数日内出现肾衰竭，如能早期诊断，及时正确治疗，可以有效地改善患者的预后。

（2）光镜：肾小球的肾球囊内出现细胞和其他有形成分的充填，形成新月体，受累肾小球占 50%以上，病变范围多占肾球囊面积的 50%以上，据新月体形成的时间和组分不同，分为细胞性新月体、纤维细胞性新月体及硬化性新月体，毛细血管因受新月体挤压而皱缩于肾小球血管极一侧，可见毛细血管袢的纤维素样坏死及微血栓形成。

（3）电镜：毛细血管基底膜断裂及皱缩，毛细血管腔闭塞，在肾小球基底膜上和系膜区出现电子致密物沉积，而抗肾小球基底膜型肾小球肾炎则电子致密物呈阴性。

（4）免疫荧光：基本可分为三种类型，抗肾小球基底膜型肾小球肾炎显示 IgG 和 C_3沿毛细血管壁呈线状沉积，约占 20%；免疫复合物型肾小球肾炎显示 IgG、C_3的一种或数种免疫球蛋白及 C_3呈颗粒状沉积于系膜区及毛细血管壁，约占 40%；免疫荧光呈阴性，约占 40%，其中一部分病例为微血管炎。

第四章　原发性肾小球疾病

第一节　急性肾小球肾炎

急性肾小球肾炎（acute glomerulonephritis）即急性肾炎，是临床常见的肾脏疾病。本病以急性起病，血尿、蛋白尿、水肿、高血压为特征，在小儿和青少年中发病较多，也偶见于老年人，男性发病率高于女性，为（2～3）：1。

一、病　　因

（一）β溶血性链球菌

其A组1、4、12、29型等“致肾炎菌类”可致上呼吸道感染（扁桃体炎）或皮肤感染（脓疱疮）。

（二）其他细菌

（1）肺炎球菌。

（2）脑膜炎球菌。

（3）淋球菌。

（4）伤寒杆菌等。

（三）病毒

（1）水痘病毒。

（2）腮腺炎病毒。

（3）EB病毒等。

（四）其他

支原体、原虫及寄生虫等感染后亦可发生本病。

二、发病机制

细菌抗原进入机体激发抗体产生，结果是循环中或在原位形成的抗原-抗体复合物沉积于肾小球毛细血管壁上，激活补体，引起肾损害。临床上，其他感染引起的急性肾炎很难与链球菌感染后肾小球肾炎相区别。

三、病　　理

毛细血管内增生性肾炎，又称弥漫增生性肾炎或弥漫性内皮系膜性肾炎。

1. 光镜　呈弥漫病变，肾小球中以内皮及系膜细胞增生为主，早期可见中性粒细胞及单核细胞浸润。

2. 电镜　可见上皮下有驼峰状大块电子致密物。

3. 免疫荧光　可见IgG及C_3呈粗颗粒状沉积于系膜区及毛细血管壁。

四、诊　　断

（一）临床表现

本病在感染1～3周后起病，可轻可重，轻者呈亚临床型（仅尿常规及血清C_3异常），重者呈现急性肾衰竭。本病有自愈倾向，常在数月内临床痊愈。

1. 少尿、血尿　大部分患者起病时尿量减少，少数为少尿（$<$400ml/d）。多在1～2周后尿量渐多，几乎全部患者均有肉眼血尿或镜下血尿。

2. 高血压 约80%的患者在病初水、钠潴留时，出现轻、中度高血压，利尿后血压逐渐恢复正常。少数患者出现严重高血压、高血压脑病、急性左心衰竭。

3. 水肿 约90%的患者出现水肿，典型者为晨起眼睑水肿，一般不重。水肿严重者可表现为全身凹陷性水肿。

4. 肾功能异常 为一过性，极少数呈现急性肾衰竭。

（二）实验室检查

1. 尿液化验 肾小球源性红细胞尿。蛋白尿一般不重，但有大约不到20%的病例可出现大量蛋白尿（>3.5g/d）。尿沉渣可见白细胞，亦可见各种管型（颗粒状管型、红细胞管型及白细胞管型）。

2. 血生化检查

（1）血清补体C_3及总补体在起病时下降，8周内逐渐恢复至正常。

（2）血清抗ASO抗体升高。

（3）循环免疫复合物及血清冷球蛋白可呈阳性。

（三）诊断标准

（1）起病前1～3周有链球菌（其他细菌）感染的证据。

（2）有血尿、蛋白尿、水肿、高血压，甚至少尿及氮质血症。

（3）血清C_3下降并于8周内恢复正常。

（四）鉴别诊断

非典型病例，或病情于1～2个月不见好转者，应及时肾活检除外下列疾病。

1. 新月体肾炎

（1）有急性肾炎的临床表现。

（2）短期内（数周至数月）进入尿毒症期。

2. 系膜毛细血管性肾炎

（1）有急性肾炎的临床表现。

（2）病情持续进展，无自愈倾向。

（3）血清C_3持续降低，在8周内不能恢复正常。

3. 系膜增生性肾炎 包括IgA肾病及非IgA肾病。

（1）具有急性肾炎的表现。

（2）血清C_3正常。

（3）IgA肾病者潜伏期短（多于感染后数小时至3日内出现肉眼血尿），部分病例血清IgA升高。

4. 系统性红斑狼疮肾炎

（1）可以有前驱感染，潜伏期不定。

（2）病情持续进展，病变累及全身多系统。

（3）抗核抗体、抗双链DNA抗体和抗Sm抗体阳性。

5. 过敏性紫癜肾炎

（1）可有前驱感染，潜伏期不定。

（2）反复发作，可有自限性。

（3）病变可累及皮肤、胃肠、关节。

（4）无低补体血症。

五、治　疗

本病是自限性疾病，因此常以对症处理为主。

（一）休息

必须卧床休息，直至肉眼血尿及水肿消失，血压恢复正常。血肌酐恢复正常后可逐步增加活动。

（二）饮食

宜富含维生素的低盐饮食，肾功能正常者蛋白质摄入量应保持正常，约 1.0g/（kg·d）。有肾功能不全者应限制蛋白质摄入，并给予优质蛋白（富含必需氨基酸的动物蛋白）。水肿重且尿少者，应控制入水量。

（三）对症治疗

1. 感染病灶的治疗　当病灶细菌培养阳性时，应使用青霉素（过敏者用大环内酯类抗生素）10～14 日。对扁桃体病灶明显者，可考虑扁桃体切除。手术时机以肾炎病情稳定（尿蛋白<+，尿沉渣红细胞<10 个/HP），且扁桃体无急性炎症为宜。手术前、后应用青霉素 2 周。

2. 利尿　通常使用噻嗪类利尿剂如氢氯噻嗪 25mg，每日 3 次，必要时用袢利尿剂如呋塞米（fursemide）20～60mg/d。

3. 降压　利尿后血压控制仍不理想者，可选用降压药（见“慢性肾小球肾炎”一节）。

4. 纠正心力衰竭　在利尿、降压治疗效果欠佳时可考虑。

（1）硝酸甘油（nitroglycerin）：5mg+5%葡萄糖 100～150ml 缓慢静脉滴注。

（2）硝普钠（sodium nitroprusside）：25mg+5%葡萄糖静脉滴注，初起剂量为 0.5μg/（kg·min），最大剂量为 8μg/（kg·min），治疗不应超过 3 日。

（3）酚妥拉明（regitine）：10mg+5%葡萄糖 100～150ml 静脉滴注，以减轻心脏前后负荷，控制心力衰竭。

上述药物均需依患者的血压调整滴速。

（4）必要时可用洋地黄制剂。

5. 透析　急性肾衰竭有透析指征时，应及时给予透析。

六、预　　后

大多数患者在 1～2 周消肿，血压恢复正常，尿常规随之好转。血清 C_3 在 4～8 周恢复正常。镜下血尿及微量蛋白尿有时可迁延 0.5～1 年。有不到 1%的患者可因急性肾衰竭不能控制而死亡，且多为老年患者。6%～18%的病例遗留尿异常和（或）高血压而转成慢性肾炎。一般认为，老年、有持续高血压、大量蛋白尿或肾功能损害者预后较差。

第二节　急进性肾小球肾炎

急进性肾小球肾炎（rapidly progressive glomerulonephritis）起病类似急性肾小球肾炎，但其病情进展快，肾功能急骤恶化，可在数日、数周或数月内迅速发生少尿或无尿性急性肾衰竭。本病占肾活检患者的 2%～5%，国内资料为 2%，男女比例为 2∶1。2～87 岁均可发病，以青年及中老年人居多。

一、病　　因

本病有多种病因，主要如下述：

（一）抗肾小球基底膜介导的肾小球肾炎

1. 无肺出血　抗肾小球基底膜肾小球肾炎。

2. 有肺出血　Goodpasture 综合征。

（二）免疫复合物介导的肾小球肾炎

1. 感染后

（1）链球菌感染后肾小球肾炎。

（2）内脏脓肿/脓毒血症。

（3）Shunt 肾炎。

（4）乙型肝炎病毒感染。

2. 结缔组织疾病

（1）系统性红斑狼疮。

（2）过敏性紫癜。

（3）冷球蛋白血症性肾小球肾炎。

3. 其他免疫复合物肾小球肾炎 恶性 IgA 肾病。

（三）ANCA 相关性肾小球肾炎

（1）结节性多动脉炎。

（2）韦格纳肉芽肿。

（3）特发性新月体肾炎。

（四）药物

如青霉胺、肼屈嗪、别嘌醇和利福平等可导致急进性肾小球肾炎。

二、病　理

（一）光镜

1. 肾小球 其上皮细胞灶性增生，有时夹有大量中性粒细胞，形成新月形细胞团块，充填 Bowman 氏囊腔。肾小球丛萎陷，丛内出现坏死或坏死累及新月体的情况亦不罕见。

2. 肾间质 水肿往往在早期出现。多数是弥漫性的，并伴有各种炎症细胞浸润。在间质浸润范围广泛时可见肾小球细胞间有单核细胞浸润。以后，炎症细胞数减少，间质广泛纤维组织形成。肾小管的初始变化包括形成空泡和玻璃样小滴，有时在远端肾小管可见红细胞管型。随着疾病发展，肾小管萎缩，肾小球基底膜增厚。

（二）免疫荧光

IgG 沿肾小球基底膜呈线形沉着（通常伴有 C_3 分节段排列），重症免疫复合物疾病可见 IgG 和 C_3 的不规则广泛沉着，有的病例未检出 IgG 或 C_3 的沉着物，不管荧光表现方式如何，新月体内可见纤维蛋白。

三、发病机制

本病发病机制不详，凡可引起急性肾炎综合征的大多数情况均可产生急进性肾炎。

80%的特发性新月体肾小球肾炎可以测到 ANCA，中性粒细胞产生的蛋白酶及活化氧分子均对肾脏造成严重损伤。部分患者血中存在抗肾小球基底膜抗体，其抗原可能是因接触烃化物、药物或病毒，造成肺泡基底膜损伤，或者肾小球基底膜植入性抗原，导致肾小球基底膜损伤，血中存在抗肾小球基底膜抗体，由于肺、肾基底膜存在交叉反应，故导致抗肾小球基底膜介导的肾小球肾炎。新月体形成的基本机制与肾小球基底膜穿破有关，从而使得血浆成分及血管中的单核巨噬细胞大量逸出至肾小球囊，一方面成为新月体的组成部分，另一方面分泌的物质刺激壁层上皮细胞增生、分化。现已证实肾小球囊壁层断裂的程度与新月体纤维化程度成正比。

四、诊　断

（一）临床表现

1. 病程 根据起病及进展过程（肾小球滤过率下降的速率），分为急性起病型及缓起型，前者系膜细胞增生轻，间质病变弥漫，预后差。两者新月体病变无不同。

2. 症状

（1）少尿或无尿。

（2）血尿（常为肉眼血尿）、红细胞管型。

（3）蛋白尿。

（4）高血压。

（5）有时伴水肿。

（6）迅速进展至肾衰竭。

（二）实验室检查

1. 血常规　可见中至重度贫血，有时可见白细胞及血小板增高。

2. 尿常规

（1）尿蛋白：一般呈少量或中等量。

（2）尿沉渣：可见大量红细胞，常见红细胞管型，白细胞亦可增多。

（3）尿比重：一般不降低。

3. 血生化检查

（1）血 BUN 及血 Scr 均进行性增高。

（2）有时可有血清钾升高。

4. 免疫学检查

（1）Ⅰ型患者血清抗肾小球基底膜抗体阳性。

（2）Ⅱ型患者血循环免疫复合物及冷球蛋白常阳性，伴血清补体 C_3 降低。

（3）Ⅲ型由微血管炎引起者血清 ANCA 阳性。

（三）特殊检查

B 超及 KUB 平片显示初起双肾体积增大，但以后逐渐缩小。

（四）诊断标准

（1）起病类似急性肾小球肾炎。

（2）病程进展较快，在短期内发展至尿毒症。

（3）不同病因者或有血清抗肾小球基底膜抗体阳性；或有 ANCA 阳性。

（4）影像学检查：初起双肾体积增大，但以后逐渐缩小。

（5）肾活检：50%以上的肾小球有新月体形成，并占据大部分囊腔。

（五）鉴别诊断

1. 重症肾小球疾病　临床上鉴别极为困难，必须进行肾活检病理检查方可确诊。

2. 急性肾小管坏死

（1）常有明确的病因，如中毒（药物、鱼胆中毒等）、休克、挤压伤、异型输血等。

（2）尿少且比重低于 1.015。

（3）肾小管回吸收钠的功能受损，尿钠常＞20～30mmol/L。

（4）可见大量肾小管上皮细胞。

3. 急性间质性肾炎

（1）常伴发热、皮疹、嗜酸性粒细胞增高等过敏表现。

（2）尿中嗜酸性细胞增高。

（3）药物过敏引起者常可查出明确的用药史及药物过敏表现。

4. 梗阻性肾衰竭

（1）肾盂或输尿管双侧结石，或一侧无功能肾伴另一侧结石梗阻。

（2）膀胱或前列腺肿瘤压迫或血块梗阻等。

（3）急骤或突然出现无尿。

（4）有肾绞痛或明显腰痛史。

（5）B 超、KUB 平片、静脉或逆行尿路造影有梗阻表现。

五、治　　疗

（一）强化血浆置换疗法

每日或隔日 1 次，每次置换 2L，直至血中抗基底膜抗体或免疫复合物转阴，病情好转。一般需置换 10 次以上。需同时应用皮质激素及细胞毒药物。

（二）冲击疗法

1. 甲泼尼龙　将甲泼尼龙 0.5～1.0g 溶于 5%葡萄糖溶液 250ml 中静脉滴注，1 次/日或 1 次/2 日，3～6 次为 1 个疗程，间隔 3～5 日开始下一疗程，一般用 3 个疗程。需辅以细胞毒药物及皮质激素。

2. 环磷酰胺　将环磷酰胺 0.5～1.0g 溶于 5%葡萄糖盐水 500ml 中静脉滴注，每月 1 次，共 6 次，以后每 3 个月 1 次，共 2 年，2 年后停药，继以小剂量激素维持。

（三）四联疗法

四联疗法即皮质激素、细胞毒药物、抗凝药（先用肝素继以华法林）及抗血小板集聚药物（双嘧达莫）联合应用。

（四）透析治疗及肾移植

急性期当血肌酐＞530μmol/L（≥6mg/dl）应及早开始血液透析，为上述免疫抑制治疗创造条件。若肾小球滤过功能已不能恢复，则应长期透析治疗。因为此类患者肾移植后有复发可能，故应透析治疗 3～6 个月后再进行肾移植。

六、预　　后

本病预后差，死亡率高，5 年生存率大约 25%。预后与病因、新月体形成程度、增生病变及间质病变轻重、诊断早晚、并发症情况等有关。

第三节　肺出血-肾炎综合征

肺出血-肾炎综合征（Goodpasture 综合征）在 1919 年由 Goodpasture 首先描述而得名，为病因不明的少见的自身免疫性疾病，其表现为抗肾小球基底膜抗体所致的肺出血和进行性的肾小球肾炎。本病在欧洲国家和美国肾穿刺患者中仅占 1%～2%，在英国为百万分之一，在我国的发病率明显低于欧美国家。其特征为血内有循环抗肾小球基底膜抗体及肾小球基底膜有 IgG 和补体呈线样沉积。

一、病　　因

本病病因不明，但推测与感染特别是病毒感染有关，也有报告与接触汽油、碳氢（烃）化合物有关，故认为这些物质和（或）病毒可能是致病因素。

二、发 病 机 制

目前认为，本病自身抗原存在于基底膜Ⅳ型胶原 α3 链的非胶原结构域（NC_1）。该抗原不仅存在于肾小球基底膜，也分布于肾小球囊、肾小管基底膜、肺泡毛细血管基底膜等，其在致病因素作用下暴露，刺激机体产生抗体，导致免疫损伤，引起肺、肾损害。

三、病　　理

（一）肾脏

1. 光镜　新月体形成，早期肾小球毛细血管呈局灶和节段性坏死，间质炎性细胞浸润及不同程度的纤维化。

2. 电镜 基底膜断裂，内皮下有电子致密物沉积；免疫荧光检查IgG（少有IgM）呈线性沉积于基底膜。

（二）肺脏

表面有弥漫性出血，切面可见水肿和陈旧性出血；肺泡内出血、吞噬了含铁血黄素的巨噬细胞和肺泡毛细血管基底膜呈退行分裂且部分溶解为本病的特征，IgG及C_3呈线性或节段性线性沉积于肺泡基底膜。

四、诊　断

（一）临床表现

1. 前驱期 患者大多为青年男性，发病前不少患者有呼吸道感染。

2. 临床症状 反复咯血，大多在肾脏病变之前，长者数年（最长可达12年），短者数月。少数在肾炎后发生。

3. 肾功能减退 呈进行性，有的患者在1～2日出现急性肾衰竭，大多数在数周至数月内发展为尿毒症，少数演变较慢可达数年。

（二）实验室检查

1. 血常规 缺铁性贫血。

2. 尿常规 蛋白尿、肉眼或镜下血尿、管型尿。

3. 痰找含铁血黄素细胞 阳性。

4. 血氧饱和度 下降。

5. 血清学检查

（1）抗肾小球基底膜抗体效价增高。

（2）免疫球蛋白可增高。

6. 肾功能 BUN和Scr升高。

（三）特殊检查

胸片呈进行性、游走性、不对称的单侧绒毛状致密阴影，或两肺有弥漫性或结节状阴影，自肺门向周围扩散，肺尖部及近膈肌处清晰，常一侧较重。

（四）诊断标准

（1）有肺、肾同时（或先后）受累的临床表现。

（2）血液中存在抗肾小球基底膜抗体。

（3）肺、肾活体组织免疫荧光检查见IgG、C_3沿肺泡及肾的基底膜呈线性沉积。

（五）鉴别诊断

本病需与可能出现肺出血和肾衰竭的某些疾病相鉴别，如SLE、类风湿关节炎、急性肾炎、韦格纳肉芽肿等，主要依据其各自的临床特点及肾活检。

五、治　疗

（1）同急进性肾炎（见“急进性肾小球肾炎”节）。

（2）治疗无效者可行双肾切除，代以透析维持生命。

（3）肺出血明显者以腹膜透析为宜。

（4）肾移植应在血液中抗肾基底膜抗体消失后实施，以免移植肾发生肾炎。

六、预　后

本病预后较差。若能早期诊断、正确治疗，则可部分改善预后。

第四节　慢性肾小球肾炎

慢性肾小球肾炎（chronic glomerulonephritis）即慢性肾炎，是指由不同原因、不同病理所构成的一组原发性肾小球疾病。临床特点为病程长，发展慢，症状可轻可重。其基本表现是水肿、高血压、蛋白尿、血尿及不同程度的肾功能损害。

一、病　　因

慢性肾炎的病因大多不明。部分为急性链球菌感染后迁延1年以上所致，大部分则与急性肾炎无关，而是因其病理类型决定了病情的迁延发展，起病即属慢性肾炎。

二、病　　理

慢性肾炎依其发病机制的不同，其病理学改变的类型和轻重也不尽相同。主要病理类型如下：

（1）系膜增生性肾炎（包括IgA肾病及非IgA肾病）。

（2）系膜毛细血管性肾炎。

（3）膜性肾病。

（4）局灶性节段性肾小球硬化。

（5）增生硬化性肾小球肾炎。

三、诊　　断

（一）临床表现

1. 水肿　多为眼睑水肿和（或）下肢凹陷性水肿，一般无体腔积液。

2. 高血压　多为持续中等度血压增高，尤其以舒张压增高明显。常伴有眼底视网膜动脉变细、迂曲和动、静脉交叉压迫现象，少数可见絮状渗出物和（或）出血。

3. 蛋白尿　尿蛋白定量常在1～3g/24h。

4. 血尿　为肾小球性血尿，尚可出现肉眼血尿。多见于以增生性或局灶硬化性为主要病理改变者。

5. 肾功能损害　为慢性进行性损害，进展速度与病理类型有关，也与治疗情况和加速病情发展的许多因素（如感染、劳累、血压增高）有关。

（二）实验室检查

1. 血常规　变化不明显，肾功能不全者可见正常红细胞正色素性贫血，白细胞计数多正常。

2. 尿常规　尿蛋白可轻至中度增高，尿沉渣可见红细胞增多和管型。

3. 肾功能　病变早期BUN和Scr可在正常范围，随着病情发展BUN、Scr可有不同程度的增高。

4. 血清补体　C_3始终正常，或持续降低8周以上不能恢复。

（三）特殊检查

B超在早期可显示双肾或正常或缩小，肾皮质变薄或肾内结构紊乱。

（四）诊断标准

1. 有蛋白尿、水肿，间或有血尿、高血压和肾功能损害。
2. 病程持续达1年以上。
3. 除外继发性和遗传性肾炎。

（五）鉴别诊断

1. 高血压性肾损害

（1）先有长期持续性高血压，然后出现肾损害。

（2）临床上肾小管功能损害（尿浓缩功能减退）较肾小球功能损害早。

（3）尿改变轻微，尿蛋白微量至少量，可见少量红细胞及管型。

（4）常伴有高血压的心、脑并发症。

2. 慢性肾盂肾炎

（1）女性多见。

（2）常有反复尿路感染的病史。

（3）肾功能损害以肾小管损害为主，氮质血症进展缓慢。

（4）影像学检查可见双肾非对称性损害。

3. 遗传性肾炎（Alport 综合征）

（1）有肾（血尿、轻至中度蛋白尿及进行性肾功能损害）、眼（球形晶体等）、耳（神经性耳聋）异常。

（2）家族遗传史。

4. 其他　尚需与狼疮肾炎、过敏性紫癜性肾炎、痛风肾、糖尿病性肾小球硬化症、多发性骨髓瘤肾损害、肾淀粉样变等疾病鉴别。

四、治　　疗

慢性肾炎的治疗以延缓肾功能恶化、改善或缓解临床症状、防治严重并发症为主要宗旨。具体措施如下述。

（一）控制蛋白质摄入

1. 肾功能不全者　应该根据肾功能减退的程度控制蛋白质摄入量，一般限制在 0.6g/（kg·d），且应为优质蛋白（如瘦肉、蛋和牛奶等）。

2. 肾功能代偿者　可略放宽蛋白质入量，但不宜＞1.0g/（kg·d），以免加重肾小球的高滤过及肾小球硬化。

在低蛋白饮食时，可适当增加碳水化合物入量，同时适当辅以肾必需的氨基酸，以补充体内必需氨基酸的不足，满足机体基本能量的需要，防止负氮平衡。

（二）积极控制高血压

慢性肾炎时，剩余的和有病变的肾单位处于代偿性高血流动力学状态，全身性高血压无疑会加重这种病变，导致肾小球进行性损害，故应积极控制高血压。常用降压药物如下述。

1. 血管紧张素转换酶抑制剂（ACEI）　在降低全身性高血压的同时，可降低肾小球内压，减少蛋白尿，抑制系膜细胞增生和细胞外基质的堆积，以减轻肾小球硬化，延缓肾功能进展。

常用的 ACEI 口服制剂有：

（1）卡托普利 12.5～25mg，1～3 次/日。

（2）依那普利 10mg，1 次/日。

（3）洛丁新 10mg，1 次/日。

（4）培哚普利 4mg，1 次/日。

（5）西拉普利 2.5mg，1 次/日。

应用中应注意防止高钾血症，有肾功能不全者如 Scr＞2～4mg/dl（188～376mmol/L）应禁用此类药物。

2. 钙离子拮抗剂　具有与 ACEI 十分类似的延缓肾衰竭的作用，但无减少蛋白尿的作用。此外，钙离子拮抗剂能减少氧消耗，抗血小板聚集，通过细胞膜效应减少钙离子在间质沉积和细胞膜过度氧化，以达到减轻肾脏损伤及稳定肾功能的作用。

常用长效钙拮抗剂有：

（1）苯磺酸氨氯地平 5～10mg1～2 次/日。

（2）硝苯地平 30～60mg，1 次/日。

（3）尼卡地平 40mg，1～2 次/日。

（4）尼群地平 20mg，1～2 次/日。

（5）波依定 5～10mg，1～2 次/日。

3. β-受体阻滞剂 对肾素依赖性高血压有较好的疗效，可降低肾素作用，虽然该类药物能降低心排血量，但不影响肾血流量和肾小球滤过率。应该注意，某些 β-受体阻滞剂，如阿替洛尔和纳多洛尔，脂溶性低，自肾脏排泄，故肾功能不全时应调整剂量和延长用药时间。

临床常用的 β-受体阻滞剂有：

（1）比索洛尔 2.5mg，1～2 次/日。

（2）美托洛尔 12.5～25mg，2 次/日。

4. α-受体阻滞剂 对小动脉和小静脉均有扩张作用。其主要不良反应为直立性低血压，故应小剂量开始逐步增至治疗剂量。常用药：哌唑嗪 0.5～2mg，2 次/日。

5. 利尿剂 对有明显水钠潴留或使用 ACEI 者可加用利尿剂，以加强降压效果，但应注意电解质紊乱、高凝状态出现和加重高脂血症。

根据患者具体情况，上述各类降压药可单用，亦可两种以上联合应用。

（三）抗凝和血小板解聚药物

抗凝和血小板解聚药物对某些类型的肾炎（如 IgA 肾病）有良好的稳定肾功能和减轻肾脏病理损伤的作用。对有明确高凝状态和易发生高凝状态的病理类型如膜性肾病、系膜毛细血管增生性肾炎可长时间应用。

（四）其他

1. 避免感染、劳累等加重病情的因素。

2. 慎用或免用肾毒性和诱发肾损伤的药物，如氨基糖苷类抗生素、磺胺药及非类固醇类消炎药等。

3. 对伴有的高脂血症、高血糖、高尿酸血症等应予以相应处理。

4. 对本病使用激素和细胞毒药物的问题，目前尚无一致的看法，一般不主张应用。

五、预　　后

慢性肾炎病情迁延，临床表现时重时轻，病理改变缓慢进展，最终将发展至慢性肾衰竭。病变进展速度主要取决于病理类型，也与日常生活保健和治疗效果有关。

第五节　肾病综合征

肾病综合征（nephrotic syndrome）是指由不同病因、多种病理变化所致的具有类似临床表现的一组肾小球疾病。本病的基本特征是大量蛋白尿（≥3.5g/d）、低白蛋白血症（≤30g/L）、水肿、高脂血症。本病可见于各种年龄，在儿童多发于 2～8 岁，在年轻人中男性多见，中老年患者男女分布比较平均。

一、病　　因

（一）原发性肾病综合征

原发性肾病综合征由原发性肾小球疾病所致。

（二）继发性肾病综合征

1. 小儿患者

（1）遗传性疾病。

（2）感染性疾病。

（3）过敏性紫癜。

2. 中青年患者

（1）结缔组织病。

（2）感染。

（3）药物所致。

3. 老年患者

（1）代谢性疾病（如糖尿病肾病、肾淀粉样变等）。

（2）肿瘤有关的肾病综合征（如多发性骨髓瘤等）。

二、病　理

原发性肾病综合征的主要病理类型为微小病变、系膜增生性肾炎、系膜毛细血管性肾炎、膜性肾病及局灶性节段性肾小球硬化。

三、诊　断

（一）临床表现

1. 微小病变型肾病综合征

（1）好发于儿童，尤以2～6岁幼儿多见，成人发病率较低，但老年人有增高趋势。

（2）男性多于女性。

（3）除蛋白尿外，镜下血尿占15%～20%，无肉眼血尿。

（4）一般无持续性高血压及肾功能减退。

（5）成人病例镜下血尿、一过性高血压及肾功能下降的发生率比儿童病例高。

2. 系膜增生性肾炎

（1）好发于青少年，男性多于女性。

（2）有前驱感染者约占50%。

（3）发病较急，甚至呈急性肾炎综合征，否则常隐匿起病。

（4）肾病综合征的发生率非IgA肾病高于IgA肾病。

（5）血尿发生率IgA肾病高于非IgA肾病，肉眼血尿发生率IgA肾病高于非IgA肾病。

（6）肾功能不全及高血压的发生率随肾脏病变轻重而异。

3. 系膜毛细血管性肾炎（又称膜增生性肾炎）

（1）好发于青壮年，男性多于女性。

（2）有前驱感染者占60%～70%。

（3）发病较急，可呈急性肾炎综合征（占20%～30%），否则常隐匿起病。

（4）常呈肾病综合征（约占60%）。

（5）常伴明显的血尿（几乎100%有血尿，肉眼血尿常见）。

（6）病情常持续进展，肾功能损害、高血压及贫血出现早。

（7）50%～70%的病例血清C_3持续降低。

4. 膜性肾病

（1）好发于中老年，男性多于女性。

（2）隐匿起病。

（3）约40%的病例有镜下血尿，但无肉眼血尿。

（4）易发生血栓栓塞并发症（肾静脉血栓发生率约占50%）。

5. 局灶性节段性肾小球硬化

（1）好发于青少年，男性多于女性。

（2）隐匿起病。

（3）75%发生血尿，20%呈现肉眼血尿。

（4）常有肾功能减退和高血压，还常出现近曲小管功能障碍，表现为肾性糖尿、氨基酸尿及磷酸盐尿。

（二）实验室检查

1. 血常规 见小红细胞性贫血，血小板可增多。

2. 尿液检查 24h 尿蛋白定量≥3.5g，尿沉渣常含各种管型，也可能出现红细胞和红细胞管型，有时可见脂尿。

3. 血生化检查

（1）血脂：总胆固醇、三酰甘油、游离胆固醇、酯化胆固醇及磷脂均增高。

（2）血清白蛋白：常≤30g/L。

（3）血清蛋白电泳：可见 α_2 和 β 球蛋白增高。

（4）其他：血浆铜蓝蛋白、转铁蛋白、补体均减少；有时纤维蛋白原增加。

（三）诊断标准

（1）大量蛋白尿，其标准≥3.5g/d。

（2）低白蛋白血症（≤30g/L）。

（3）水肿。

（4）高脂血症。

其中第（1）、（2）条为诊断的必备条件。

（四）诊断思维程序

肾病综合征的诊断并不困难，但要确定其病因和病理类型有时有一定难度。因此，首先需根据临床特征确定是不是肾病综合征，然后要区分是原发性或继发性肾病综合征，最后还要判断有无并发症。

在继发性肾病综合征的病因中，一般而言：

1. 少年 见于过敏性紫癜肾炎。

（1）有典型的皮肤紫癜。

（2）可有关节痛。

（3）腹痛和便血。

2. 中、青年女性 见于系统性红斑狼疮肾炎。

（1）常有发热、皮疹（蝶形红斑、盘状红斑、光过敏）、关节痛、口腔黏膜溃疡、多发性浆膜炎。

（2）心、肾、血液和神经等器官和系统的损害。

（3）血常规检查常有红细胞、白细胞及血小板减少。

（4）活动期血清 C_3 降低，免疫学检查异常。

3. 中老年

（1）糖尿病性肾小球硬化症：①多在患糖尿病 5 年后出现肾损害；②开始为微量白蛋白尿；③以后为持续性蛋白尿并可发展为大量蛋白尿；④约在患糖尿病 10 年后出现肾病综合征，并很快进展至慢性肾衰竭。

（2）骨髓瘤性肾病：①男性多于女性；②多有骨痛；③尿凝溶蛋白阳性；④血清单株球蛋白增高，蛋白电泳出现 M 带；⑤扁骨 X 线检查可见穿凿空洞；⑥骨髓穿刺可见大量骨髓瘤细胞。

（3）肾淀粉样变性：①或为原发性和或为继发性；②主要侵犯心、肾、消化道、皮肤、神经及肝脾；③本病确诊常需组织活检，部位多为牙龈、舌、直肠、肾和肝脏。

此外，必须强调的是，对未治和治疗效果欠佳的患者应积极提倡肾活检，对明确病理类型、调整治疗方案和判断预后至关重要。

四、治　　疗

（一）一般治疗

1. 休息　严重水肿及体腔积液时应卧床休息。

2. 饮食　适量[即 1.0g/（kg・d）]优质蛋白（动物蛋白），富含多聚不饱和脂肪酸和可溶性纤维的饮食；保证热量不少于 126～147kJ/（kg・d），即 30～35kcal/（kg・d）；水肿时应低盐饮食（3～5g/d）。

（二）病因治疗

肾病综合征的治疗要针对基本病因，并根据病理类型定出方案。

1. 微小病变型肾病综合征和轻度系膜增生性肾小球肾炎　有的可自发性缓解；药物处置有效，特别是儿童患者会迅速恢复。儿童：泼尼松 40mg/d 或 1mg/（kg・d），口服 4 周，约半数患者出现疗效，但 75%易复发。成人：泼尼松 1.0～1.5mg/（kg・d），不超过 4～6 周，有反应者约 75%复发。成年人随着年龄的增长和高血压的发生，易发生医源性并发症。对一期治疗有反应的患者再经过 2 周继续用药后，改用维持量治疗，即泼尼松 2～3mg/（kg・2d），持续 4 周，并在以后的 4 个月内逐渐减量。对皮质类固醇无反应或经常复发者，在泼尼松使用的隔日使用细胞毒药物，常用环磷酰胺 1～2mg/（kg・d），共 8 周，可能会带来长期的缓解。细胞毒药物有抑制性腺的作用（对青春前期少年尤其严重）和发生出血性膀胱炎的危险，还要定期查血常规和肝功能以排除骨髓抑制和药物性肝损害。

2. 局灶性节段性肾小球硬化　激素和细胞毒药物治疗后大多疗效不佳。仅少数（约占 1/4）轻症病例（受累肾小球较少），尤其继发于微小病变者有可能经治疗而缓解。

3. 膜性肾病　采用隔日皮质类固醇治疗有明显效果。

（1）泼尼松 100～150mg，隔日 1 次，持续 2 个月，在以后的 2 个月内逐渐减量。

（2）双嘧达莫（血小板解聚药）300～400mg/d，分次口服。

本病早期治疗（钉突形成前）约 60%可缓解，若于钉突形成后治疗，常无效。膜性肾病极易发生血栓、栓塞并发症，应积极防治。

4. 系膜毛细血管性肾炎及重度系膜增生性肾炎　至今无较好的治疗措施，常较快地发生肾功能不全，预后差。一般而言，已发生肾功能不全者，不再用激素及细胞毒药物，而按肾功能不全处理。若肾功能仍正常，可用激素、细胞毒药物、抗凝药、血小板解聚药及降脂药联合治疗。疗程结束后不管疗效如何，均应及时减量、撤药，但保持维持量激素及血小板解聚药（双嘧达莫）长期服用，以延缓肾功能衰退。

（三）其他治疗

1. 白蛋白应用　由于静脉输入的白蛋白在 1～2 天可随尿液丢失，并延迟病情的缓解，增加复发率，故应严格掌握适应证。

（1）高度水肿，用静脉注射呋塞米不能达到利尿效果者（见下述扩容后利尿疗法）。

（2）有血浆容量不足之表现者。

（3）因肾间质水肿导致急性肾衰竭者。

2. 水肿处理

（1）低盐饮食：应注意长期低盐引起的细胞内缺钠情况。

（2）利尿剂：常采用排钾利尿剂与潴钾利尿剂合用。呋塞米长期注射应用（7～10 天）后，利尿作用减弱，有时需增加剂量，最好改为间歇用药，即停药 3 天后再用。

（3）扩容后利尿：当用上述治法疗效不佳时，可改为扩容后利尿疗法，即在静脉输注白蛋白或血浆扩容后，再静脉注射呋塞米 200～400mg 常可获得良好的利尿效果。但应注意利尿不宜过猛，以免血容量锐减，形成血栓。

3. 减少尿蛋白 对有肾小球内高压存在的大量蛋白尿者应用血管紧张素转化酶抑制剂，有可能通过降低肾小球内高压而减少尿蛋白。

4. 抗凝治疗 肾病综合征患者血液常呈高凝状态，尤其在血浆白蛋白低于 20～25g/L 时，易合并静脉血栓形成。目前常用的抗凝、溶栓药物有：

（1）肝素：12.5～25mg，每 6h 一次，肌内注射；或 50～100mg/d 静脉滴注，持续 2 周，以维持凝血时间正常。

（2）华法林：多继肝素后使用，常用剂量为 2.5～3mg/d，口服。常需维持半年以上。

（3）双嘧达莫和阿司匹林：均为血小板解聚药，前者剂量为 300～400mg/d，分 3～4 次服；后者剂量为 40～80mg/d，顿服。

（4）尿激酶：有血栓或栓塞形成者应给予尿激酶溶栓，给药越及时越好，6h 内效果最佳，但 3～6 天仍有效。①静脉溶栓：尿激酶 2 万～10 万 U，每日 2 次静脉注射，持续 4 周；②放射介入溶栓：经介入方法在肾动脉端一次性注入尿激酶 30 万 U 溶解肾静脉血栓，继以尿激酶静脉注射持续 1 个月。

5. 高脂血症治疗

（1）饮食治疗：见上述。

（2）降低血脂：多推荐 HMG-COA 还原酶抑制剂。①洛伐他汀（lovastatin）：始服剂量 20mg，最大剂量 40mg，每日 2 次；②辛伐他汀（simvastatin）：始服剂量 5～10mg，最大剂量 20mg，每日 2 次。

6. 急性肾衰竭的治疗 肾病综合征合并急性肾衰竭者应及时给予正确处理，主要可采取如下措施：

（1）血液透析：在补充血浆制品后适当脱水，以减轻肾间质水肿。

（2）加强利尿：加大剂量静脉注射袢利尿剂；或多巴胺（20mg）、酚妥拉明（10mg）加入 5%葡萄糖溶液 250ml 中静脉滴注后，静脉注射呋塞米 200mg。

（3）碳酸氢钠：碱化尿液，以减少管型形成。

（4）积极治疗基础肾病：尤其微小病变型肾病综合征，积极治疗后有可能缓解。常用甲泼尼龙冲击治疗（见“急进性肾小球肾炎”节）。

7. 对易复发及难治性肾病综合征可选用免疫抑制剂吗替麦考酚酯辅助治疗 用法为 0.75g，每日 2 次，3～6 个月；再减为 0.5g，每日 2 次，3～6 个月；最后减为 0.25g，每日 2 次，6～12 个月。一般用药时间为 1 年，该药副作用相对较少（尤其对肝功能），但价格昂贵。

五、预　　后

决定肾病综合征预后的因素包括：①病理类型：一般而言，微小病变型肾病综合征及轻度系膜增生性肾炎预后较好，膜性肾病次之，病变进展缓慢，发生肾衰竭较晚；系膜毛细血管性肾炎、局灶性节段性肾小球硬化及重度系膜增生性肾炎预后差，治疗常无效，病变进展较快，易进展为慢性肾衰竭，其中系膜毛细血管性肾炎预后最差。②有显著的高脂血症、肾小球高滤过状态和肾小球内高压者预后较差。③有并发症（如反复感染、肾静脉血栓等）亦影响预后。

第六节　隐匿型肾小球肾炎

隐匿型肾小球肾炎（latent glomerulonephritis）是指由不同病因、不同发病机制所引起的表现为无症状的、肾功能正常的血尿和（或）蛋白尿的肾小球疾病。

一、病　　理

本组疾病的病理学改变一般较轻，主要为肾小球轻微病变、轻度系膜增生性肾炎、局灶性节段性增生性肾炎。根据免疫病理表现又可分为IgA肾病及非IgA肾病。

二、诊　　断

1. 肾小球性血尿和（或）蛋白尿（<1.0g/d）。

2. 无水肿、高血压及肾功能减退。

3. 除外遗传性进行性肾炎早期、薄基底膜肾病及非典型急性肾炎恢复期等以血尿为临床表现的肾小球疾病，以及其他原发性、继发性肾小球疾病早期或恢复期的蛋白尿。

三、治　　疗

本病无须特殊治疗，一般采取预防感冒、勿劳累、忌用肾毒性药物、定期复查尿常规及肾功能等措施。如有反复发作的慢性扁桃体炎，可在肾脏疾病稳定的情况下摘除扁桃体。

四、预　　后

本病为非进行性疾病，大多数患者可长期保持肾功能正常。其血尿、蛋白尿情况常时重时轻。

第七节　IgA肾病

IgA肾病（IgA nephropathy）为免疫病理诊断，是指具有相同免疫病理特征的一组疾病。IgA肾病于1968年由Berger首先提出，不伴有系统疾病，系膜区见以IgA为主的免疫球蛋白沉积，临床表现为以血尿为主的肾小球肾炎。本病在日本、韩国、东南亚国家较常见（活检阳性率达25%～40%）；在我国其发病率占原发性肾小球肾炎的26%～34%；男性尤为多见，是女性的6倍。

一、病　　因

IgA肾病多在呼吸道或消化道感染后发病，故认为与黏膜免疫相关。

二、病　　理

（一）光镜

本病主要累及肾小球，病理类型主要为系膜细胞增生，系膜区增宽，系膜基质增加。

（二）电镜

本病典型改变为肾小球系膜细胞增生、系膜基质增多。系膜区易见电子致密物沉积，有时呈巨大团块状。

（三）免疫荧光

免疫荧光检查见IgA或以IgA为主的免疫球蛋白、补体C_3呈颗粒状沉积于肾小球系膜区。伴有毛细血管壁沉积者，临床表现重于单纯系膜区沉积者。

三、诊　　断

（一）临床表现

1. 潜伏期　本病潜伏期较短，常于呼吸道或消化道感染后数小时即出现肉眼血尿，一般不超过3天。

2. 腰痛及腹痛　腰痛常较重，呈双肾区痛；有肉眼血尿时更明显。少数可见程度不同的腹痛。

3. 血尿

（1）发作性肉眼血尿：在上呼吸道感染后即出现肉眼血尿，发作后尿红细胞可消失或转为持续性镜下血尿；肉眼血尿有反复发作的特点。

（2）镜下血尿间或有蛋白尿：持续性镜下血尿约占63.5%，多无症状；可合并蛋白尿。

其血尿呈肾小球性血尿，亦可为混合性血尿。因部分IgA肾病肾小球外小血管如尿路黏膜小血管也可有IgA沉积及继发性炎症、出血，故可形成混合性血尿。

4. 蛋白尿 可为轻度蛋白尿，亦可呈肾病范围蛋白尿。

5. 其他 尚有部分患者可有急性肾炎综合征、肾病综合征、急性肾衰竭等相应的临床表现。

（二）临床分型

1. 肉眼血尿型 反复发作型（病史中有2次以上的发作史，不伴大量蛋白尿和高血压）和孤立型（病史中仅有1次血尿发作史，不伴大量蛋白尿）。

2. 大量蛋白尿型 发生率占7%～15%。

3. 高血压型 舒张压＞90mmHg，是IgA肾炎恶化的标志。

4. 亚临床型 临床症状不明显，仅有镜下血尿和轻度蛋白尿。

5. 急性肾衰竭型 占不到10%，其中仅20%～25%需透析治疗。

（三）实验室检查

1. 尿常规检查 蛋白尿一般不重，但约15%的病例可呈现大量蛋白尿。尿沉渣检查，红细胞尿几乎占100%，亦可见白细胞尿及管型尿。

2. 血清免疫学检查

（1）约40%的患者IgA升高。

（2）IgA类风湿因子（IgA-RF）可呈阳性。

（3）IgA-纤连蛋白聚合物（IgA-FN）可呈阳性。

（4）IgA型免疫复合物亦可增高。

3. 肾功能检查 肾功能可有不同程度的减退。主要表现为内生肌酐清除率降低，BUN和Scr缓慢增高。

（四）诊断标准

1. 前驱感染发生后数小时至3天出现血尿（或肉眼血尿或镜下血尿，多数为肉眼血尿）。
2. 伴或不伴蛋白尿者，应考虑IgA肾病的可能。
3. 肾活检呈系膜增生性肾炎。
4. 免疫病理检查，在系膜区见以IgA为主的免疫球蛋白呈颗粒状沉积。
5. 能除外其他继发性IgA疾病。

（五）鉴别诊断

1. 链球菌感染后急性肾炎 多在感染后2～3周出现急性肾炎综合征，血C_3降低而IgA正常。鉴别困难者可依靠肾活检。

2. 薄基底膜肾病 以血尿为主，有家族史，呈良性过程，需靠肾活检鉴别。

3. 继发性肾炎

（1）过敏性紫癜肾炎：除有IgA肾病类似的临床表现和病理改变外，尚有皮肤紫癜、关节肿痛及腹痛、黑便，可与之区别。

（2）慢性酒精性肝病：50%～100%的酒精性肝硬化患者的肾活检病理与IgA肾病相同。但该病有长期饮酒的病史，有肝硬化的相应临床表现；尿常规仅轻度异常或无异常改变，可作鉴别。

（3）狼疮肾炎：其病理改变大多与IgA肾病有明显区别。其免疫病理特点为“满堂亮”（IgG、IgA、IgM、C_{1q}、C_3及纤维蛋白相关抗原全阳性，且C_{1q}、C_4呈强阳性）。少数免疫病理相似者可由其具备全身多系统损害表现而区别。

四、治　疗

（1）一般治疗：对反复发作性肉眼血尿者，在发作期应及时用抗生素以控制感染，在静止期可考虑做扁桃体摘除术。

（2）对有高血压的患者，应积极控制高血压；对伴有蛋白尿的患者可首选 ACEI 类药物。

（3）控制肾脏免疫炎症反应

1）糖皮质激素：对蛋白尿＞1g/d 的患者，给予泼尼松 60mg/d（2～3 周），逐渐减量至 10mg/d，持续 24 个月。

2）雷公藤总苷：20mg，每日 3 次，治疗 1.5～8.5 个月，显效率达 82%。

3）茜草双酯：0.4g，每日 2 次，对消除血尿有一定的效果。

（4）延缓病变进展：参见“慢性肾小球肾炎”节。

（5）清除免疫复合物：对表现为急进性 IgA 肾病者可采用血浆置换，参见“急进性肾小球肾炎”节。

（6）肾病综合征：参见“肾病综合征”节。

（7）急性肾衰竭：参见“急进性肾小球肾炎”节。

五、预　后

本病的 10 年存活率为 80%～87%。少数病例确诊后不久即进入尿毒症期，少数病例确诊 30 余年仍保持正常肾功能。

第五章　肾脏感染性疾病

第一节　尿路感染及肾盂肾炎

一、尿路感染

尿路感染（urinary tract infection）是大量致病微生物侵入泌尿系统生长、繁殖引起的尿路炎症，一般指细菌感染。依据病变的不同部位常分为：①下尿路感染，如尿道炎、前列腺炎、膀胱炎；②上尿路感染，如肾盂肾炎、肾脓肿、脓肾、肾周围炎；依据起病的急缓、有无病理改变分为急、慢性尿路感染；依据有无临床症状分为有症状尿路感染和无症状菌尿；根据有无功能或解剖的异常分为复杂性和单纯性尿路感染；根据是否初次发病分为初发性和再发性尿路感染，再发者又可分为复发和再感染。尿路感染是常见病，据统计其发病率占我国人口的 0.91%，其中女性发病率为 2.37%。

（一）病因

引起尿路感染的病原有细菌、真菌、病毒、支原体、衣原体和寄生虫等，革兰氏阴性肠道杆菌占绝大多数，其中大肠埃希菌约占 80%，其次是腐生葡萄球菌，少数是肺炎克雷伯氏杆菌、肠杆菌、绿脓杆菌等革兰氏阴性杆菌和少数革兰氏阳性球菌。

（二）发病机制

1. 感染途径

（1）上行感染：绝大多数尿路感染由此引起，即细菌经尿道口上行至膀胱、输尿管、肾盂引起感染。

（2）血行感染：细菌从体内感染灶侵入血流，到达肾脏。多为败血症的后果。

（3）淋巴感染：当盆腔器官有炎症时，细菌可通过淋巴道感染肾脏。

（4）直接感染：肾脏邻近器官炎性瘘管或感染性异物贯穿肾脏引起感染。

2. 机体防御能力下降

（1）糖蛋白黏液层损伤：膀胱黏膜表面的葡萄糖胺聚糖层可抑制细菌附着，如被破坏，则易使细菌与裸露的上皮结合。

（2）尿路分泌性 IgA 减少。

3. 易感因素

（1）尿路有器质性或功能性梗阻：结石、肿瘤、狭窄、妊娠等。

（2）膀胱、输尿管反流及其他尿路畸形：肾发育不良、肾盂及输尿管畸形。

（3）医源性：导尿和泌尿系器械检查。

（4）代谢因素：糖尿病、高尿酸血症、慢性失钾等。

（5）尿道内或尿道口周围有炎症病灶：如妇科炎症、细菌性前列腺炎等。

（6）机体免疫力差：如长期卧床的严重慢性病、艾滋病、长期使用免疫抑制剂（如肿瘤化疗、肾移植后等）。

（7）局部使用杀精化合物避孕。

（8）遗传因素：尿路上皮细胞 P 菌毛受体数目增加。

4. 细菌的致病力　引起尿路感染的细菌具有特殊的致病力。O、K、H 血清型大肠埃希菌具有特殊的 P 菌毛，可吸附于尿路上皮细胞的含糖基团脂类的受体上，并能产生溶血素，抵抗尿路黏膜的杀菌能力。

（三）诊断

1. 临床表现

（1）急性膀胱炎：尿频、尿急、尿痛、耻骨上区不适及血尿和尿液浑浊。

（2）急性肾盂肾炎：见“急性肾盂肾炎”部分。

（3）无症状细菌尿：症状隐匿。

2. 实验室检查

（1）血常规：偶有白细胞轻度增高。

（2）尿常规：血尿、白细胞尿（≥5 个/HP），蛋白尿不常见。

（3）清洁中段尿细菌定量培养：杆菌细菌数≥10^5cfu/ml，球菌≥10^3cfu/ml，即可诊断。

（4）非离心中段尿涂片找细菌：油镜下找到 1 条细菌即可认为阳性。

（5）亚硝酸盐还原试验：革兰氏阴性杆菌阳性率较高。

3. 诊断标准

（1）尿频、尿急、尿痛的临床症状。

（2）清洁离心中段尿沉渣白细胞≥10 个/HP。

（3）细菌学检查有真性细菌尿：①清洁中段尿细菌定量培养，杆菌细菌数≥10^5cfu/ml，球菌≥10^3cfu/ml，如临床无症状，则要求两次培养均为有意义的细菌尿，且为同一菌种；②膀胱穿刺尿细菌定性培养有细菌生长。

（4）女性有明显症状、尿白细胞增多、细菌定量培养≥10^2cfu/ml，且为尿路感染常见细菌即可诊断。

（四）治疗

（1）一般治疗：卧床休息，多饮水，勤排尿。

（2）去除易感因素。

（3）抗菌治疗

1）急性非复杂性膀胱炎初期可采用 3 天抗菌疗法。

A. 喹诺酮类药：如左氧氟沙星 0.1g，每日 2 次或莫西沙星 0.4g，每日 1 次。

B. 第 2、3 代头孢菌素：如头孢克洛（cefaclor）0.375g，每日 2 次或头孢克肟（cefixime）0.1g，每日 2 次。

C. 复方磺胺甲噁唑（每片含 SMZ 0.4g，TMP 0.08g）2 片，每日 2 次。

3 天疗法不适用于男性患者、妊娠妇女、复杂性尿路感染或拟诊肾盂肾炎的患者。

2）急性肾盂肾炎：见“急性肾盂肾炎”部分。

3）再发性尿路感染：分为复发和再感染两种，应予以抗菌药物 3 天疗法，疗程完毕后 7 天复查。

A. 治疗失败即为复发，应按药敏试验结果选用强有力抗生素的最大剂量口服治疗 6 周。如不成功，可考虑延长疗程或改为注射用药。

B. 症状消失、菌尿转阴、无白细胞尿则证实为再感染。对于平均每年发作超过 3 次者应考虑用长疗程低剂量抑菌疗法。可用下述药物之一，在每晚临睡前排尿后服用 1 次，如复方磺胺甲噁唑半片、阿莫西林 1.0g、左氧氟沙星 0.1g、呋喃妥因 50～100mg，10～14 天更换药物 1 次，通常使用 0.5～1 年或更长时间。

4）复杂性尿路感染：抗菌疗程要 6 周。治疗结束时做尿培养证实疗效。

5）男性尿路感染：几乎都是复杂性的。50 岁以后见于前列腺肥大者，可用左氧氟沙星 0.1g，每日 2 次，共 14 天；50 岁以前常伴慢性细菌性前列腺炎，可用左氧氟沙星、复方磺胺甲噁唑分散片治疗 12～18 周。常再发者可用长疗程低剂量抑菌疗法。

6）无症状细菌尿

A. 妇女和老年人无症状细菌尿不予治疗。

B. 妊娠妇女必须治疗，可选用毒性较小的抗菌药物，如阿莫西林、呋喃妥因、头孢菌素类等治疗7天。如经治疗后仍有细菌尿，应进行长疗程低剂量抑菌疗法。

C. 学龄前儿童应予以治疗，多主张短程疗法。

（五）预防

1. 多饮水、勤排尿。
2. 注意阴部清洁。
3. 尽量避免使用尿路器械。
4. 去除易感因素，与性生活有关的反复发作性尿路感染，性生活后排尿、服药。
5. 有膀胱、输尿管反流的患者要养成“二次排尿”的习惯，即每一次排尿后数分钟，再排尿一次。

二、急性肾盂肾炎

急性肾盂肾炎（acute pyelonephritis）是细菌侵入肾盂所引起的急性炎症，可为单侧抑或双侧。

（一）病理

急性肾盂肾炎的病理改变与其发病机制有关。

1. 上行感染 病变局限于黏膜及黏膜下，充血、水肿，黏膜表面有脓性分泌物，黏膜下可有细小脓肿。

2. 血行感染 除黏膜病变外，肾实质常有微脓肿。

（二）诊断

1. 临床表现

（1）全身感染性症状：寒战、发热、头痛、恶心、呕吐、食欲缺乏和腹泻。

（2）腰痛、尿频、尿急、尿痛、排尿困难。

（3）体征：肋脊角及肾区压痛和叩痛，输尿管点、膀胱区压痛。

（4）肾乳头坏死：为急性肾盂肾炎的重要合并症，多发生在糖尿病患者，有肾绞痛、无尿、急性肾衰竭。

（5）败血症：即尿路感染败血症，表现为寒战、高热、血白细胞显著增高、核左移，甚或出现低血压、呼吸性碱中毒，多是复杂性肾盂肾炎。

2. 实验室检查 诊断方法与尿路感染相同，关键是上、下尿路感染的鉴别。在急性肾盂肾炎者下列试验呈阳性：

（1）尿沉渣抗体包裹细菌试验：阳性。

（2）尿白细胞、红细胞管型：可见。

（3）尿NAG酶：升高。

（4）尿β_2微球蛋白：升高。

（5）血抗Tamm-Horsfall蛋白抗体：升高。

3. 特殊检查 B超、KUB、IVP检查肾脏无形态学变化。

4. 诊断标准

（1）确定有尿路感染。

（2）实验室检查支持上尿路感染。

（3）短期疗程治疗失败。

（4）B超、KUB、IVP检查肾脏无形态学变化。

5. 鉴别诊断 肾结核：尿频、尿急、尿痛更突出，一般抗菌药物治疗无效，尿沉渣可找到抗酸杆菌，晨尿培养结核分枝杆菌阳性，而普通细菌培养阴性。PPD 试验阳性，血清结核抗体（TB-Ab）阳性。可有肺、附睾等肾外结核。IVP 有结核影像学样改变。

（三）治疗

1. 一般治疗 同“尿路感染”部分。

2. 药物治疗原则

（1）有菌血症危险者应选用较强的广谱抗生素，待尿培养药敏试验后再调整抗生素种类。

（2）无发热或治疗后退热 72h 者，可改用口服制剂。

3. 药物的选择 3 天疗法治疗失败的尿路感染，或有轻度发热和（或）肋脊角叩痛的患者宜口服有效抗菌药物 14 天，首选喹诺酮类，如用药 72h 未显效，按药敏试验结果更改抗菌药物。

发热＞38.5℃，血白细胞升高者应静脉用药。可选用左氧氟沙星 0.2g 静脉注射，12h 一次，或头孢噻肟钠 2g 静脉注射，8h 一次。静脉用药至患者退热 72h 后改用口服有效的抗菌药物，完成 2 周疗程。

疑为革兰氏阴性细菌败血症者可选用下述抗菌药物联合治疗：

（1）半合成广谱青霉素或加 β-内酰胺酶抑制剂的复方制剂：如哌拉西林/他唑巴坦 4.5g 静脉注射，8～12h 一次。

（2）第 3 代头孢菌素或加 β-内酰胺酶抑制剂的复方制剂：如头孢曲松钠 1g，12h 一次，或头孢哌酮钠 1g，8～12h 一次。

（3）β-内酰胺类：如亚胺培南-西拉司丁钠 0.5g 静脉注射，8h 一次；氨曲南 0.5g 静脉注射，8h 一次。

（4）氨基糖苷类：如奈替米星 3～6mg/kg，12h 一次；依替米星 0.1～0.15g 静脉注射，12h 一次。应注意，由于该类药物具有明确的肾毒性，对于老年、有慢性肾病、肾功能不全的患者应尽量避免使用。

患者退热 72h 后改用口服的抗菌药物，完成 2 周疗程。

（四）预后

非复杂性和无并发症的急性肾盂肾炎预后尚好。

三、慢性肾盂肾炎

目前将慢性肾盂肾炎（chronic pyelonephritis）分为 3 个类型：①具有反流性的慢性肾盂肾炎（反流性肾病）；②具有梗阻的慢性肾盂肾炎（慢性梗阻性肾盂肾炎）；③为数甚少的特发性慢性肾盂肾炎。

（一）病理

肾表面有程度不等的凹凸不平，两侧大小不相等。炎症区域内的肾乳头有瘢痕形成，可致肾盂、肾盏扩张或变形。

光镜下见间质纤维增生和瘢痕形成，肾小管萎缩，其间有单核细胞浸润，肾小球周围纤维化，这些变化与其他原因引起的慢性间质性肾炎基本相同，只是肾盏、肾盂黏膜可有较明显的炎症或瘢痕改变。在慢性肾盂肾炎晚期，由于肾实质损害严重，可导致肾脏固缩。

（二）诊断

1. 临床表现 病程经过隐匿、迁延，最终可致尿毒症。

（1）不同程度的尿路感染表现：常见表现为无症状细菌尿、下尿路感染症状如排尿困难，间歇性尿频、尿急、肋腹部轻度不适和间歇性低热，亦可不时呈急性发作表现，少数患者可表现为长期低热，伴乏力、体重下降及反复发作性血尿等。

（2）肾小管间质长期损害的生理性紊乱，包括高血压、钠从尿中丢失、尿浓缩能力下降（多尿、夜尿，易于发生脱水）、低钾血症、高钾血症和肾小管性酸中毒。

2. 实验室检查

（1）尿常规：同“急性肾盂肾炎”部分。

（2）尿细菌培养：同“急性肾盂肾炎”部分。

（3）尿抗体包裹细菌试验阳性。

（4）尿浓缩稀释试验异常：见“尿浓缩和稀释试验”部分。

（5）血常规：贫血较常见。

（6）24h 尿蛋白定量：小于 1g。

（7）血生化检查：①BUN、Scr 升高；②血 HCO_3^- 降低；③血钠降低；④因肾小管调节功能障碍，既可发生低钾血症，亦可发生高钾血症；⑤在发生尿毒症时有低钙、高磷。

3. 特殊检查

（1）B 超：双肾大小不一，表面凹凸不平。

（2）IVP 或 CT：局灶性粗糙的皮质瘢痕，伴有附属的肾乳头收缩、变钝和肾盏扩张，瘢痕常见于肾上、下极。明显膀胱、输尿管反流所致弥漫性肾损害时可见肾皮质变薄和肾盂普遍性扩张。

（3）SPECT：锝-99 肾皮质扫描检测瘢痕敏感性最高，特别是同时采用单光子发射断层扫描更佳。

4. 诊断标准

（1）在病史或细菌学上有尿路感染证据。

（2）有特殊的肾脏影像改变的证据。

（3）有肾小管功能持续性损害。

5. 鉴别诊断

（1）慢性肾小球肾炎：见“慢性肾小球肾炎”节。

（2）肾结核：见“肾及泌尿系结核”节。

（三）治疗

1. 一般治疗 注意个人卫生，多饮水，不憋尿，避免便秘。

2. 病因治疗 去除复杂及易感因素，如手术取出结石或纠正反流等。

3. 对症治疗 保护肾功能，加强支持，增强抵抗力，维持水电解质平衡，治疗并发症。应强调控制高血压，血压应控制在 130/80mmHg 左右。

4. 药物治疗

（1）治疗原则：①选用细菌敏感而毒性较小，且在肾实质和尿内都具有较高浓度的抗生素；②采用较长疗程（4 周或 6 周），以期达到彻底清除细菌的目的；③如不能清除细菌而尿路感染反复急性发作，采用低剂量长疗程的抑菌疗法，至少用药 1 年以上；④发生尿毒症时，既要注意保护肾功能，避免药物蓄积中毒，又要很好地抑制细菌生长。

（2）药物的选择：轻者可用复方磺胺甲噁唑、喹诺酮类或加 β-内酰胺酶抑制剂的半合成广谱青霉素口服；重症需联合用药和静脉用药，如哌拉西林钠+他唑巴坦或亚胺培南+西拉司丁钠（用法同急性肾盂肾炎）。

（四）预后

慢性肾盂肾炎如能及时发现和予以恰当治疗，可使病变静止，不至于发展至肾衰竭。如处理不当可在后期出现尿毒症。

四、黄色肉芽肿性肾盂肾炎

黄色肉芽肿性肾盂肾炎（xanthogranulomatous pyelonephritis）是一种慢性细菌性肾盂肾炎。

其特征是肾实质损害、肉芽肿性脓肿及含脂肪的巨噬细胞堆积。本病不常见，任何年龄皆可发病，但以50～70岁多见，男女之比为1∶2。单侧肾脏受累，罕有双侧病变。

（一）病因

1. 由细菌感染引起，并因尿路梗阻而加重。
2. 慢性缺血和肾内淋巴引流不畅所致的局部代谢异常。

（二）发病机制

细菌感染及巨噬细胞溶解功能障碍，影响细菌产物的消化，导致黄色肉芽肿性肾盂肾炎。

（三）病理

肉眼观肾脏肿大，肾包膜和肾周组织增厚粘连，病变或局限在肾脏的一极，或呈弥漫性、多发性病变。切面观肾盂、肾盏扩张，内积脓液和（或）结石，肾实质被橘黄色柔软的炎性组织代替，周围常有小脓肿包绕。显微镜下橘黄色组织由大泡沫巨噬细胞、含颗粒状胞质的小巨噬细胞、中性粒细胞、淋巴细胞、浆细胞、成纤维细胞构成；肾盂黏膜周围可见中性粒细胞和坏死碎屑。后期形成纤维化。

（四）诊断

1. 临床表现

（1）全身感染症状：发热、乏力、厌食、消瘦、便秘。

（2）泌尿系感染症状：尿频、尿急、尿痛。

（3）肾区疼痛，可触及腰部肿块。

2. 实验室检查

（1）尿常规：血尿、脓尿。

（2）尿细菌培养：几乎均呈阳性，大肠埃希菌、变形杆菌最常见，亦可见金黄色葡萄球菌。

3. 特殊检查

（1）KUB：单侧肾影增大。

（2）IVP：肾无功能，肾结石或输尿管结石；肾盏畸形；囊性或肿块内空洞，其中有充盈缺损。

（3）血管造影：血管病变、肾内小动脉分支稀少的肿块、尿路周围呈显著的囊状扩张、不规则破坏的肾影、有明显血管缺如的肿块。

（4）CT和MRI提示相关病变对诊断有帮助。

4. 诊断标准

（1）有慢性尿道感染病史。

（2）影像学检查阳性。

5. 鉴别诊断

（1）肾癌

1）血尿、腰痛、肿块是肾癌的三大临床症状。

2）发热、贫血、消瘦。

3）肾动脉造影检查瘤体常显示异常血管。

4）肿瘤穿刺细胞学检查有诊断价值。

（2）肾结核：见“肾及泌尿系结核”节。

（3）肾脓肿：①起病急骤；②恶寒、高热或类似败血症；③腰痛剧烈；④触痛明显；⑤多无尿路刺激征；⑥有脓尿，血尿少见。

（五）治疗

目前多考虑手术切除病肾。

（六）预后

本病预后尚好，术后尚未见对侧复发者。

第二节 肾及泌尿系结核

肾结核（renal tuberculosis）是全身结核的一部分，绝大多数继发于肺结核。据 WHO 统计，每年新产生结核病患者约 1000 万，其中肾结核占 8%～20%。肾结核是泌尿系及男性生殖系结核的初发病灶。

一、病　因

肾结核是由结核杆菌引起的肾感染，多为人型，少数为牛型。其传染途径可经血流、尿流、淋巴管或直接蔓延至肾脏，但主要是体内结核病灶中的结核杆菌经血流扩散至肾脏。原发病灶多在肺部，其次为附睾结核、女性附件结核、骨关节和淋巴结结核。

二、发病机制

开始时双肾皮质小的粟粒性病灶并不引起临床症状，称病理性结核。如机体抵抗力下降，结核菌经肾小管侵犯髓质，发展成临床结核。由于双肾病灶发展不一致，故临床上 90%表现为单侧性肾结核。病变从肾髓质和肾乳头开始引起肾乳头坏死，很快蔓延至皮质，有时至肾周组织，损伤融合形成干酪性空洞。病变侵入肾盏后结核菌随尿流播散，可引起肾盂、输尿管和膀胱结核。

三、病　理

结核的基本病理变化是结核性结节和结核性肉芽肿。其中心为干酪性坏死，周围可见朗汉斯巨细胞，外周见纤维组织；如为弥漫性肾间质结核，其结核类似粟粒性结核。

四、诊　断

（一）临床表现

1. 病理结核期　病变局限于肾实质，可无临床表现。

2. 临床结核期　当干酪样病灶向肾盂穿破后，可出现脓尿（呈米汤样）和血尿。半数患者表现为无痛性血尿。

（1）本病多见于青壮年，男性稍多于女性。

（2）仅 10%～14%的患者有全身表现，如发热、盗汗、消瘦和全身不适。

（3）腰部酸痛和一侧腹痛，体检 38%的患者有肾区叩痛。

（4）膀胱受累可出现尿频、尿急、尿痛等膀胱激惹症状。膀胱激惹征是肾结核最常见的首发症状，早期因结核菌和脓尿刺激所致，晚期系膀胱挛缩所致。

（二）实验室检查

1. 血常规　贫血常见，多为轻、中度贫血。

2. 尿常规

（1）可有轻、中度蛋白尿。

（2）常有脓尿和镜下血尿。

3. 红细胞沉降率　常显著增快。

4. 尿沉渣查结核杆菌

（1）晨尿培养结核分枝杆菌阳性。

（2）24h 尿沉渣可找到抗酸杆菌。

（3）尿结核分枝杆菌聚合酶链反应阳性。

5. 血清 TB-Ab　阳性。

（三）特殊检查

1. X 线检查　腹部平片可见肾实质钙化，晚期可见整个肾钙化（肾自截）。胸片有时可见到陈旧性肺结核灶。

2. IVP　可见肾乳头变平，或多个肾盏不显影、变形或有小空洞形成，病变累及输尿管，可因瘢痕、狭窄而呈“串珠样”改变，以及发生梗阻，导致肾盂积脓。

3. B 超检查　超声波正常而 IVP 不显影者，应考虑肾结核的可能。

4. 膀胱镜检查　可见溃疡、结核结节、肉芽肿病变及瘢痕等。

（四）诊断标准

晚期肾结核容易诊断，早期诊断有一定难度。

1. 尿普通细菌培养多次阴性的脓尿。
2. 不明原因的膀胱激惹征。
3. 有泌尿系结核的影像学证据。
4. 尿抗酸杆菌检查或培养阳性。
5. 病理学检查可发现结核性结节和肉芽肿形成。

（五）鉴别诊断

1. 肾盂肾炎　患者可有可无尿路刺激症状，有发热等全身症状，伴腰疼，查体肾区有叩痛，尿沉渣白细胞尿，尿细菌培养阳性，可明确诊断，抗感染治疗有效。

2. 肾结石　临床主要表现与结石所在部位密切相关，肾盂、输尿管以上部位，患者多无腰腹痛、血尿等表现，超声、X 线等影像学检查可协助诊断。

3. 肾肿瘤　临床多表现为无痛性血尿，CT 可协助诊断。

4. 肾囊肿　患者多无临床症状，肾囊肿较大时可有患侧胀痛感，肾脏超声示边界清楚、囊壁薄、光滑的无回声区。

五、治　疗

（一）药物治疗

1. 适应证　①结核病史典型，病灶小或有可疑病灶；②病变局限在 1～2 个肾盏，且无肾盏颈阻塞者；③身体其他部位有结核病灶，暂不宜行肾脏手术者；④晚期肾结核或双肾结核或独肾结核，不宜手术者；⑤手术前用药。

2. 常用的抗结核药物

（1）异烟肼（isoniazid），300mg/d。

（2）利福平（rifampicin），450～600mg/d，分 1～2 次口服。

（3）乙胺丁醇（ethambutol），600～1200mg/d，分 3 次或 1 次口服。

（4）吡嗪酰胺（pyrazinamide），1500～2000mg，分 3 次或 4 次口服。

目前认为最有效的抗结核药物治疗为异烟肼、利福平和吡嗪酰胺。

3. 疗程　目前推荐半年短期疗法。

每日异烟肼 300mg，利福平 450～600mg，吡嗪酰胺 1.5～2.0g，治疗 2 个月，而后利福平 900mg，异烟肼 600mg，每周 3 次，连续治疗 4 个月。

4. 追踪观察

（1）治疗期间：每个月复查尿常规和结核杆菌培养，以此调节药物剂量和选用药物。

（2）疗程完毕：至少应追踪 1 年，有肾钙化者，则应追踪至钙化灶和肾功能稳定。追踪宜半年 1 次（尿常规、晨尿结核菌培养 3 次和 IVP）。如有复发再按药敏试验结果给予抗结核治疗。

（二）手术治疗

目前仅晚期肾结核病例需手术治疗。

六、预　　后

5年内不复发者为临床治愈。

第三节　真菌性尿路感染

真菌性尿路感染是由真菌所引起的特殊类型的尿路感染，发病率仅占尿路感染的 0～4.8%。近年来，随着抗生素、免疫抑制剂的广泛应用，其发病率呈日益上升趋势。全身性真菌感染，常可经血流侵及尿路，但局限于尿路的真菌感染较罕见，常为上行性感染。

一、病因及发病机制

许多真菌都可引起尿路感染，以白色念珠菌常见。导致真菌性尿路感染的因素有：

1. 长期大量应用广谱抗生素引起正常菌群失调。
2. 激素、免疫抑制剂的使用。
3. 肿瘤患者行放疗和（或）化疗。
4. 留置导尿、尿路畸形等尿路局部抵抗力下降。
5. 慢性严重疾病致使体质极度虚弱。
6. 糖尿病患者。

二、诊　　断

（一）临床表现

本病的症状表现差异较大，部分患者可无症状或仅有泌尿系感染的表现，部分患者甚至发生肾衰竭。常见的临床类型有：

1. 肾盂肾炎型　与细菌性肾盂肾炎相似，可表现为急性或慢性，可有多发性肾皮质脓肿，集合管或乳头弥散性真菌浸润，可有乳头坏死，常伴真菌球形成。

2. 膀胱炎型　女性多见，常继发于细菌性膀胱炎治愈后，有时在膀胱内可见真菌球。

3. 输尿管梗阻型　真菌球移行至输尿管，可发生肾绞痛，若双侧完全梗阻则出现无尿、肾盂积水等。

4. 肾乳头坏死型　见“肾乳头坏死”节。

（二）实验室检查

1. 尿检查　未离心沉淀的尿标本镜检，其真菌平均有1～3个/HP。

2. 尿真菌培养　念珠菌菌落数≥10 000～15 000/ml。

3. 血清念珠菌抗体（血清沉淀素、凝集素）测定　有助于诊断。

（三）诊断标准

提高真菌性尿路感染的诊断率在于对本症提高警惕性。

1. 凡存在真菌感染的易感因素（如长期使用抗生素或免疫抑制剂、糖尿病等）者。
2. 尿路感染症状或尿中白细胞增多者。
3. 细菌培养阴性，而真菌镜检阳性或培养阳性者。

三、治　　疗

早期诊断，恰当治疗，效果较佳。

1. 去除易感因素　治疗或控制基础疾病，避免长期使用抗生素、免疫抑制剂和尿道操作，均有助于真菌性尿路感染的防治。

2. 药物治疗 全身或局部使用抗真菌药。

（1）两性霉素B（amphotericin B）50mg/1000ml 冲洗膀胱。

（2）氟康唑（fluconazole）0.1g，静脉滴注，每日2次。

（3）酮康唑（ketoconazole）0.2g，口服，每日2次。

3. 碱化尿液 适当服用苏打片碱化尿液，以抑制真菌在尿中的生长。

四、预 后

本病预后一般较好。

第四节 性传播泌尿系疾病

一、淋菌性尿道炎

淋菌性尿道炎由奈瑟淋病双球菌感染引起，是最常见的性传播疾病，全世界每年有淋病患者高达2.5亿。

（一）病因

成人淋病几乎全由不洁性交传播，入侵的淋球菌在泌尿生殖系内生长繁殖，引起症状。

本病儿童和婴儿偶见，主要由接触淋球菌污染的衣物、被褥、浴巾、便盆、手指而传染。

（二）诊断

1. 临床表现

（1）急性淋菌性尿道炎

1）潜伏期一般为2～7日，常于不洁性交后3～5日发病。

2）女性淋球菌感染，65%～70%表现为急性尿道炎，症状常较轻，呈轻度尿频、尿急、尿痛伴尿道口红肿，甚至半数患者无症状。因很快影响到膀胱括约肌，故尿频、血尿较多见。尿道旁腺多同时发病，伴肿胀、流脓。

3）男性淋球菌感染，90%表现为急性尿道炎，症状较重。①初期表现为尿道外口红肿、灼痒及刺痛，排尿不适，并有稀薄黄白色黏液分泌物；②24h 后出现尿痛，排尿时尿道口刺痛或烧灼痛，排尿后减轻，排尿次数增多，尿液乳白浑浊。严重者因尿痛剧烈而不敢排尿，以致尿潴留；③尿道口溢脓：以清晨为重，由浆液性渐至黄色黏稠脓性或血性分泌物，结成脓痂，聚集于尿道口引起阻塞；④感染严重时可出现尿道黏膜外翻，腹股沟淋巴结红肿疼痛，甚至化脓破溃；⑤若不及时治疗，2周后约60%的患者可出现急性后尿道炎，表现为尿频，尿意窘迫，排尿终末疼痛，并见排血尿或血性精液。

4）全身症状轻，仅少数患者可有低热、乏力、食欲缺乏等。症状多于1周后减轻，约15%的男性淋菌性尿道炎无明显症状。

（2）慢性淋菌性尿道炎：临床将症状持续2个月以上者称为慢性淋菌性尿道炎。此型症状轻微，可有排尿不适或痒感，尿中有黏液丝或尿道口有少量灰白色分泌物排出，清晨有黏液痂封口。如果炎症迁延，则可发生尿道狭窄，出现排尿不畅或排尿后尚有残余尿流出。

2. 实验室检查 检查淋球菌的主要方法有：

（1）显微镜检查：取分泌物涂片，革兰染色镜检，如白细胞内有大量革兰氏阴性双球菌，伴有少数细胞外双球菌，有诊断意义。其阳性率在男性为95%～99%，在女性为55%～65%，无症状者阳性率很低。

（2）即时免疫荧光染色：取分泌物立即行免疫荧光染色寻找抗原。常用的方法是用混合的单克隆抗体做直接免疫荧光试验。其结果同革兰染色涂片。由于某些淋球菌与此抗体不起反应，而某些非淋球菌性奈瑟菌却起反应，故判断结果应谨慎。

（3）淋球菌培养及药物敏感试验：分泌物涂片阴性者可做培养，因淋球菌在外界环境中极易死亡，故行培养时，收集标本后应立即进行。

（4）生化反应

1）氧化酶试验：在生长4～48h的淋球菌菌落的培养基上滴加氧化酶试剂，淋球菌菌落可变成紫红色和黑色。

2）糖发酵试验：在培养基中加糖类和指示剂，淋球菌分解葡萄糖，使培养基pH降低，而指示剂颜色改变。

（5）聚合酶链反应：敏感性和特异性均高，但实验过程中若有外源性淋球菌DNA污染则可出现假阳性。

3. 诊断标准

（1）不洁性交史。

（2）典型的临床表现。

（3）尿道分泌物涂片革兰染色及淋球菌培养发现淋球菌即可确诊。

（三）治疗

急性期以抗生素治疗为主，绝大多数抗生素对淋球菌有效。

1. 首选抗生素

（1）大观霉素，4g（女性）1次肌内注射或2g肌内注射，每日1次，共1～5次。

（2）头孢曲松钠，1g，1次静脉注射。

同时口服诺氟沙星，0.1～0.2g，每日3次，共2周。

2. 其他抗生素

（1）氨苄西林，3.5g，口服。

（2）阿莫西林，3g，口服。

（3）青霉素，480万U，肌内注射。

（4）头孢噻吩，2.0g，肌内注射。

上述4种药物可任选一种使用1次，但需同时口服丙磺舒1.0g。

3. 尿道洗涤法 淋菌性尿道炎亚急性期后，常用0.25%～1%的硝酸银或1%～2%的弱蛋白银溶液，每次注入尿道5ml/d，留置2～3min后引出，并于20～30min不排尿。

4. 尿道扩张术 慢性淋菌性尿道炎引起尿路狭窄者，可行尿道扩张术。

（四）预后

经合理治疗后，症状完全消失，尿检（包括前列腺按摩液）及阴道分泌物每月复查1次，在3～6个月反复检查均正常者为治愈。95%的患者可治愈。

急性淋菌性尿道炎未经治疗或治疗不当或有耐药菌株出现时，淋菌可潜入深层腺体中转为慢性淋菌性尿道炎，晚期由于纤维组织增生可发生尿道狭窄。

二、衣（支）原体尿道炎

衣（支）原体尿道炎俗称非淋菌性尿道炎（non-gonococcal urethritis，NGU），属性传播疾病，好发于中、青年性旺盛期，25岁以下患者占60%。国外报道，女性患者多于男性4倍。

衣原体是一种寄生于细胞质内的微生物，呈球形；沙眼衣原体至少有15种血清亚型，其中D～K 8种亚型可引起非淋菌性尿道炎。解脲支原体及人型支原体是简单的原核生物，有非常小的染色体组。

（一）病因及发病机制

非淋菌性尿道炎主要由性交传播，性关系混乱、过早开始性生活及不洁性交尤易传染；新生儿在分娩时，通过感染本病的母亲阴道可患本病。

（二）诊断

1. 临床表现

（1）潜伏期：1～3周。

（2）局部表现

1）男性：同淋菌性尿道炎，唯程度较轻。部分可并发前列腺炎、附睾丸及睾丸炎。

2）女性：症状常不明显或轻微，主要表现为妇科疾病，以黏液脓性宫颈炎最明显，也常伴前庭大腺炎、阴道炎甚至盆腔炎。

（3）全身表现

1）结膜炎，视力下降。

2）多发性关节炎或Reiter综合征。

2. 实验室检查

（1）尿沉渣镜检：白细胞＞5个/HP。

（2）尿道分泌物涂片镜检：白细胞＞10个/HP。

（3）病原学检查：多用特异性单克隆抗体分泌物涂片，免疫荧光或免疫酶标技术观察，阳性率达90%以上。通过培养检测解脲支原体较为可靠。

（4）聚合酶链反应：是检测衣原体核酸的高度特异性方法，但外源性DNA的污染可能影响其检测结果。

3. 诊断标准

（1）有不洁性交史。

（2）淋菌镜检和培养阴性。

（3）衣（支）原体血清学检查及培养阳性。

4. 鉴别诊断 应与淋病性尿道炎鉴别。

（三）治疗

本病需用敏感抗菌药物治疗，疗程较长，治疗期间禁止性生活。其配偶也需相应治疗。

1. 红霉素，0.5g，每日1次，用7天，然后改为0.25g，每日1次，用14天，尤适用于孕妇。

2. 阿奇霉素，0.5g，每日1次，用7天。

3. 左氧氟沙星，0.2g，每日2次，第7～14天用药。

疗程结束后1周需要复查。

（四）预后

本病可治愈，治疗过程中应避免性生活，以预防交叉感染和再感染。

第五节 肾寄生虫病

尿路寄生虫病主要指丝虫病、滴虫病、阿米巴病、血吸虫病和包虫病等，其中以丝虫病引起的乳糜尿较常见。

一、滴虫性尿路感染

滴虫性尿路感染主要的病原体是阴道毛滴虫，它能寄生在女性的阴道、尿道和男性的尿道、前列腺内，引起尿道炎、膀胱炎、阴道炎、前列腺炎等。本病可通过接触传染或性交传播，偶可由膀胱炎上行感染侵犯肾脏，甚至引起肾周脓肿。

（一）诊断

1. 临床表现

（1）隐匿感染：可无临床症状。

（2）尿频、尿急、尿痛，尿道瘙痒感，多数在晨尿后排出少量脓性分泌物。

（3）膀胱受累症状：耻骨上部不适，终末血尿，排尿后有少量乳白色分泌物流出。

（4）肾盂感染症状：寒战、高热、腰痛、乏力等。

2. 实验室检查

（1）尿常规：有脓尿、血尿等。

（2）病原学检查：①取新鲜尿液于镜下找滴虫，阳性率低。②取尿道口分泌物或前列腺液混于温盐水中，立即在低倍和中倍显微镜下观察，可见游动的带鞭毛的滴虫，阳性率可达 80%。③培养法可疑患者可采用培养基厌氧培养，48h 后可查看结果。

3. 诊断标准

（1）有尿路感染症状。

（2）尿细菌检查阴性。

（3）实验室检查发现滴虫。

（4）本人（或配偶）有滴虫性阴道炎。

（二）治疗

1. 甲硝唑，口服，0.2～0.25g，每日 3 次。7～10 天为 1 个疗程。间隔 1 个月可重复 1 个疗程。

2. 曲古霉素，有抗滴虫和真菌的作用。口服，10U，每日 2 次，5～7 天为 1 个疗程。

3. 金霉素或土霉素，0.5g，每日 2 次，共用 10 天。一般认为滴虫侵犯尿路，此先都存在尿路细菌感染，此类药对细菌和滴虫均有效，可与甲硝唑合用或交替使用。

（三）预后

本病治愈并不困难，关键在于预防复发，如夫妻二人均有感染应同时治疗，治疗期间必须停止性生活。

二、肾包囊虫病

包囊虫病又称棘球蚴病，是细粒棘球绦虫的幼虫（包虫）感染所致。本病流行于牧区，其感染途径主要是食入虫卵污染的食物，由消化道传染至全身各部位。临床上以肝最常见（70%），肺次之（20%），肾受累占 2%～5%。

（一）诊断

1. 临床表现

（1）起病隐袭：初起症状不明显，常至囊肿巨大时才发现，类似良性肿瘤的表现，病程可数年或数十年。

（2）腹部肿块：常为单侧，于体检时发现肾区囊性肿物，较大时腹部隆起，重叩可感到回震，即“包虫囊震颤”，可与肾积水和肾囊肿鉴别。

（3）血尿和膀胱刺激征：为囊肿穿破肾盂、肾盏，囊液流入膀胱所致。

（4）肾绞痛：囊肿碎片进入输尿管可有肾绞痛。

（5）过敏反应：荨麻疹、哮喘、发热等，重者出现过敏性休克，为囊液被吸收所引起。

（6）肾功能不全：晚期可有。

2. 实验室检查

（1）血常规：嗜酸性粒细胞增多。

（2）尿常规：可有血尿。

（3）包囊虫抗原皮内试验：阳性率为 90%。

（4）补体结合试验：阳性率为 80%。

3. 特殊检查

（1）X 线：显示肾区圆形钙化影。

（2）放射性核素、B 超、CT 均显示肾脏占位性病变。

4. 诊断标准

（1）有地区流行病史。

（2）X 线显示肾区圆形钙化影。

（3）放射性核素、B 超、CT 显示肾区肿块。

（4）包囊虫抗原皮内试验阳性。

（5）补体结合试验阳性。

（二）治疗

1. 积极控制过敏反应。
2. 外科手术切除囊肿。

第六章　肾小管-间质性疾病

第一节　急性间质性肾炎

急性间质性肾炎（acute interstitial nephritis，AIN）是多种原因引起的临床病理综合征。其发生率不清楚。临床表现以急性肾功能不全为多，主要病理改变为程度不等的肾间质水肿、炎症浸润性病变及肾小管损伤，而缺乏肾小球及肾血管的损伤，无间质的纤维化。大多数急性间质性肾炎有明确的病因，去除病因、及时治疗，疾病可痊愈，或使病情得到不同程度的逆转。

多种感染、理化及代谢因素等都可引起急性间质性肾炎（表 6-1）；许多药物均可导致急性间质性肾炎，尤其以抗生素、磺胺类药及非甾体抗炎药引起者多见，近年来由于抗生素的广泛应用，因抗生素引起急性间质性肾炎的病例有逐渐增多的趋势。本节主要介绍抗生素诱发的急性过敏性间质性肾炎。

表 6-1　急性间质性肾炎的病因

（1）急性肾盂肾炎
（2）药物诱发：抗生素、磺胺类药物、止痛剂、非甾体类解热镇痛剂、利尿剂、化疗药物等
（3）全身感染
（4）感染性疾病：菌血症、链球菌感染、白喉、猩红热、钩端螺旋体病、军团病、布鲁菌感染、梅毒、落基山斑疹热、支原体肺炎、弯曲菌肠炎、伤寒、出血热肾综合征、巨细胞病毒感染、乙肝病毒感染、传染性单核细胞增多症、麻疹、弓形虫病
（5）系统性疾病：系统性红斑狼疮、干燥综合征、结节病、原发性冷球蛋白血症
（6）移植肾的排斥反应
（7）特发性小管间质-眼葡萄膜炎综合征
（8）抗肾小管基底膜（TBM）疾病

一、病　　因

1. 青霉素类　青霉素、新型青霉素Ⅰ、新型青霉素Ⅱ、新型青霉素Ⅲ、氨苄西林、阿莫西林、羧苄西林、哌拉西林钠、酚氧甲基青霉素等。

2. 先锋霉素类　先锋霉素Ⅰ、先锋霉素Ⅱ、先锋霉素Ⅳ、先锋霉素Ⅴ、先锋霉素Ⅵ、头孢氨噻、头孢噻吩、头孢吡硫。

3. 氨基糖苷类　庆大霉素、卡那霉素、托布霉素、万古霉素。

4. 大螺旋内酯类　红霉素。

5. 抗结核药　利福平、乙胺丁醇。

6. 四环素类　四环素、土霉素、多西环素。

7. 喹诺酮类　萘啶酸、环丙沙星。

8. 其他　黏菌素、多黏菌素、呋喃妥英、氯霉素。

二、发 病 机 制

急性过敏性间质性肾炎主要的发病机制包括体液免疫和细胞免疫。药物性急性间质性肾炎系免疫反应引起，在人类主要是细胞介导免疫反应，仅少数为体液介导免疫反应。药物（作为半抗原）与肾组织蛋白（载体）结合形成抗原，而引起机体免疫反应。单核-巨噬细胞及淋巴细胞在免疫反应中发挥重要作用。除Ⅱ、Ⅰ型超敏反应外，Ⅲ型超敏反应亦可能在某些药物过敏性间质性肾炎中起作用。

三、病　　理

肾间质水肿，弥漫性淋巴细胞及单核细胞浸润，以及数量不等的嗜酸性粒细胞及多形核白细胞浸润，并偶见上皮样细胞肉芽肿。肾小管上皮细胞退行性变，偶见肾小管炎。肾小球及肾血管基本正常，部分患者可见免疫球蛋白 IgG 和补体 C_3 沉积，或血中可测得抗 TBM 抗体。

四、诊　　断

（一）临床表现

（1）药物热：用药后 3～5 天出现。

（2）皮疹：多形性红斑和荨麻疹。

（3）急性肾功能损害：迅速出现少尿或非少尿性急性肾功能损害。

（4）常伴近端及远端肾小管功能损害，出现肾性糖尿及低比重低渗透压尿。

（5）其他：季肋部痛、关节痛、淋巴结肿大、肝功能异常、血小板减少、溶血偶可见。

（二）实验室检查

（1）血常规：嗜酸性粒细胞增多。

（2）尿常规

1）血尿：肉眼或镜下血尿。

2）白细胞尿：如经 Wright 染色，主要为嗜酸性粒细胞。

3）蛋白尿：轻、中度蛋白尿，如肾小球受损可产生大量蛋白尿。

4）管型尿：包括红、白细胞管型及颗粒管型。

（3）血生化：BUN、Scr 升高。

（4）血免疫球蛋白：IgE 含量升高。

（三）特殊检查

B 超检查示双肾体积增大。

（四）诊断标准

1. 有过敏性药物应用史。
2. 有药物过敏表现。
3. 尿化验异常。
4. 急性肾功能损害或肾小管功能紊乱。

有上述 1、2 两条，再加上 3、4 中任何一条即能做出临床诊断，不够上述标准（如缺少 2 条）而又疑诊时，必须进行肾穿刺病理检查确诊。

药物热、药疹及嗜酸性粒细胞增多是药物性急性间质性肾炎的典型表现。但近年发现只有 10%～40%的患者有上述症状。

（五）鉴别诊断

急性肾小管坏死者无过敏性药物应用史，无过敏反应（或皮疹）的发生，尿液中嗜酸性粒细胞不增高，血中 IgE 不高或正常可与本病鉴别，如有困难可通过肾活检鉴别。

五、治　　疗

（1）去除病因，停用有关的药物。

（2）糖皮质激素，一般给予泼尼松 30～60mg/d，治疗 1 个月，此后逐渐停药。

（3）透析治疗：有透析指征时，应予以透析治疗。

六、预　　后

绝大多数急性间质性肾炎可痊愈，停用致敏药物疾病可逐渐自发缓解，而服用类固醇激素能加快缓解速度，肾功能尤其肾小管功能完全恢复常需数月。少数患者仍可转为慢性，预后不佳指征包括临床上肾衰竭持续 2 周不缓解，病理检查可见慢性化指标（灶状间质纤维化等）。

第二节　慢性间质性肾炎

慢性间质性肾炎（chronic interstitial nephritis）是以肾间质病变为突出表现的病理综合征。髓质部受累最明显，但几乎都同时累及肾小管，因许多疾病均可并发肾间质病变，因而目前主张以肾小管-间质疾病替代间质性肾炎。

一、病　　因

引起慢性间质性肾炎的病因很多，89%的病例可找到病因，11%的病例病因不明。

（1）慢性感染：慢性肾盂肾炎。

（2）药物或毒物：慢性镉中毒、慢性铅中毒、镇痛药、含马兜铃酸中草药、环孢素 A、顺铂、碳酸锂等。

（3）物理因素：放射性肾炎。

（4）继发性因素：结缔组织疾病、淀粉样变性、白血病、低钾血症、高尿酸血症、淋巴瘤、多发性骨髓瘤、糖尿病、高钙血症、镰状细胞性贫血、血管疾病（如缺血性肾萎缩、肉芽肿性类肉瘤病、良性或恶性肾硬化）。

（5）先天遗传性疾病：遗传性肾炎、肾髓质囊肿、髓质海绵肾及多囊肾。

（6）不明原因。

二、发病机制

肾小管-间质疾病的发病机制因病因不同而异，可归纳为：①同一病原菌反复直接侵入；②药物或毒物的直接作用；③代谢紊乱；④机械性因素；⑤免疫反应；⑥肾移植后排斥反应；⑦遗传性疾病；⑧特发性肾小管-间质性疾病。

三、病　　理

主要的病变在肾髓质及肾小管。肉眼观肾脏缩小，两肾大小不一，表面高低不平，可见粗或细的瘢痕。少数情况双肾体积可增大。

光镜检查，肾间质见细胞浸润（可以有中性粒细胞、嗜酸性粒细胞、淋巴细胞、巨噬细胞、成纤维细胞、泡沫细胞等），轻度水肿，散在的纤维化瘢痕组织，肾小管或扭曲或萎缩或扩张；上皮细胞萎缩，基底膜增厚；小动脉及微动脉的内膜增生，中层透明样变性，肾乳头部常可见到坏死及纤维化，肾小球周围可有轻度纤维化。

四、诊　　断

（一）临床表现

1. 具有原发病的临床特征。
2. 有肾小管浓缩功能障碍，如烦渴、多饮、多尿等肾性尿崩症的症状。
3. 近端小管受累可出现糖尿、氨基酸尿、碳酸氢盐尿等。
4. 可出现肾小管酸中毒，或有失盐性肾炎，或有失钾性肾病的表现。
5. 或有尿路刺激征。
6. 肾乳头坏死者常有腹部绞痛及肉眼血尿等。
7. 晚期有贫血、高血压及尿毒症。

（二）实验室检查

因病因不同，化验结果不尽一致。

（1）肾小管功能紊乱：多尿、夜尿、低比重尿或尿渗透压降低。

（2）蛋白尿：少量蛋白尿，一般为1.5～2.0g/24h。

（3）小分子蛋白尿：尿溶菌酶、*N*-乙酰-β-*D*-氨基葡萄糖苷酶（NAG）、视黄醇结合蛋白（RBP）、尿β_2微球蛋白、免疫球蛋白轻链、Tamm-Horsfall蛋白（THP）排泄量增多。

（4）尿细胞：主要为嗜酸性粒细胞增多。

（5）尿细菌培养可阳性。

五、鉴别诊断

慢性肾小球肾炎：常有水肿、高血压病史，多有大量蛋白尿（常＞2g/24h），且为肾小球性；常有管型尿，肾小球损害较明显，肾盂造影无异常发现。而慢性间质性肾炎多无水肿、高血压病史，为轻度蛋白尿（常2g/24h），且为肾小管性，尿检仅少量白细胞，肾小管功能损害较明显，并早于氮质血症，肾盂造影可能有异常。如鉴别有困难，可考虑作肾活检，以确诊或排除慢性肾小球肾炎。

六、治　　疗

（一）治疗原发病

根据不同的病因，选择治疗原发病。

（二）对症治疗

（1）维持水、电解质和酸碱平衡：肾小管浓缩功能障碍出现多尿明显时，需补充液体以免失水，纠正高血钾、低血钠。

（2）伴有肾小管性酸中毒者给予重碳酸盐或枸橼酸治疗（见“肾小管酸中毒”节）。

（3）出现高血压时，应积极用抗高血压药物治疗。

（4）纠正贫血：可用重组人红细胞生成素，必要时可间断输注红细胞或全血。

（三）透析治疗

肾衰竭时可维持透析治疗。

（四）肾移植

患者肾功能持续进展，进入终末期肾衰竭，可选择肾移植治疗。

七、预　　后

早期发现病因，并及时去除者，预后较好。否则发展为终末期肾病，预后差。

梗阻性肾病

尿路梗阻引起尿液引流不畅或排出障碍，造成尿流梗阻引起的肾脏结构和功能损害，称梗阻性肾病（obstructive nephropathy）。

一、病　　因

（一）机械性尿路梗阻

1. 上尿路梗阻　包括肾及输尿管的疾患：①先天畸形；②结石、血块、坏死组织的阻塞；③肿瘤；④炎症所致的狭窄或扭曲；⑤妊娠子宫和腹内肿瘤。

2. 下尿路梗阻　包括膀胱及尿道的疾患：①结石；②炎症；③肿瘤；④前列腺肿大；⑤膀胱颈梗阻；⑥尿道狭窄、结石或异物。

（二）动力性尿路梗阻

动力性尿路梗阻主要是中枢和周围神经病变，引起膀胱排空障碍及尿潴留，如神经源性膀胱。

二、发 病 机 制

（一）肾盂、肾盏压力升高

由于梗阻上端压力升高，造成尿液生成障碍和肾内反流，影响集合管和肾小管，也可使肾盏穹窿的边缘乳头周围的静脉丛处发生破口，尿液从乳头穹窿破溃处回流至肾间质，导致肾脏肿胀。

（二）Tamm-Horsfall 的逆流

其可作为抗原，引起间质的炎症、纤维化和萎缩。

（三）细菌

细菌随逆流的尿液带入间质，导致间质的损害。

三、诊　　断

（一）临床表现

本病的表现分为梗阻及肾病症状两部分。其表现与梗阻的部位、梗阻的程度有关。

1. 梗阻症状

（1）上尿路梗阻：绞痛或腰部酸痛不适，血尿。严重肾盂积液时，可扪及腹部包块。

（2）下尿路梗阻：①完全梗阻，无尿，下腹胀痛（充盈的膀胱）；②不完全梗阻，排尿困难，尿频，尿流变细或中断，残余尿量增多。

2. 肾病症状

（1）肾小管功能受损表现：多尿，夜尿，烦渴，酸中毒。

（2）肾功能不全：少尿甚至无尿，食欲缺乏，恶心，呕吐及体重减轻。

（3）高血压。

3. 感染的症状　梗阻易招致感染而发生感染的有关症状。

4. 红细胞增多症　可见于肾肿瘤、肾囊肿、多囊肾或肾积水。

（二）实验室检查

实验室检查结果与引起梗阻的病因有关。

1. 肾衰竭时可有贫血；感染时血白细胞增高。
2. 尿比重降低，渗透压减低，尿中有少量的蛋白质、红细胞和白细胞。

（三）特殊检查

1. B 超检查

（1）可探及积水的情况。

（2）可测量肾脏大小。

（3）可明确结石抑或肿瘤。

（4）可显示膀胱残余尿。

2. KUB 平片　可帮助发现肾、输尿管结石；双肾影增大，表面不规则，尤以肾脏上、下两极更明显。

3. 静脉肾盂造影、输尿管肾盂造影　显示输尿管或输尿管、肾盂梗阻。

4. CT 及 MRI　可以确定梗阻的部位及病因。

（四）诊断标准

1. 有尿路梗阻的证据。
2. 有肾损害。

3. 肾外形不规整，以肾两极尤为明显。

四、治　　疗

（一）解除梗阻

1. 手术　机械性梗阻必须手术矫治。

2. 临时性造瘘　病情不允许者可先造瘘，使尿液引流通畅，择期手术去除病因。

3. 透析　因BUN、Scr升高，暂不宜手术者可行血液透析，待全身情况稳定再行手术。

（二）维持水、电解质平衡

病因解除后可因大量排尿而引起失水和电解质紊乱，应予纠正。

（三）抗感染

抗感染治疗见“尿路感染及肾盂肾炎”节。

五、预　　后

如能早期解除梗阻（4个月内），肾功能尚能恢复，梗阻时间越长、程度越严重，预后越差。

反流性肾病

反流性肾病（reflux nephropathy）是由于膀胱输尿管反流（vesicoureteral reflux，VUR）和肾内反流，导致肾脏形成瘢痕，最后可发展为终末期肾病，是肾衰竭的重要原因之一。

一、病　　因

（一）原发性病因

反流性肾病的原发性病因多为先天异常。

1. 膀胱发育异常　膀胱三角部肌层薄弱或缺如。

2. 输尿管畸形　输尿管开口异常、双输尿管、输尿管囊肿等。

（二）继发性病因

1. 膀胱炎　由于炎症所形成的硬变，膀胱纵行肌功能障碍。

2. 神经源性膀胱　主要是膀胱三角部张力减退。

3. 妊娠　雌激素使膀胱三角部张力减退。

二、发 病 机 制

（1）肾内反流：肾瘢痕的部位一般发生在肾内反流的部位。

（2）反流的尿液在肾间质外渗。

（3）肾间质大量沉积的Tamm-Horsfall蛋白。

（4）肾单位逐渐丢失，剩余的肾小球血流动力学异常，而引起肾小球局灶节段硬化症（FSGS）和肾小球玻璃样变。

（5）泌尿系感染导致瘢痕形成，并继而造成受累肾乳头纤维化。

三、病　　理

肾脏瘢痕粗糙，受累肾变小，皮质变薄，瘢痕主要位于肾的两极，尤以肾脏上、下极显著。光镜下，陈旧性瘢痕可由萎缩的肾小管组成，可有肾乳头到皮质呈条束状改变，逆流的乳头管及集合管明显扩张，管腔周围间质水肿、充血伴有炎性细胞浸润继之肾小管萎缩，局灶性纤维化和肾小球周围纤维化。

四、诊　　断

（一）临床表现

（1）尿路感染症状。

（2）高血压。

（3）蛋白尿。

（4）肾衰竭及夜尿、多尿、反复发热、腰痛等其他表现。

（二）实验室检查

本病实验室检查同“梗阻性肾病”部分。

（三）特殊检查

排尿性膀胱尿道造影（micturating cystourethrography，MCU），即在排空的膀胱中注入造影剂100～200ml，令患者排尿时摄影，可见造影剂逆行向上充盈输尿管乃至肾盂、肾盏。

按照MCU的结果，国际反流研究委员会将膀胱输尿管反流分为5级：

Ⅰ级：膀胱内造影剂向上反流至下段输尿管。

Ⅱ级：造影剂反流至肾盂、肾盏，但输尿管无扩张。

Ⅲ级：输尿管轻度扩张和（或）迂曲，肾盂轻度扩张和穹窿轻度变钝。

Ⅳ级：输尿管中度扩张和迂曲，肾盂、肾盏中度扩张，但多数肾盏仍维持乳头状态。

Ⅴ级：输尿管严重扩张和迂曲，肾盂、肾盏严重扩张，大部分肾盏中乳头形态消失。

（四）诊断标准

1. 反复发作的尿路感染。
2. 存在膀胱输尿管反流。
3. 肾盂、肾盏扩张变形及肾皮质变薄。
4. 肾体积缩小。
5. 高血压及少量小分子蛋白尿。

五、治　　疗

1. 手术　适用于膀胱输尿管反流持续存在或重度膀胱输尿管反流并感染者。

2. 抗感染治疗　见“尿路感染及肾盂肾炎”节。

六、预　　后

膀胱输尿管反流，受多方面因素影响，但其可随年龄增长减轻或消失。如能控制感染，很少发生肾损害。

镇痛剂肾病

镇痛剂肾病（analgesic nephropathy）即镇痛剂滥用综合征，早在1950年由Spuhler等首先报道，多因长期服用镇痛剂所致。在慢性间质性肾炎中约20%是由长期滥用镇痛剂所致。本病在欧美国家发病率较高，以30～65岁多见，女性发病为男性的3～5倍，国内少见。

一、病因及发病机制

非那西汀、阿司匹林、咖啡因、对乙酰氨基酚长期服用可引起肾损害，也有少数人对咖啡因有嗜好，而长期服用含咖啡因的镇痛剂亦可导致本病。

其发病机制尚未完全明了，可能是这些镇痛药物或其代谢产物从肾脏排出时引起肾内小血管、肾小管、肾间质的慢性损害。

二、病　理

本病形态学改变分为 3 期：

1. 最初的形态学改变限于肾乳头及髓质内，髓质及其伴行的毛细血管基底膜呈均匀增厚，间质细胞片状坏死，但集合管不受影响。

2. 中期为肾乳头部分坏死，髓质区外有炎性细胞、成纤维细胞及胶原纤维，集合管也受累，皮质肾小管呈灶性萎缩及间质纤维化。

3. 其后，80%受损乳头全部坏死和钙化。皮质肾小管广泛萎缩，髓质弥漫纤维化及少许炎症细胞浸润，肾小球可出现周围纤维化、局灶节段性硬化及透明样变。

三、诊　断

（一）临床表现

1. 慢性间质性肾炎相关的临床表现

（1）无菌性脓尿。

（2）轻度蛋白尿及小分子蛋白尿。

2. 肾乳头坏死

（1）突发性肉眼血尿。

（2）肾绞痛。

3. 肾功能受损

（1）夜尿明显增多。

（2）最大浓缩能力下降。

（3）肾小管的潴钠功能和酸化功能降低，可出现肌肉痉挛、肌无力。

4. 其他　常伴有上腹疼痛、胃溃疡、贫血等，部分患者有冠状动脉供血不足。

（二）特殊检查

X 线表现为典型的戒指征或环形影。早期肾盂增宽，肾盏杯口变钝，晚期可能有肾盂、肾盏充盈缺损。

（三）诊断标准

1. 长期服用镇痛剂，累计超过 2kg 或长期服用多种镇痛药物。

2. 临床具有慢性间质性肾炎或肾乳头坏死的临床表现。

3. 肾脏典型的 X 线表现。

四、治　疗

1. 停药　及早发现，停用镇痛剂，临床症状及肾功能损害可自行恢复。

2. 维持尿量　在 2000ml/d 以上。

3. 解除尿路梗阻　按尿路梗阻处理，如解痉、止痛，必要时手术去除坏死组织。

4. 透析治疗　发生肾衰竭时应透析治疗。

五、预　后

早期预后较好，晚期因肾损害严重，需行透析或肾移植治疗。

Balkan 肾病

Balkan 肾病是一种发生在多瑙河流域的多雨潮湿地区农村的地方性慢性弥漫性进行性肾小管-间质疾病。以 30 岁以上成人为多见。该地区居民中 5%～12%的人有肾脏病的证据，其实质属慢性弥漫性间质性肾炎。本病患者肾盂癌及输尿管癌的发病率较高。

一、病　　因

本病病因尚不清楚，青少年期离开流行区几乎不发病，从非流行区迁入10～15年以上的定居者才会发病，提示其发病与当地环境毒素有关。已疑及某些微量元素、细菌、杂草毒素、病毒及真菌污染储存谷物后所产生的霉菌毒素等可能与本病的发病有关，但尚未被确认。

二、病　　理

肾小管上皮细胞变性萎缩、间质水肿和纤维化，可有单核细胞浸润；肾小球受累极微，有时可见上皮细胞及系膜细胞增生，但晚期可发生明显损害等。随病程进展，双肾对称缩小。

三、诊　　断

（一）临床表现

1. 潜伏期　约为15年，迁入该区10年内可罹病，故本病常在30岁后发病。

2. 起病状况　常隐匿起病，无高血压、水肿及明显血尿。

（二）实验室检查

1. 尿常规　少量蛋白尿（1g/d），血尿、白细胞尿，偶见管型尿。

2. 肾功能　有肾小管浓缩功能异常及高氯性酸中毒；晚期有氮质血症或尿毒症相关的化验改变。

（三）诊断标准

本病尚无明确的诊断标准，其流行区患者如呈现肾小管间质受损临床表现，并有相应的病理学改变，可考虑诊断。

四、治　　疗

早期无特殊治疗，唯一的办法是让患者迁出该流行区。肾衰竭期可行透析治疗。

五、预　　后

如能早期发现，及早采取措施患者预后尚可；到晚期进入尿毒症时，需靠透析维持生命。

第三节　原发性肾性葡萄糖尿

原发性肾性葡萄糖尿于1896年由Klemperer首先描述，是由于近端肾小管对葡萄糖重吸收障碍，又称家族性肾性糖尿病或良性糖尿。应用葡萄糖滴定试验可将本病分为A型和B型两种。两种类型最小肾葡萄糖阈均下降：①A型：肾小管最大葡萄糖重吸收率（TmG）下降，血糖不高时，肾小管对葡萄糖的重吸收也低于正常，为真性糖尿。②B型：TmG正常，葡萄糖滴定曲线的曲线段延长，为假性糖尿。

一、病　　因

本病为常染色体显性遗传，纯合子为重型，杂合子为轻型，并有隐性遗传报道。

二、发病机制

1. 近端肾小管表面积与肾小球滤过膜面积之比减小所导致的球管失衡。
2. 肾小管对葡萄糖重吸收的转运系统功能不均衡。
3. 肾小管细胞对不同浓度葡萄糖的贮积功能减低。
4. 肾小管细胞膜对葡萄糖的渗透性降低。
5. 肾小管转运葡萄糖的细胞膜载体对葡萄糖的亲和力减低。

根据Michaelis-Menten酶动力学理论，当肾小管上皮细胞膜葡萄糖载体数量减少，而对葡萄糖的亲和力正常时，出现 A 型肾性糖尿；当载体亲和力下降而数量减少时，则达到 TmG 所需血糖浓度高于正常人，葡萄糖滴定曲线的曲线段延长，导致 B 型肾性糖尿。

三、诊　　断

（一）临床表现

1. 原发性肾性葡萄糖尿者通常无症状，是通过常规尿液分析发现的。
2. 常缺乏糖尿病患者常有的烦渴、多饮、多尿。
3. 少数可发生低血糖症状。饥饿时也可出现酮尿症。

（二）实验室检查

1. 尿中出现葡萄糖，所有尿标本中均含有葡萄糖，24h 尿葡萄糖定量 500mg；更有甚者可达 100g/24h，多数在 5～30g/24h。
2. 口服葡萄糖耐量试验正常。
3. 尿磷、氨基酸、尿酸、碳酸氢盐和其他的尿酸化试验均正常。

（三）诊断标准

本病的诊断需按照 Marble 标准：

1. 无高血糖。
2. 持续出现尿糖而尿糖程度与饮食无关。
3. 口服葡萄糖耐量试验正常（或略有波动）。
4. 尿中排出的是葡萄糖，无其他单糖及二糖。
5. 碳水化合物贮积和利用正常。

（四）鉴别诊断

1. 糖尿病　此类患者常血糖升高，葡萄糖耐量降低。但有少数情况是肾性葡萄糖尿和糖尿病存在于同一个体。

2. 其他原因糖尿

（1）戊糖尿：尿 Bial 反应（盐酸二羧基甲苯）呈阳性，可确定为戊糖尿。

（2）果糖尿：尿 Selivanoff 反应（间苯二酚）呈阳性，可确定为果糖尿。

（3）乳糖尿、半乳糖尿、甘露庚糖尿：可通过尿纸上层析法确定。

3. Fanconi 综合征　近端肾小管转运功能缺陷，导致多种溶质重吸收障碍，排出过多。

4. Lowe 综合征　又称脑眼肾综合征，为 X 性联隐性遗传病，晚期肾小管萎缩，葡萄糖不能被重吸收，出现肾性糖尿。

四、治　　疗

目前认为，本病不需要特殊治疗，应避免长期饥饿，尤其是大量糖尿及妊娠者。对某些可能发生低血糖和酮症的患者应予治疗。

五、预　　后

原发性肾性葡萄糖尿，其临床过程不会影响肾机能或代谢状态的恶化及患者的生命；尽管在一个时期葡萄糖尿的程度有很大的不同，但在很长时间维持稳定不至于恶化，患者的状态维持不变。

第四节　肾性氨基酸尿

肾性氨基酸尿（renal aminoaciduria）是因近端肾小管对氨基酸重吸收障碍，而导致大量氨基酸从尿中排出的一组遗传性膜转运缺陷疾病。

氨基酸尿可分为生理性和病理性两类。病理性又可分为肾前性和肾性。肾前性又分为溢出性

（如苯酮尿症、槭树汁尿症等）和竞争性（如高脯氨酸血症、高 β-丙氨酸血症等）。此类氨基酸尿不属肾小管疾病之列。

根据近端肾小管对氨基酸转运的差异不同，此组疾病又分为：

（一）全氨基酸尿

尿中出现多种氨基酸，同时伴有其他近端肾小管功能障碍，如葡萄糖尿、磷酸盐尿、氢离子分泌减少、尿钾增高等。典型例子如 Fanconi 综合征、Lowe 综合征等。

（二）某种或一组氨基酸尿

近端肾小管对某种或一组氨基酸的转运系统缺陷，尿中有大量该种或一组氨基酸，同时多数患者几乎都伴空肠对该组氨基酸的转运缺陷。

目前将此转运缺陷分为四类：①二碱基氨基酸（胱氨酸、赖氨酸、精氨酸和鸟氨酸）转运系统缺陷，如典型的胱氨酸尿、二碱基氨基酸尿、高胱氨酸尿等；②中性氨基酸转运系统缺陷，如 Hartnup 病；③亚氨基甘氨酸（脯氨酸、羟脯氨酸及甘氨酸）转运系统缺陷，如亚氨基甘氨酸尿；④二羧基氨基酸（天冬氨酸、谷氨酸）转运系统缺陷，如二羧基氨基酸尿症。

胱 氨 酸 尿

一、病因及发病机制

本病为家族遗传性疾病，为常染色体隐性遗传，因近端肾小管与空肠黏膜上皮细胞对胱氨酸、赖氨酸、精氨酸及鸟氨酸重吸收障碍所致。

二、诊　　断

（一）临床表现

1. 本病系家族遗传性疾病，常染色体隐性遗传，1/3 属于 I 型纯合子。
2. 本病罕见，发病率为 1/7000 人，纯合子发生率为 1/40 000。
3. 男、女均可罹病，但男性症状较重，出生后即发病，常在 20～30 岁被确诊。
4. 尿路反复发生胱氨酸结石（占所有尿道结石的 1%～2%）、肾绞痛、血尿。
5. 尿路梗阻和（或）尿路感染，后期可发生肾衰竭。
6. 患者因营养障碍而体格矮小，智力发育迟缓。
7. 少数可合并高尿酸血症、遗传性低钙血症、血友病、肌萎缩、遗传性胰腺炎、色素性视网膜炎等。

（二）实验室检查

1. 尿沉渣镜检或经酸化、浓缩和冷冻尿沉淀中可见六角形扁平结晶。
2. 尿液硝基氢氰酸盐试验阳性。
3. 尿色谱法测定可确定尿胱氨酸含量。

（三）X 线检查

KUB 平片可见双侧尿路多发性、阴影淡薄、大小不等的结石。

（四）诊断标准

1. 家族遗传性疾病史。
2. 有肾结石的症状和体征，如绞痛、血尿、尿路梗阻和（或）尿路感染。
3. 尿路反复发生胱氨酸结石，尿沉渣镜检可见六角形扁平结晶。
4. KUB 平片见双侧尿路多发性、阴影淡薄、大小不等的结石。
5. 尿液硝基氢氰酸盐试验阳性。

（五）鉴别诊断

1. 胱氨酸贮积症　①有全身（角膜、眼结膜、淋巴结、内脏）胱氨酸沉积；②无肾结石及胱氨酸尿；③10 岁以前损害近端肾小管，可出现 Lignac-Fanconi 综合征；④早期出现肾衰竭。

2. 同型半胱氨酸尿症　尿色谱法测定可鉴别。

三、治　　疗

（一）饮水疗法

维持较大的尿量，使尿中胱氨酸浓度降低。每日饮水（或输入液）量在 5～7L，夜间入睡时补入液量相当于总体重的 1/3。

（二）碱化尿液

在 pH≥7.5 时，胱氨酸溶解度明显增加，可给予碳酸氢钠或枸橼酸以碱化尿液。

（三）适当限制蛋白质饮食

低蛋氨酸饮食，减少胱氨酸前提物质的摄入。

（四）D-青霉胺

应用 D-青霉胺（D-penicillamine）后形成青霉胺和半胱氨酸的混合二硫化物，该物质的溶解度明显增大，可阻止新结石的形成和促进老结石的溶解。常用量为每日 1～3g。由于该药有较严重的不良反应，故只适用于单独水疗法无效和有肾衰竭的患者。

（五）手术治疗

手术治疗用于药物治疗无效者。

（六）透析治疗

透析治疗用于有肾衰竭者。

四、预　　后

本病患者 50%死于肾衰竭。若能早期诊断及治疗，同时防治结石，防治尿路梗阻及感染，保持肾功能正常，患者可能获得较长期存活。

双碱基氨基酸尿症

一、病因及发病机制

本病是编码转运蛋白的基因突变的结果，属常染色体隐性遗传。由于此种蛋白仅被用于转运赖氨酸、精氨酸和鸟氨酸，而胱氨酸重吸收正常。故临床表现与上述 3 种氨基酸的丢失有关。

由于精氨酸和鸟氨酸不足，难以维持尿素循环的功能，故临床产生高氨血症，以及因对蛋白质耐受低，发生氨中毒、肝脾肿大。

二、临 床 表 现

本病分为两型：

（一）Ⅰ型

本型为无症状型双碱基氨基酸尿症，以赖氨酸为主，无症状。

（二）Ⅱ型

本型为重症双碱基氨基酸尿症。

（1）血浆双碱基氨基酸浓度下降。

（2）蛋白质不耐受综合征：呕吐、腹泻、高氨血症。

（3）肝脾肿大，生长及发育障碍。

三、治　　疗

（一）Ⅰ型

本型不需治疗。纯合子型给予赖氨酸、精氨酸治疗。

（二）Ⅱ型

1. 限制蛋白质摄入。

2. 适当补充精氨酸。同时补充赖氨酸、鸟氨酸。

因有肠道转运障碍，补充氨基酸不应口服。

Hartnup 病

本病首先由 Barow 于 1956 年报道，是用首例患者的姓氏命名的家族遗传性疾病。纯合子的发生率在新生儿为 1∶24 000，而无临床表现和化验异常。Ⅰ型伴有空肠转运障碍。Ⅱ型仅有肾小管转运障碍。

一、病因及发病机制

本病为常染色体隐性遗传，主要是由于空肠黏膜及近端肾小管上皮细胞对单氨基单羧基氨基酸转运障碍，其中最重要的是色氨酸。

二、临 床 表 现

本病常见于儿童期，成年后可自行缓解，呈间歇发作。

1. 糙皮病样的皮肤损害。

2. 各种各样的神经症状，以发作性小脑性共济失调为特征。身材矮小，智力一般正常或轻度损害。

3. 氨基酸尿。

三、诊　　断

1. 有糙皮病样皮肤损害。

2. 尿中氨基酸含量增高，主要是单氨基单羧基氨基酸，如苏氨酸、丝氨酸、色氨酸、丙氨酸、组氨酸等。

3. 尿中大量吲哚代谢产物，如尿蓝母、吲哚基-3-乙酸等。粪便中发现色氨酸，还有大量支链氨基酸、苯丙氨酸及其他氨基酸等。

四、治　　疗

1. 高蛋白饮食。

2. 烟酰胺，50～250mg/d，分次口服。

亚氨基甘氨酸尿症

本病因肾小管对亚氨基酸（脯氨酸和羟脯氨酸）、甘氨酸转运障碍所致，是一种常染色体隐性遗传病，纯合子发生率为 1∶16 000；仅部分家系中部分专性杂合子体出现甘氨酸尿。本病分 3 型，Ⅰ型有空肠转运障碍，Ⅱ型、Ⅲ型均无空肠转运障碍。

本病属良性紊乱，只有在尿液氨基酸分析时被发现。一般无临床症状，少数可有智力迟缓、抽搐、脑脊液蛋白质增高。

纯合子：脯氨酸、羟脯氨酸、甘氨酸正常或轻度减低。肾清除及排泄上述三种氨基酸明显增高。

杂合子：仅有甘氨酸清除及排泄增高。

本病无须治疗，预后较好。

二羧基氨基酸尿症

二羧基氨基酸尿症为常染色体隐性遗传病。由于肾小管上皮细胞对二羧基氨基酸转运系统障碍所致，尿谷氨酸和天冬氨酸排出增加。临床表现轻，一般无症状。

本病临床症状不明确。

多组氨基酸转运系统缺陷

本病是指近端肾小管有多种功能缺陷，临床上除外有多种氨基酸尿外，尚包括其他的肾小管功能紊乱，如肾性糖尿、高磷酸盐尿、尿液酸化功能障碍等。如Fanconi综合征、Lignac-Fanconi综合征、Lowe综合征。

第五节　肾性尿崩症

尿崩症是指大量稀释性体液从体内排出。这种过量摄水和低渗性多尿的状态，可能是由于正常生理刺激不能引起抗利尿激素释放所致（中枢性或神经性），或肾脏对抗利尿激素不起反应即肾性尿崩症（nephrogenic diabetes insipidus）。本文所涉及的是后者，即在血浆ADH正常或增高的情况下，肾脏不能浓缩尿液而持续排出稀释尿的病理状态。

一、病　　因

（一）原发性病因

原发性病因包括先天性和家族性两方面。

（二）继发性病因

1. 多种慢性肾脏病（多囊肾、髓质囊性病、慢性间质性疾病、严重肾衰竭）。
2. 阻塞性尿路病，梗阻被解除后。
3. 单侧肾动脉狭窄。
4. 肾移植术后。
5. 急性肾小管坏死。
6. 低钾（包括原发性醛固酮增多症）。
7. 慢性高钙血症（包括甲状旁腺功能亢进症）。
8. 药物（锂、甲氧氟烷、去甲金霉素、秋水仙碱、两性霉素B、庆大霉素等）。
9. 全身性疾病（多发性骨髓瘤、淀粉样变、干燥综合征等）。

二、发病机制

遗传性肾性尿崩症是远端肾小管和集合管对加压素不敏感所致，可能是由于肾小管上皮细胞内产生cAMP不足（或受体不足、其他物质与受体产生竞争性抑制和亲合力下降），或管腔侧胞膜对cAMP增加水通透性的反应发生障碍而致尿液浓缩障碍。

继发性的则是原发疾病破坏了髓质高渗状态，引起肾小管浓缩尿液功能障碍，对加压素仍有一定的反应。

三、诊　　断

（一）临床表现

1. 发病情况　遗传性者90%发生于男性，伴显性遗传，多为完全表现型，病情较重；女性较少，女性患者一般无症状，多为不完全表现型，病情较轻；一般于出生后不久即发病，但也有推迟至10岁才出现症状者。

2. 症状

（1）多饮、烦渴。

（2）多尿、持续性低张尿。

（3）智力及生长发育障碍等。

（4）新生儿常因脱水而出现高热、惊厥，随年龄增加症状可逐渐减轻。

（5）多尿时可发生膀胱膨胀及肾盂积水。

（二）实验室检查

（1）尿比重降低（1.001～1.005）、尿渗透压多在 150～180mmol/L。

（2）血液化验

1）因血液浓缩，血红蛋白及血细胞比容升高。

2）血钠、血氯升高。

（三）诊断试验

（1）高渗盐水试验无反应。

（2）加压素试验无反应（不完全表现型者可有部分反应）：当血浆渗透压为 280mmol/L 时，血浆精氨酸升压素显著增高，一般不做禁水试验，因可增加失水危险。

（四）诊断要点

1. 典型病例

（1）临床表现。

（2）实验室检查。

（3）阳性家族史。

具备以上 3 条一般可诊断。

2. 非典型病例

（1）幼儿反复出现失水、烦渴、呕吐。

（2）发热、抽搐及发育障碍。

（3）尤其在失水的情况下，尿仍呈低张性尿，对确诊有一定价值。

（五）鉴别诊断

1. 垂体性尿崩症

（1）多见于青年人。

（2）起病突然，多尿、烦渴症状较重。

（3）有下丘脑-神经垂体损害征象。

（4）对加压素试验反应良好。

（5）在血浆渗透压增高的情况下，血浆精氨酸升压素无增高。

上述各点可与本病鉴别。

2. 精神性多饮、多尿症

（1）多见于成人女性。

（2）先有烦渴多饮，后出现多尿。

（3）尿量波动大且与精神因素有密切的关系。

（4）对加压素及高渗盐水试验反应迅速。

3. 糖尿病 亦可出现多饮、多尿，血糖升高及糖耐量异常可与之鉴别。

四、治　疗

1. 主要是对症治疗 补足水分，维持水平衡，减少糖、盐等溶质摄入。

2. 氢氯噻嗪 可影响远端肾小管产生负钠平衡刺激近端小管对钠的重吸收，增加对水分的吸收。25～50mg，每日 3 次，可减少尿量约 50%。

3. 吲哚美辛　减少肾脏血流量及对抗前列腺素抑制 cAMP 的作用，与氢氯噻嗪并用效果更好。常用 25mg，每日 3 次。

五、预　　后

早期诊断预后较好，5%～10%的患者在幼儿期死于失水。

第六节　原发性低磷酸盐血症性佝偻病

低磷酸盐血症性佝偻病是肾小管功能障碍性疾病，其临床表现与维生素 D 缺乏相似，因对一般治疗剂量的维生素 D 无反应，故又称抗维生素 D 佝偻病（儿童）或骨软化症（成人）。本病肾小管对磷重吸收障碍，有尿磷增多，血磷下降，又有家族性低磷血症之称。此外，本病还有骨软化症、遗传性或 X 连锁低血磷佝偻病、家族性磷利尿症等名称。发病率约 1∶25 000。

一、病　　因

（一）遗传性病因

本病是性连锁显性遗传，主要发生在 X 染色体的基因上，亦可以是常染色体隐性遗传，常有家族史。部分呈散发性患者，则无明显的家族史。

（二）继发性病因

本病多见于全身各部位的某些间质肿瘤。

二、发病机制

（一）遗传

可能是远端肾小管存在特殊的遗传缺陷，对甲状旁腺激素起反应的磷转运系统及合成 $1,25\text{-}(OH)_2D_3$ 的功能障碍，肾小管对磷的重吸收减少，尿磷增多，引起血磷下降，肠道对钙的吸收减少，引起低钙血症，继发性甲状旁腺功能亢进，最后引起骨钙化功能不全而造成佝偻病或骨软化症。

（二）肿瘤

巨细胞肿瘤（良性或恶性）、修复性肉芽肿、血管瘤、纤维瘤等引起者，是由于这些肿瘤所分泌体液因子可能会抑制近端肾小管 $1,25\text{-}(OH)_2D_3$ 的 1 位羟化酶活性和磷酸盐的转运，肾磷酸盐清除增高，而发生骨软化症及低磷酸盐血症。

三、诊　　断

（一）临床表现

本病多数患者无症状，有症状者在幼儿期和成人期尚有不同。

1. 幼儿期

（1）患儿多于 1 岁左右出现症状，矮小，似维生素 D 缺乏性佝偻病，因生长发育障碍呈侏儒症。

（2）幼童出现活动性佝偻病，骨骼畸形，骨痛剧烈，可发生骨折。

2. 成人期

1. 常有严重肌无力，尤以下肢为重。
2. 骨软化症。
3. 手足搐搦症较少。

（二）实验室检查

1. 尿液检查　尿磷增多。

2. 血生化检查

（1）血磷低。

（2）血钙正常或偏低。

（3）血碱性磷酸酶在活动期升高。

（三）诊断标准

1. 典型的临床表现。

2. 化验中血磷低，尿磷增高，血钙正常或偏低；血碱性磷酸酶在活动期升高。

3. 对一般治疗量的维生素D无反应。

4. 有家族病史或低磷血症史。

具备上述各点，且能排除其他原因所致的肾性佝偻病者可考虑本病诊断。

（四）鉴别诊断

1. 维生素D缺乏性佝偻病 主要是因维生素D缺乏所致，血钙低或正常，血磷低，但尿磷不增高且对维生素D治疗量反应较好。

2. 维生素D依赖性或假维生素D缺乏性佝偻病 抽搐及肌无力较重，血钙低，血磷正常或增高，对生理剂量的1,25-$(OH)_2D_3$治疗反应良好，且呈依赖性。

3. 其他 如Fanconi综合征、肾小管酸中毒、慢性肾衰竭等所致的肾性佝偻病。

四、治　疗

1. 维生素D 每日1.25～5mg（或5万～20万U），口服。

2. 1,25-$(OH)_2D_3$ 每日0.7～2.7μg，口服。

在治疗中应注意防止高钙血症，定期监测血钙、血磷及尿钙、骨放射线征，并以此调节剂量。

3. 高磷饮食 每日给无机磷1～3.6g，或磷酸盐合剂（磷酸二氢钠18g、磷酸氢二钠145g，加水1000ml），每次20ml，每日4～5次。

4. 病因治疗 某些因肿瘤所致者应予以切除。

五、预　后

本病一般预后尚可。

第七节　假性甲状旁腺功能减退症

假性甲状旁腺功能减退症是一种只有甲状旁腺功能减退症的症状和体征的遗传性疾病，于1942年由Albright首次报道，故又称Albright遗传性骨营养不良，主要是靶器官（骨和肾）对甲状旁腺激素失敏，甲状旁腺增生，血中甲状旁腺激素增加，而临床表现为甲状旁腺功能减退，在典型病例还有独特的骨骼和发育缺陷。本病临床罕见。

一、病　因

本病为遗传性疾病，但遗传方式不清楚，可能多种多样：在某些家族其遗传方式是X连锁显性遗传；而在另一些家族，可能是体染色体显性突变，其表现各异。

二、发病机制

本病主要是由于甲状旁腺激素（PTH）的靶器官（肾、骨），特别是近端肾小管上皮细胞受体不能接受或接受后不能活化腺苷环化酶，cAMP生成障碍；另一种情况是尽管有cAMP形成，但PTH不能起反应或周围器官对PTH有抵抗，引起PTH分泌增多的综合征。

三、诊　断

（一）临床表现

1. 发病状况 多见于10岁以下的儿童，女性多见，但症状较男性轻。

2. 症状　有类似甲状旁腺功能减退的症状。

（1）慢性发作性手、足搐搦。

（2）肌痉挛、喉痉挛。

（3）感觉异常。

（4）癫痫样发作。

3. 体态异常　粗短体型、圆脸、短指（趾）、掌指畸形、斜视。

4. 发育

（1）骨骺线融合过早、颅顶骨增厚、皮下或深部组织钙化、基底神经节钙化、白内障。

（2）常有智力迟钝、出牙较迟、牙发育不全或牙釉质损害。

（3）少数有低代谢率、糖耐量降低、性腺发育不全（Turner 综合征）。

（二）实验室检查

1. 尿液检查　尿钙及尿磷减少。

2. 血生化检查

（1）血钙低、血磷高。

（2）血 PTH 正常或增高，注射 PTH 200U 后尿中 cAMP 及磷不增加。

（3）血碱性磷酸酶正常。

（三）诊断标准

1. 有发育缺陷的家族史，即指（趾）过短。
2. 有甲状旁腺功能低下的临床症状。
3. 血清 PTH 不降低。

（四）鉴别诊断

1. 特发性甲状旁腺功能减退症　搐搦较重，异位钙化少见，无异常体形及短指（趾）畸形，血中 PTH 减低（注射 PTH 治疗有效）。

2. 假-假性甲状旁腺功能减退症　系假性甲状旁腺功能减退症的不完全型，症状多出现在成人，临床表现与假性甲状旁腺功能减退症相似，血钙、磷正常，尿磷不增加，注射 PTH 治疗有反应。

四、治　疗

1. 与甲状旁腺功能减退症基本相同，但其所需维生素 D 的剂量比原发性甲状旁腺功能减退症者要少。

2. 主要是改善症状，维持正常血钙水平，防止高钙血症的发生。

五、预　后

本病如及时采取适当治疗，一般预后较好。

第八节　失钾性肾病

本病是慢性低钾血症所致的肾脏病，称失钾性肾病。其严重性决定于缺钾的程度与持续的时间，临床表现为多尿、夜尿增多等。

一、病　因

（一）遗传性病因

本病与 HLA 相关，以原发性肾性失钾，血压正常，醛固酮水平增高，尿前列腺素 E 排泄增加为特征。

（二）获得性病因

（1）摄入不足。

（2）丢失过多

1）消化道丢失。

2）尿中丢失。

A. 药物性：各种利尿剂及类固醇激素的应用。

B. 慢性肾脏疾病：肾小管酸中毒、Bartter 综合征、Liddle 综合征。

C. 内分泌性疾病：肾素分泌瘤、库欣综合征及羟化酶缺乏疾病。

二、病　　理

本病主要为肾小管上皮细胞空泡变性，以近端小管显著，严重程度与缺钾的程度和持续时间有关。长期严重低血钾可引起肾小管萎缩、间质纤维化，甚至固缩肾，导致肾功能不全。肾小球和肾血管一般无损害。

三、临 床 表 现

（一）症状

1. 全身表现 主要是低钾血症所致的肌无力、麻痹、迟缓性瘫痪、心律失常。

2. 肾脏病表现

（1）多尿、烦渴、多饮、夜尿增多，甚至出现肾性尿崩症，对加压素反应不佳。

（2）早期失钾可引起代谢性碱中毒。

（3）肾间质受损后，可伴其他肾小管功能异常（如酸化功能等）；因肾小管酸化功能障碍而出现代谢性酸中毒。

（4）如伴发肾盂肾炎和（或）肾功能不全时则有相应疾病的临床表现。

（二）实验室检查

1. 尿比重降低，尿中可出现蛋白，红、白细胞甚或管型，并发感染时见较多白细胞。

2. 肾小管浓缩功能减退。

3. 血 BUN 及 Scr 正常，随疾病进展发生慢性肾衰竭（CRF）时可有 BUN、Scr 增高。

（三）诊断

有失钾的病因、肾小管受累的临床及实验室表现即可考虑诊断。

四、治　　疗

1. 纠正失钾的原因。

2. 补充钾盐。

3. 晚期按肾衰竭进行治疗。

五、预　　后

早期病变是可逆的，一般缺钾纠正数月肾功能可改善或恢复。长期和反复发生缺钾可导致肾脏纤维化、萎缩，不能恢复。

第九节　失盐性肾炎

失盐性肾炎是以丢失钠盐为特征的肾炎。本病又称 Thorn 综合征，由 Thorn 于 1944 年描述并从低钠综合征中区分出来。

一、病　　因

真正的失盐性肾炎临床少见，常见的病因有：①慢性肾盂肾炎；②肾髓质囊性病；③多囊肾；

④双侧肾发育不全；⑤梗阻性肾病等。

二、发病机制

肾脏间质性疾病导致的肾小管上皮细胞损害，使其对醛固酮的反应性差，肾小管对氯化钠的重吸收减少，大量的氯化钠从尿中排出，从而产生低钠血症。

三、诊断

（一）临床表现

（1）发病状况：多见于成年人，酷似 Addison 病，但其口腔处色素沉积较轻而与之不同。

（2）低钠血症：血压下降或直立性低血压、失水、肌无力、周围循环衰竭、昏厥。

（3）严重者有神经及精神症状，如精神错乱、谵妄、昏迷等。

（4）皮质激素治疗无效。

（二）实验室检查

1. 血、尿电解质 尿钠升高，血钠、血氯均降低。

2. 酸中毒 常有代谢性酸中毒，血中碳酸氢盐及 pH 均下降。

3. 尿醛固酮 其增加常超过原发性醛固酮增多症。

4. 其他 17-酮类固醇、17-羟皮质醇等排泄量正常或稍增加。

（三）诊断

1. 有典型的临床表现及实验室检查。
2. 摄入 10g/d 的食盐仍不能维持正常的钠平衡。
3. 去氧皮质酮治疗无效。
4. 肾上腺皮质功能正常而尿醛固酮含量增加。

（四）鉴别诊断

本病主要应与下列疾病进行鉴别：

1. 假性醛固酮减少或先天性肾性失盐综合征

（1）为遗传性疾病。

（2）见于新生儿，随年龄增长可自行缓解。

2. 慢性肾上腺皮质功能减退症

（1）17-酮类固醇、17-羟皮质醇排泄量下降。

（2）皮质激素治疗有效。

3. 先天性醛固酮减少症

（1）婴儿期即发病。

（2）尿醛固酮减少。

（3）皮质酮治疗有效。

四、治疗

本病治疗主要是在治疗原发性疾病的同时补充大量的钠盐。

五、预后

本病预后取决于原发病及肾衰竭进展的情况。小儿病例在及时治疗的情况下，存活到 3～4 岁后，可自行缓解。

第十节 特发性尿钙增多症

特发性尿钙增多症（IH）是指每日尿钙排泄大于 0.1mmol/kg（4mg/kg），血钙正常，而又无其他原因可寻的一组疾病。

一、病　因

IH的病因尚不清楚。多数人认为其有家族性，并指出属常染色体显性遗传。最近文献报道，受遗传因素控制的体内细胞膜中Ca^{2+}-Mg^{2+}-ATP酶，即钙泵活性在IH发病中可能具有重要作用。

二、发病机制

IH分为两型：肠吸收型和肾漏型。发病机制还不十分明确，按已有研究发现可能有三类：

（一）肠道钙的转运性吸收增加（肠吸收型IH）

此型患者肠道上皮细胞的钙泵（Ca^{2+}-ATP酶）活性增高。

（二）肾小管对钙、磷的重吸收减少（肾漏型）

此型的人类患者或鼠模型，即使在低钙饮食时也有高钙尿，其肾小球滤过功能正常，钙排出量与肾小球滤过率不相关。

（三）骨质去矿化增加

在肾结石患者发现其骨密度降低，钙呈负平衡。尿钙的主要来源是骨钙的动用。它在IH的发病机制中的地位并不十分肯定。

三、诊　断

（一）临床表现

1. 血尿　是IH最常见、最重要的症状。多为反复发作性、无痛性肉眼或镜下血尿。可有尿频、尿急、尿痛及尿路结石，少数患者可发展至肾衰竭。

2. 全身表现　多饮、烦渴、多尿。

3. 骨骼系统　因负钙平衡，患者可有继发性甲状旁腺功能亢进，产生骨质疏松、关节痛、骨折、畸形和佝偻病等。

（二）实验室检查

1. 血生化检查

（1）血钙正常。

（2）血碱性磷酸酶升高。

2. 尿钙增多　在正常钙摄入、食谱相对固定3天后测定。①餐后2h留尿测尿钙（mg）/尿肌酐（mg）比值＞0.2～0.25（可有人群差异）；②24h尿钙定量＞0.1mmol/kg（4mg/kg）；③尿钙/尿肌酐≥0.18～0.25（正常0.12）。

3. 低钙饮食试验　尿钙排泄高于正常（摄钙300mg/d，持续3天，第4天测24h尿钙定量仍高于正常，则为阳性）。

4. 钙负荷试验

（1）钙负荷方法：试验前给低钙饮食5天并停服影响尿钙的药物，包括维生素D、钙剂、利尿药和肾上腺皮质激素；低钙饮食为停食牛奶及奶制品、豆制品、芝麻及其制品、海带和发菜等。试验共2天，前一天下午5时后禁食至次日晨8时，但不禁水（只能饮白开水）；于禁食日晚9时、12时及次日晨6时各饮水5～10ml/kg（或240ml）；次日晨（正式试验日）6时排尿弃去，收集6～8时的尿液测尿钙/尿肌酐，于8时口服10%氯化钙1.0g/1.73m^2，并同时进早餐；收集8～12时（4小时）的尿液测尿钙/尿肌酐。

（2）结果判断：肠吸收型IH空腹时比值正常，钙负荷后增高；肾漏型空腹和钙负荷后均高，并且两时相内无显著性差异。

（三）诊断

1. 临床表现。
2. 血钙正常、尿钙排出量增多，尿钙/尿肌酐≥0.18～0.25。
3. 钙负荷试验进行分型。
4. 排除其他引起尿钙增多的原因者即可诊断。

（四）鉴别诊断

本病需与继发性高钙尿症进行鉴别，包括：①维生素 D 过多症；②原发性甲状旁腺功能亢进症；③I 型肾小管酸中毒；④髓质海绵肾；⑤结节病、长期皮质激素治疗、类风湿关节炎、长期卧床状态等。

四、治　　疗

本病治疗主要是减少尿钙的排泄及预防尿石形成。

（一）一般治疗

1. 进食低钙、低钠、低草酸类的饮食，每日钙摄入量应控制在 400～600mg。
2. 多饮水。

（二）减少尿钙排泄及利尿

肾漏型 IH 可给予氢氯噻嗪，口服，从小剂量开始，用量为 25～75mg/d。

（三）减少肠道钙的吸收

磷酸纤维素钠 15～30g/d，分 3 次口服，用于肠吸收型 IH。

（四）结石的治疗

按泌尿系结石处理的同时，应防治泌尿系感染。

五、预　　后

如能及早发现本病，针对性的治疗和预防一般预后尚可。

第十一节　肾小管酸中毒

肾小管酸中毒（renal tubular acidosis，RTA）是由于近端肾小管对 HCO_3^- 重吸收障碍和（或）远端肾小管的血液和管腔液间不能建立正常的 pH 梯度，即分泌氢离子障碍，血浆 HCO_3^- 降低，氯化物含量增加，表现为阴离子间隙不增加或正常的高氯性酸中毒，电解质紊乱，骨病及尿路症状。RTA 分为 4 型，分述如下。

Ⅰ型 RTA

Ⅰ型 RTA 即远端 RTA，主要是远端肾小管乃至集合管 H^+分泌异常减低，血与管腔尿液间不能建立适当的 H^+梯度，肾脏酸化尿液发生障碍。即便体内存在酸中毒，尿 pH 亦不能降低到 5.5 以下。血浆 HCO_3^- 浓度正常时，占肾小球滤过量 3%～5%的 HCO_3^- 从尿中排出，即所谓碳酸氢根耗损。本病多发于 20～40 岁的中年人，女性较多，临床表现差异较大。

一、病　　因

很多原发和继发性原因均可引起Ⅰ型 RTA。

（一）原发性疾病

引起本病的原发性疾病常为先天性肾小管功能缺陷。

（二）继发性遗传性疾病

骨质石化病、神经性耳聋、碳酸酐酶 B 缺乏或功能减低、遗传性果糖耐量下降均可导致Ⅰ型 RTA。

（三）药物和中毒

两性霉素 B、锂、甲苯均可导致Ⅰ型 RTA。

（四）钙代谢异常

原发性钙沉积肾病、特发性高钙血症、维生素 D 过量或中毒、甲状腺功能亢进症、甲状旁腺功能亢进症均可导致Ⅰ型 RTA。

（五）全身免疫性疾病和高丙种球蛋白疾病

特发性高丙种球蛋白血症、多发性骨髓瘤、系统性红斑狼疮、干燥综合征、甲状腺炎、肝硬化、原发性胆管硬化、慢性活动性肝炎均可导致Ⅰ型 RTA。

（六）间质性肾疾病

梗阻性肾病、肾移植排斥反应、镰状细胞血红蛋白病、海绵肾、止痛剂肾病均可导致Ⅰ型 RTA。

二、发病机制

该型 RTA 的发病机制尚不完全清楚，目前认为，它主要是由于远端小管 H^+分泌障碍或 H^+返漏而引起。

（一）H^+主动转运至管腔速度降低

1. 梯度缺陷 H^+转运对管腔 H^+（管腔-细胞或管腔-小管周围 H^+梯度）的抑制作用异常敏感，其主动转运速度降低。

2. H^+分泌障碍 远端小管细胞内 H^+-K^+-ATP 酶活性显著下降（可降低 75%），或 H^+-ATP 酶缺陷，使远端小管分泌 H^+的能力降低。

（二）H^+从管腔到细胞（或到间质）弥散速度增加

1. H^+反流增加 小管上皮细胞腔面膜或紧密连接对 H^+通透性增加，使 H^+由管腔向细胞内反流。

2. 依赖电压的 H^+转运缺陷 因管腔 Na^+ 吸收减少或 Cl^-重吸收增加，降低了管腔的负电荷，降低了 H^+的分泌或增加了 H^+ 的反流。

三、诊断

（一）临床表现

1. 轻者 无症状。

2. 典型者

（1）常有酸中毒，可有烦渴、多饮、多尿。

（2）低血钾的表现。

（3）骨病：儿童可有骨畸形、侏儒、佝偻病。成人可有软骨病。

（4）泌尿系结石。

（二）实验室检查

1. 血液化验 血氯升高，血 HCO_3^- 降低，血钾降低。

2. 尿液化验 尿中无细胞成分，尿 pH＞6.0，尿钾排泄量增加。

3. 负荷试验

（1）氯化铵试验：对可疑和不完全性Ⅰ型 RTA 常用试验：给受试者氯化铵 0.1g/（kg・d），分 3 次口服，连续 3 天。第 3 天每小时留尿 1 次，测尿液 pH 及血 HCO_3^-，当血 HCO_3^- 降至 20mmol/L

以下而尿 pH＞5.5 时，有诊断价值。

有肝病者改用氯化钙 1mmol/（kg・d），方法与阳性结果的判定同氯化铵试验。

（2）尿铵测定：正常人尿铵排泄量约为 40mmol/d，Ⅰ型 RTA 尿铵排泄量＞40mmol/d。

（3）尿 PCO_2 测定：5%碳酸氢钠，静脉滴注，维持 0.5h 以上；一旦尿液呈碱性，无论血 HCO_3^- 浓度是否恢复正常，如尿 PCO_2＞9.3kPa，可认为集合管 H^+ 分泌能力无异常。

（4）尿、血 PCO_2 差值（U-BPCO_2）测定，正常人（U-BPCO_2）＞2.67kPa，Ⅰ型 RTA 者则＜2.67kPa。

（三）特殊检查

KUB 平片或 IVP 片中可见鱼籽样肾结石。

（四）诊断标准

1. 凡有引起Ⅰ型 RTA 的病因者。
2. 典型临床表现。
3. 高氯血症代谢性酸中毒。
4. 原因未明的尿崩症、失钾或周期性瘫痪、肾结石、佝偻病、骨或关节痛，均应疑及本病。
5. 阴离子间隔正常，尿铵＞40mmol/d，氯化铵负荷试验尿 pH＞5.5，碳酸氢钠负荷试验 U-BPCO_2＞2.67kPa，可诊断本病。

（五）鉴别诊断

本病需与肾小球疾病所致代谢性酸中毒鉴别，后者常有肾小球滤过率下降、氮质血症的临床表现。

四、治　　疗

（一）病因治疗

Ⅰ型 RTA 患者多有病因可寻，如能针对病因治疗，其钾和酸分泌障碍可得以纠正。

（二）纠正代谢性酸中毒

Ⅰ型 RTA 碱性药物的用量应偏小，剂量偏大可引起抽搐。因肝脏能将枸橼酸钠转化为碳酸氢钠，故常给予复方枸橼酸合剂即 Shohl 溶液（枸橼酸 140g，枸橼酸钠 98g，加水至 1000ml），50～100ml/d，分 3 次口服。

（三）电解质紊乱的治疗

低钾者常用枸橼酸钾合剂，即枸橼酸钠 300g，枸橼酸钾 200g，加水 1800ml，30ml/d，分 3 次口服。补钾亦应从小剂量开始，逐渐增大。

禁用氯化钾，以免加重高氯酸中毒。

（四）骨病的治疗

针对低血钙、低血磷进行补充治疗。

1. 纠正低钙血症　可口服碳酸钙 2～6g/d，同时需补充维生素 D 类药物，常用维生素 D_2 或 D_3 30 万 U。当血钙＞2.5mmol/L 或血清碱性磷酸酶恢复正常时则停用，以避免高钙血症；应用维生素 D 时必须与碱性药物同用。

2. 纠正低磷血症　低磷者给予无机磷 1.0～3.6g/d，分次口服；或磷酸盐合剂（磷酸二氢钠 18g+磷酸氢二钠 145g，加水至 1000ml），每次 10～20ml，每日 4 次口服。

五、预　　后

早期诊断及治疗，一般预后较好。有些患者可自行缓解。但也有部分患者可发展至慢性肾衰竭。

Ⅱ型 RTA

原发性Ⅱ型 RTA，绝大多数发生于男婴和儿童。主要是近端肾小管对 HCO_3^- 重吸收下降，尿中丢失大量的 HCO_3^-，血浆中 HCO_3^- 浓度下降所产生的高氯性酸中毒。近端 RTA 分为选择性及非选择性两类，后者除 RTA 表现外，还有 Fanconi 综合征表现：葡萄糖尿、氨基酸尿、尿磷增多等。

一、病　　因

（一）原发性疾病

此型 RTA 系由近端肾小管酸化功能障碍引起，主要表现为 HCO_3^- 重吸收障碍。导致此障碍的主要机制有：①肾小管上皮细胞管腔侧 Na^+-H^+交换障碍（近端肾小管对 HCO_3^- 重吸收要依靠此 Na^+-H^+交换）；②肾小管上皮细胞基底侧 Na^+- HCO_3^- 协同转运（从胞内转运入血）障碍；③碳酸酐酶（CA）活性异常；④近端小管管腔侧广泛转运功能障碍，导致复合性近端肾小管功能缺陷。此型 RTA 由先天遗传性肾小管功能缺陷及各种后天获得性肾小管间质疾病引起，多为常染色体显性遗传或散发性。

（二）继发性遗传性疾病

胱氨酸沉积症、遗传性果糖含量下降、Lowe 综合征、Wilson 病、碳酸酐酶 B 缺乏及功能减低、丙酮酸羟化酶缺乏均可导致Ⅱ型 RTA。

（三）药物和毒物

重金属（铅、镉、汞、铜）、碳酸酐酶抑制剂、服用过期四环素均可导致Ⅱ型 RTA。

（四）其他

甲状旁腺功能亢进、多发性骨髓瘤、干燥综合征、淀粉样变、肾病综合征、肾移植排斥反应、高维生素 D 血症、慢性活动性肝炎均可导致Ⅱ型 RTA。

二、发病机制

正常人 HCO_3^- 85%在近曲小管被重吸收，如近曲小管上皮细胞受损，或 Na^+-K^+-ATP 酶活性降低，或碳酸酐酶缺乏，均可引起 HCO_3^- 重吸收明显减少，过多的 HCO_3^- 从尿中排出，这种碳酸氢盐的耗失，使血中 HCO_3^- 含量下降，导致酸中毒、碱性尿。

三、诊　　断

（一）临床表现

1. 骨病　其骨病的发生较Ⅰ型 RTA 患者多见，在儿童中佝偻病、骨质疏松、维生素 D 代谢异常等较常见，成人为骨软化症。

2. 继发性甲状旁腺功能亢进症　部分患者尿磷排泄下降，出现血磷下降和继发性甲状旁腺功能亢进症。

3. 继发性醛固酮增多症　促进 K^+的排泄，可出现低钾血症。

4. 肾石症及肾钙化　较少发生。

（二）实验室检查

1. 酸负荷试验　方法见Ⅰ型 RTA，酸负荷试验中，如尿 pH≤5.5 或更低，则应怀疑Ⅱ型 RTA。

2. 碱负荷试验　口服碳酸氢钠法，从 1mmol/（kg·d）开始，逐渐加量至 10mmol/（kg·d），酸中毒被纠正后，测血、尿 HCO_3^- 浓度与肾小球滤过率（GFR），计算尿 HCO_3^- 排出百分率：

$$尿HCO_3^-排出百分率=\frac{尿HCO_3^-(mmol/L)\times尿量(ml/min)}{血HCO_3^-(mmol/L)\times GFR}$$

正常人尿 HCO_3^- 为零；Ⅱ型、混合型 RTA＞15%，Ⅰ型 RTA 为 3%～5%。

（三）诊断标准

1. 存在慢性高氯性代谢性酸中毒。
2. 碳酸氢根负荷试验，HCO_3^- 排泄分数＞15%。
3. 肾排钾高，HCO_3^- 负荷时更明显。
4. 可有高尿磷、低血磷、高尿酸、低尿酸、葡萄糖尿、氨基酸尿、高枸橼酸尿、高尿钙及少量蛋白尿。

（四）鉴别诊断

Ⅰ型、Ⅱ型 RTA 的鉴别见表 6-2。

表 6-2　Ⅰ型、Ⅱ型 RTA 的鉴别

指标	Ⅰ型	Ⅱ型
血浆 pH	↓	↓
血浆 CO_2CP	↓	↓
尿 pH	＞6.0，晨尿可＞7.0	＜6.0，晨尿可＜5.5
尿糖及尿氨基酸定性	均为（-）	均为（+）
NH_4Cl 负荷试验	各份尿 pH＞5.5	尿 pH＜6.0
尿 HCO_3^- 部分排泄率	＜5%	＞15%

四、治　　疗

1. 纠正酸中毒　Ⅱ型 RTA 补碱量较Ⅰ型 RTA 大，因此症多见于婴幼儿，以儿童为例，补 HCO_3^- 的量大约为 10mmol/（kg・d），此后以维持血中 HCO_3^- 浓度于正常范围调整剂量。

2. 噻嗪类利尿剂　可适当使用。当 HCO_3^- 的剂量用至 22mmol/kg 而酸中毒不能被纠正时，给予氢氯噻嗪后，酸中毒易被纠正。开始剂量为 1.5～2mg/（kg・d），分 2 次口服。治疗中应注意低血钾的发生。

3. 补充维生素 D 及磷　见Ⅰ型 RTA。

五、预　　后

本型预后较好，有些在婴幼儿期发病者，可随年龄增长而自动缓解。

混合型和Ⅲ型 RTA

混合型 RTA 为Ⅰ、Ⅱ型 RTA 并存。本型的临床特征是兼上述两型的临床表现；酸中毒较重，并发症较多。治疗同Ⅰ、Ⅱ型 RTA。

Ⅳ型 RTA

Ⅳ型 RTA 亦称伴高钾血症的远端肾小管酸中毒。

一、病　　因

1. 醛固酮缺乏。
2. 肾小管对醛固酮反应低下。
3. 或两者皆有之。
4. 或见于其他一些疾病如肾移植术后、某些原发的肾脏疾病和继发的肾脏病。

二、发病机制

一方面，可能由于肾间质炎症、毒性物质损害等原因，导致肾远曲小管 Na^+、H^+交换障碍和产氨功能受损，或是Cl^-吸收增加，致H^+排出减少，因而产生代谢性酸中毒。另一方面，可能远端肾小管对醛固酮的反应性降低，或者是由于肾实质受损及代谢性酸中毒等使肾素分泌减低，引起醛固酮分泌减少，使肾排K^+减少，产生高钾血症。

三、诊断

（一）临床表现

1. 存在高氯性酸中毒。
2. 尿钾排泄明显减少，血钾高于正常。
3. 尿中不含氨基酸、糖和磷酸。

（二）实验室检查

1. 血液生化检查

（1）血氯升高。

（2）有酸中毒存在。

（3）高钾血症。

2. 尿液化验

（1）尿 pH＞5.5。

（2）血浆HCO_3^-浓度正常时，肾脏对HCO_3^-重吸收减少（尿HCO_3^-排泄分数 15%）。

（3）肾小球滤过率（GFR）测定正常。

（三）诊断

1. 临床确诊肾小管酸中毒。
2. 存在慢性肾脏疾病或肾上腺皮质疾患。
3. 持续的高钾血症。

应疑及此病。

（四）鉴别诊断

本型主要需与Ⅰ型 RTA 合并高钾血症的情况鉴别。

四、治疗

（一）一般治疗

1. 限制饮食中的钾的含量，避免应用易致高钾的药物。
2. 限制饮食中钠的含量，尽管对此类患者有益，但应避免长期限钠。

（二）病因治疗

了解患者的病史、用药史，了解肾脏排酸、排钾状况，以及血肾素-醛固酮水平。

（三）药物

1. 原发病的治疗 寻找原发病给予治疗，这是最重要的。

2. 纠正酸中毒 给予小剂量的$NaHCO_3$1.5～2.0mmol/（kg·d）。

3. 地塞米松 剂量 0.1～0.3mg/d，低肾素、低醛固酮或肾小管对醛固酮反应低的患者，以增加肾小管对钠的重吸收，增加尿钾及净酸排泄。常用超生理剂量，故有高血压及心功能不全者慎用。

4. 呋塞米 可抑制氯的重吸收，增加钾和氯离子的分泌，增加血浆醛固酮的含量，有纠酸和对抗高钾的作用。常用量 20～40mg，每日 3 次口服。禁用螺内酯、氨苯蝶啶、吲哚美辛等。

5. 离子树脂 口服能结合钾离子的树脂，可减轻高钾血症和酸中毒。

6. 透析治疗　经上述处理高钾血症不能缓解者可考虑透析治疗。

第十二节　重金属中毒性肾损害

重金属中毒性肾损害是由重金属进入人体直接导致的肾损害和免疫介导的肾损害。

一、病　因

大多数重金属（比重＞4.5）具有肾毒性，其中最常见的有 10 余种，如汞（有机或无机）、铅、镉、银、砷、金、钡、铋、铬、铜、锂、镊、铂、铊、铀等。

二、发 病 机 制

（一）直接毒性作用

重金属直接损害肾单位，造成明显的形态和持续的肾功能改变，往往与剂量相关，近曲小管常是其毒性的主要靶部位。

（二）免疫

某些重金属如汞、金可引起自身变态反应。毒重金属首先损害肾细胞或使组织蛋白发生改变，产生抗原，然后引起免疫反应，导致肾损害。

（三）缺血

重金属损伤肾小管，并通过“管-球反馈”机制激活肾素-血管紧张素系统，导致肾血管痉挛、肾缺血，从而损伤肾脏。

三、诊断与治疗

（一）重金属中毒对肾的损伤

1. 急性

（1）肾前性氮质血症。

（2）急性肾小管坏死。

2. 慢性

（1）肾小管功能障碍。

（2）慢性间质性肾炎。

（3）肾病综合征。

（二）铅中毒的诊断与治疗

1. 诊断

（1）铅接触史：铅及其化合物主要经呼吸道入侵，其次是消化道，不能通过完整的皮肤。

（2）急性中毒：①肾外症状有剧烈肠绞痛、中毒性肝病、贫血、血压升高、多发性周围神经炎、中毒性脑病；②肾脏损伤以近曲小管受损为主，儿童可有 Fanconi 综合征表现，可出现可逆性氮质血症，但很少进展到急性肾衰竭。

（3）慢性中毒：除有神经衰弱、贫血、腹绞痛、高血压、多发性周围神经炎、铅毒性脑病外，可出现血尿酸升高和痛风。肾脏表现：早期为近曲小管功能障碍，双肾缩小及肾功能不全，晚期可进展到慢性间质性肾炎，最后导致慢性肾衰竭。

（4）分级：①铅吸收：仅尿铅或血铅升高但无临床症状；②轻度铅中毒：除有神经衰弱综合征及尿铅或血铅升高外，尚有尿粪卟啉、尿 δ-氨基-γ-酮戊酸、血红细胞游离原卟啉、血红细胞锌原卟啉中一项异常；③中度铅中毒：在轻度铅中毒基础上，具有如下之一：腹绞痛、贫血、中毒性周围神经病、中毒性肝病、中毒性肾病；④重度铅中毒：有铅麻痹或铅脑病。

（5）驱铅试验即乙二胺四乙酸二钠钙试验可以辅助诊断：注射乙二胺四乙酸二钠钙 1.0g 后

24h，如尿铅＞0.3mg，提示有铅吸收；若＞1mg，提示有铅中毒。

2. 治疗 对慢性铅中毒主要采用驱铅治疗。目前有肯定效果的络合剂驱铅药物主要有 $CaNa_3DTPA$（钙喷替酸钙钠）、$CaNa_2EDTA$（依地酸钙钠）、$ZnNa_3DTPA$（锌喷替酸钙钠）、Na_2DMS（二巯基丁二酸钠）、DMSA（二巯基丁二酸）等。对已出现明显肾损害者，驱铅剂量宜小，并慎用肾毒性药物；慢性肾衰竭同一般保守治疗。

（三）汞中毒的诊断与治疗

1. 诊断

（1）汞接触史：金属汞以蒸气形式由呼吸道侵入人体；皮肤吸收量很少，但皮肤破损及溃烂时吸收量较多；消化道基本不吸收。无机汞易经消化道和呼吸道吸收。有机汞则可通过各种途径进入人体。

（2）急性中毒：①肾外表现：头痛、发热、皮炎、口腔炎、胃肠炎、急性间质性肺炎、细支气管炎等。②肾脏表现：可出现蛋白尿、血尿、管型尿、糖尿及氨基酸尿，重者出现急性肾衰竭。

（3）慢性中毒：多数病例是由于长期吸入金属汞蒸气引起的，最先出现一般性神经衰弱症状，如轻度头昏头痛、健忘、多梦等，部分病例可有心悸、多汗等自主神经系统紊乱现象。病情发展到一定程度时出现三大典型表现：易兴奋症、意向性震颤、口腔炎。

2. 治疗

（1）脱离接触。

（2）驱汞治疗：可给予二巯基丙磺酸钠、二巯基丁二酸钠。

（3）发生肾衰竭者可行透析治疗。

（四）铜中毒的诊断及治疗

1. 诊断

（1）铜接触史：急性中毒多为误服；慢性铜中毒多见于先天性铜代谢障碍。

（2）急性中毒：①肾外表现：肌痛、腹痛、腹泻、酸中毒、胰腺炎、休克等；②肾脏表现：血红蛋白尿、肾小管坏死所致的急性肾衰竭。

（3）慢性中毒：多见于 Wilson 病，常发生 Fanconi 综合征。

2. 治疗

（1）青霉胺治疗有效。

（2）透析治疗。

（五）铋、砷、铬中毒的治疗

铋、砷、铬中毒均可引起急性肾小管坏死。早期可用二巯基丙醇治疗，如发生急性肾衰竭后可施行血液透析或腹膜透析。

四、预　　后

本病的预后取决于中毒的种类、中毒物质的量、中毒至就诊的时间及重要器官的并发症。就肾脏而言，因血液净化技术的进展，患者很少死于无并发症的急性肾衰竭。

第十三节　肾乳头坏死

肾乳头坏死（renal papillary necrosis）又称坏死性肾乳头炎或肾髓质坏死，是因肾髓质区循环障碍，血流缓慢、淤滞，导致乳头部缺血坏死，肾髓部肾小管的坏死组织从尿中排出。病变部位通常局限于肾乳头部和邻近髓质。本症本质上应归属于慢性间质性肾炎，多见于 40 岁以上老年人，发病率尚不清楚，各地报告也不一致，美国为 0.16%～0.26%，英格兰为 0.8%～1.3%，而澳大利亚为 4%。

一、病　因

（1）糖尿病患者易发生肾盂肾炎，感染是肾乳头坏死的常见原因。

（2）尿路梗阻：占肾乳头坏死病因的15%～40%。

（3）滥用止痛剂：特别是含有非那西汀的镇痛合剂，可引起肾乳头坏死。

（4）镰状细胞血红蛋白病：小血管血流淤滞，导致肾乳头缺血坏死。

（5）肾结核：结核杆菌在肾髓质深层形成结核病灶，蔓延至肾乳头。

（6）肾移植排斥反应：移植肾排斥引起血管炎，使肾乳头缺血坏死。

（7）慢性肝硬化：肾血流灌注减少，肾乳头缺血坏死。

（8）巨球蛋白血症：血液异常高黏滞，导致髓质乳头部严重缺血和坏死。

（9）其他：婴儿脱水、低氧、黄疸等。

二、发病机制

肾缺血及感染是诱发本病的主要原因。

肾髓质的血流量相对皮质而言仅占1/10，而越靠近肾乳头其血供越少。在肾乳头血管病变的基础上，因肾盂压力增高、高黏滞血症、炎症或肾毒性物质的作用，导致乳头部缺血坏死。

三、病　理

本症常累及双肾，尿路梗阻或感染所致者可只累及一侧肾脏。在大体解剖上即可见坏死区，可由乳头尖部直至肾皮质髓质交界处，波及整个锥体。按坏死的部位可分为髓质型（穹窿部和乳头部正常）和乳头型（穹窿部和整个乳头部均被破坏）。镜检可见正常组织与坏死组织间分界明显，相邻区域有不同程度的炎症反应。病程发展缓慢者可见不同程度的钙化。

四、诊　断

（一）临床表现

本病临床上可分急、慢性两种类型。

1. 急性肾乳头坏死　常突然起病，重症者可有寒战、高热、腰痛、肉眼血尿及尿路刺激症状，有发展成败血症者。当血块或脱落的坏死组织堵塞输尿管时，可出现肾绞痛及少尿。两侧肾乳头坏死时常出现急性肾衰竭。

2. 慢性肾乳头坏死　多在慢性间质性肾炎的基础上发生发展而致，临床表现除间质性肾炎外，尚可偶发肾绞痛、间断或持续性镜下血尿及进行性肾功能减退，最后发展为尿毒症。也可无临床症状。

（二）实验室检查

（1）尿液化验

1）血尿：肉眼血尿占20%，镜下血尿占20%～40%。

2）白细胞尿：50%～60%的患者发生白细胞尿。

3）蛋白尿：80%的患者存在中度蛋白尿。

4）菌尿：合并泌尿系统感染者可出现菌尿阳性。

5）尿中有时可找到脱落的坏死肾乳头组织块。

（2）外周血白细胞数常增高。

（3）急、慢性肾衰竭时有相应的化验改变（见“急性肾衰竭”“慢性肾衰竭”节）。

（三）特殊检查

1. B超检查　其检查的价值有限，除非在梗阻性肾病，其引起肾乳头坏死或继发的坏死乳头残留在肾盏。

2. X 线检查

（1）KUB 平片：早期可能是阴性。

（2）IVP 检查：是本病最有价值的诊断方法。①肾乳头区有杵状或斑点状充盈点或有空洞，或肾小盏呈虫蚀样边缘，甚至整个乳头区缺失等表现，有诊断意义；②髓质或乳头钙化阴影；③肾影缩小和轮廓不规则。

（四）诊断标准

1. 有慢性间质性肾炎、肾盂肾炎、集合管出口受阻、尿路梗阻等病变。

2. 尿液检查可见坏死的乳头组织。

3. IVP 肾乳头部位有环状阴影或缺损；髓质或乳头钙化；肾影缩小和轮廓不规则。

（五）鉴别诊断

1. 髓质囊肿病 当对称性受累，常合并肾功能明显减退。

2. 反流性肾病 放射线学明确证实输尿管受累，且在儿童期有反流性肾病的病史。

3. 肾脏肿瘤 其发生多在单侧，而肾乳头坏死往往是双侧病变。

4. 肾结核 抗酸杆菌检查阳性，可供区别。

五、治　疗

（1）基础疾病治疗：是防治肾乳头坏死的治疗原则。有感染者要积极控制感染，有梗阻者尽早解除梗阻，如为单侧性肾乳头坏死，必要时可施行手术。

（2）止血：大量出血时应输血，若出血不止，可紧急行膀胱镜检，单侧病变可考虑手术治疗。

（3）止痛：因乳头脱落和血块堵塞输尿管引起绞痛，可予哌替啶或阿托品止痛，无效者也可考虑手术治疗。

（4）如已发生肾衰竭则按肾衰竭处理。

六、预　后

其预后取决于引起肾乳头坏死的病因。早期诊断，去除病因（停用止痛剂、解除尿路梗阻等），控制感染，维持相应的尿量，可减少死亡率。

第十四节　肾动脉栓塞和血栓形成

肾动脉栓塞和血栓形成是指肾动脉主干或其分支的栓塞或血栓形成，导致肾动脉管腔狭窄或闭塞，从而肾功能恶化。常可致整个肾脏和部分肾皮质的缺血和坏死，称为肾梗死（renal infarction）。肾动脉栓塞和血栓形成的病因不同，其临床表现和预后各异。

一、病　因

1. 肾动脉栓塞的栓子主要来源于心脏（如心房颤动、二尖瓣狭窄、附壁血栓、心房黏液瘤、感染性心内膜炎、瓣膜修复术后等），也可来源于其他栓子（如肿瘤栓子、脂肪栓子及其他原因不明的栓子）。

2. 肾动脉血栓可在肾动脉病变（动脉粥样硬化、大动脉炎、结节性多动脉炎、血管闭塞性动脉炎、动脉瘤、梅毒等）的基础上发生，也可在血液高凝（如某些肾病综合征）的基础上发生，但更常见于某些动脉损伤后（肾蒂损伤、肾动脉球囊扩张、主动脉或肾动脉造影、肾动脉重建、肾移植术后）。

二、病　理

肾动脉栓塞和血栓形成因肾动脉阻塞的程度和范围不同，可导致肾缺血乃至肾梗死。梗死区域缺血性坏死（锥形或楔形区域坏死），其周围组织充血和出血，继而坏死区萎缩和纤维化。

三、诊　断

（一）临床表现

本病常继发于心血管疾病、炎症、外伤、肿瘤之后，故患者临床上除常有相应的原发病及其他器官栓塞的症状及体征外，尚依肾脏血管阻塞的程度不同而临床表现各异。

1. 肾动脉阻塞

（1）症状：突发患侧剧烈腰痛，常伴呕吐、发热、血尿、少尿。

（2）体征：病侧肾脏叩击痛，间或有高血压。

2. 中小动脉阻塞　梗死范围不大者，可无临床症状或仅有轻度的血尿和蛋白尿；栓子数目多、范围大者其症状类似肾动脉阻塞者。

（二）实验室检查

1. 血常规　白细胞计数增高。

2. 尿常规　可有程度不等的血尿、蛋白尿。

3. 血生化检查

（1）乳酸脱氢酶：常在梗死后1～2天升高，持续2周后可降至正常。

（2）谷草转氨酶：在梗死后立即升高，3～4天后降至正常。

（3）碱性磷酸酶：常在梗死后3～5天达最高峰，升高后约4周降至正常。

4. 肾功能　依阻塞的部位大小、完全或不完全、急或缓的程度，肾功能正常或减退，乃至发生急性肾衰竭。

（三）特殊检查

1. 肾动脉造影　可见动脉栓塞征象。

2. 放射性核素检查　对诊断有意义。

3. CT或磁共振　可提示梗阻特征性的变化。

4. B超检查　如为单侧肾动脉阻塞，病变侧肾体积缩小；双侧均有病变，则双肾均缩小。

（四）诊断标准

1. 有心脏或主动脉疾患、肿瘤病史或在手术、创伤、造影术后。
2. 有剧烈的腰痛、血尿，间或有急性肾衰竭的临床表现。
3. 肾动脉造影或放射性核素检查阳性。
4. B超检查见肾脏缩小。

应考虑诊断。

四、治　疗

（一）手术

行外科手术取栓或血管再造术，适用于年轻患者的单侧肾动脉主干创伤后所致的闭塞，以及任何年龄任何原因引起的急性双侧肾动脉栓塞。手术治疗越早，效果越好。

（二）溶栓

1. 动脉溶栓　通过介入的方法，将导管插入肾动脉的栓塞部位，局部注入尿激酶（或链激酶）。

2. 静脉溶栓　即通过静脉注入尿激酶（或链激酶）。

（三）透析

若出现肾衰竭则考虑透析治疗。

五、预　后

肾动脉栓塞和血栓形成的预后与病因、肾动脉阻塞范围与程度及开始治疗时间有关。可手术切除者预后尚可。一侧闭塞者，因另一侧肾脏可代偿，并不影响患者的生存。如双侧发生较大的栓塞（或血栓形成），预后不佳。

第十五节　肾静脉血栓形成

肾静脉血栓形成（renal venous thrombosis）是指肾静脉主干或其分支血液凝固，血栓形成，导致肾静脉部分或全部阻塞。血栓可发生于单侧，也可发生于双侧；既可发生急性阻塞，也可发生慢性阻塞；既可以是主干阻塞、一个分支阻塞、多个分支阻塞，也可以是主干和分支阻塞并存。临床上常因阻塞发生的急缓和轻重而致临床症状及预后不同。

一、病　　因

1. 肾病综合征　原发性肾病综合征合并肾静脉血栓形成多见于膜性肾病，国外报道系膜毛细血管性肾小球肾炎也是发生肾病综合征的常见病理类型，血浆白蛋白低于20g/L更易发生。继发性肾病综合征，如狼疮性肾炎、肾淀粉样变、糖尿病肾病、紫癜性肾炎均可有肾静脉血栓形成。

2. 肿瘤　肾脏及邻近器官的肿瘤，因肾静脉血管壁受侵犯，引起瘤栓和血栓阻塞。

3. 妊娠　胎儿对腔静脉的压迫，导致血流缓慢而形成血栓。

4. 下腔静脉炎　血栓发生在下腔静脉，而后延伸至肾静脉。

5. 严重的脱水　多见于婴幼儿。

二、发 病 机 制

（一）肾病综合征时肾静脉血栓形成

1. 凝血系统　由于Ⅴ、Ⅶ、Ⅷ和纤维蛋白原分子量较大，不易从尿中排出，且肝脏代偿性合成增加，所以在血浆中的浓度增高。

2. 抗凝系统　抗凝血酶Ⅲ及 a_1-抗胰蛋白酶因分子量较小，尿中排出超过肝脏代偿合成，导致在血浆中的浓度下降。

3. 纤溶系统　纤维酶原由于分子量较小致尿中大量丢失，而合成却不足以代偿；纤溶酶抑制剂浓度增加；纤溶酶抑制因子的作用占优势。因此，纤溶酶活性受抑制，纤溶酶作用减弱。

4. 其他因素　血小板聚集、黏附、释放功能增强；连续大量应用强利尿剂；长期大量应用糖皮质激素等。

（二）其他原因的肾静脉血栓形成

其他原因的肾静脉血栓形成则可能与肾静脉局部压迫、血流缓慢、内膜的炎症、血液的浓缩等诸多因素有关。

三、病　　理

肾脏外观肿大、色泽深红，肾静脉主干及分支可发现血栓，镜下可见肾间质高度水肿，肾小球毛细血管袢扩张淤血，可有微血栓形成，有时可见中性粒细胞节段性浸润于毛细血管壁。长期迁延不愈者，可出现肾小管萎缩和肾间质纤维化。

四、诊　　断

（一）临床表现

1. 慢性肾静脉血栓形成　易有侧支循环建立，临床多无症状。

2. 急性肾静脉血栓形成

（1）发热、血压升高。

（2）突发性剧烈腰腹部疼痛、肾区叩痛。

（3）尿异常：肉眼血尿、少尿、无尿。

3. 累及下腔静脉者　表现为下腔静脉阻塞综合征。

4. 合并肺栓塞者　可有呼吸困难、胸痛、咯血等表现。

（二）实验室检查

1. 血常规　白细胞计数升高。

2. 尿常规　血尿，中、重度蛋白尿，无菌性白细胞尿。

3. 肾功能检查　急性肾衰竭时血 BUN 及 Scr 升高。

4. 血浆乳酸脱氢酶升高　多见于婴幼儿急性起病者。

（三）特殊检查

1. B 超检查　病肾体积增大，在肾静脉内见血栓回声。多普勒超声可见静脉内血流充盈缺损、紊乱或消失。

2. IVP　病侧肾体积增大，显影延迟，肾盏、肾盂扩张及肾区假囊肿形成。

3. 肾静脉造影　主要表现为管腔内充盈缺损和管腔截断。

（四）诊断标准

1. 有引起本病的病因，如肾病综合征等。
2. 突发剧烈腰痛，血尿，蛋白尿突然增多，肾功能突然下降。
3. 肾外栓塞的症状和体征。
4. 下腔静脉造影和选择性肾静脉造影用于确诊，CT 或 MRI、超声多普勒检查用于辅助诊断。

五、治　疗

（1）治疗原发病。

（2）避免医源性高凝状态出现：如连续应用强利尿剂、长期大量应用糖皮质激素等。

（3）溶栓治疗及抗凝治疗：见“肾病综合征”节。

（4）手术摘除血栓：手术摘除效果不肯定。急性肾静脉大血栓保守治疗无效，且反复导致肺栓塞者，可考虑手术治疗。

六、预　后

如能早期诊断，且溶栓治疗有效，预后尚可。如合并肾外栓塞（尤其是肺栓塞）及肾脏功能受损，则预后较差。

第十六节　放射性肾炎

放射性肾炎（radiation nephritis）是肾脏在短期内受到较大剂量放射线照射所致。属于非炎症性缓慢进行性肾脏疾病，1952 年由 Kunkler 等发现。

一、病　因

本病多见于放射性治疗腹部或生殖系统肿瘤，而又未能对肾脏进行任何防护的患者。一般在 5 周内肾脏所接受的照射剂量超过 23Gy（2300R）时，有发生本病的危险。

二、发病机制

1. 急性放射性肾炎　推测与放射线照射后直接损伤血管内皮细胞，导致纤维素样坏死和内膜增厚，血管损伤，肾缺血，肾素和血管紧张素释放，产生高血压有关，亦和弥散性血管内凝血有关。

2. 慢性放射性肾炎　其发病机制与急性类似，只是病变较轻，缺血过程较缓慢；或者由急性期迁延不愈而来。

三、病　　理

1. 急性放射性肾炎　血管内皮变性、内膜水肿，大剂量照射后动脉及小动脉壁可出现纤维素样坏死和血栓形成，进而系膜细胞和基质增生，基底膜呈现节段性“双轨征”，最后导致肾小球硬化。受累组织与正常组织易于区分。

2. 慢性放射性肾炎　动脉壁广泛坏死及血栓形成，后期有肾小球硬化，肾小管变性及坏死，间质纤维化，最终呈现固缩肾。

四、诊　　断

（一）临床表现

本病可分为5型：①放射性肾炎；②慢性放射性肾炎；③单纯性蛋白尿；④良性高血压；⑤恶性高血压。

1. 急性放射性肾炎　起病隐匿，临床表现类似于急性肾小球肾炎。

（1）潜伏期：放射线治疗后6～12个月，儿童患者可短于6个月。

（2）前驱期：血压升高、贫血、心脏扩大，检查可发现蛋白尿。

（3）临床期：一旦症状出现，即迅速发展。表现为极度疲乏，食欲缺乏、水肿、高血压、顽固性贫血、呼吸困难；实验室检查可出现中度蛋白尿，血尿少见，亦可见上皮细胞、透明和颗粒管型，血BUN、Scr升高。

2. 慢性放射性肾炎　起病缓慢，临床表现类似于慢性间质性肾炎。

（1）潜伏期：可由急性期演变而来，也可能在接受放射性照射若干年后发病。

（2）临床期：可表现为乏力、贫血、高血压、水肿、夜尿、管型尿、低渗尿及肾功能减退等。

3. 单纯性蛋白尿　在放射性治疗后长时间内只有轻微的无症状蛋白尿，肾功能可保持正常。

4. 良性高血压　接受射线照射后2.5～5年，出现高血压，伴不同程度蛋白尿，预后一般尚可。

5. 恶性高血压　依其发生时间分为早发性恶性高血压和晚发性恶性高血压，多由放射线所致的肾动脉狭窄引起。

（二）诊断标准

（1）有肾区接受放射线照射史。

（2）有肾脏受损的证据：如蛋白尿、高血压和肾脏功能受损。

五、治　　疗

1. 一般治疗　包括维护肾功能，降压等对症治疗。

2. 手术治疗　单侧肾脏受累且有恶性高血压表现时可考虑肾切除。

3. 透析治疗　尿毒症时给予透析治疗。

六、预　　后

预后的优劣主要取决于有无急进性高血压，急性期患者的死亡率约为50%。

第十七节　肾素分泌瘤

肾素分泌瘤即原发性肾素症，是肾内罕见的能分泌肾素的良性肿瘤。1967年由Robertson首先报道。本病多见于青少年，无性别差异。

一、病　　因

1. 肾球旁细胞瘤　分泌过多的肾素。

2. 其他　Wilms瘤、肾胚胎瘤、某些肾素细胞瘤、异位分泌肾素的透明细胞瘤。

二、病 理

肾球旁细胞瘤发生于肾皮质部，体积较小，直径为0.2～4.0cm，有完整的包膜，切面灰白，质地均匀。多为局限单发的良性肿瘤，内含大量肾素。HE 染色瘤细胞和正常球旁细胞相似。瘤细胞胞体和胞核呈圆形或椭圆形，胞界不清。用Harada染色、甲紫染色、PAS染色等可见细胞质中有分泌颗粒，用免疫荧光法可证明分泌颗粒含有肾素。电镜下可见瘤细胞内有电子密度不均的内分泌颗粒。

三、诊 断

（一）临床表现

（1）严重且不易控制的高血压。

（2）多尿、夜尿增多。

（3）高血钠、低血钾、高尿钾。

（4）低血钾性碱中毒：四肢无力或迟缓性瘫痪，手足搐搦。

（5）肾上腺皮质功能亢进的表现（多毛、肥胖等）。

（二）实验室检查

1. 尿液检查 有蛋白尿，无细胞成分。

2. 生化检查 低血钾、高血钠、高尿钾。

3. 血浆肾素活性 增高，大多数血管紧张素Ⅰ为27.4～45.0pg/(ml·h)，最高达430pg/(ml·h)。

4. 血、尿醛固酮测定 往往增高。

（三）特殊检查

1. 核素扫描 肾上腺^{131}I-胆固醇扫描可与原发性醛固酮增多症鉴别。

2. 双侧肾静脉肾素测定 两侧比值可高达4.6。

3. 选择性肾动脉造影 可发现瘤体，有助于诊断。

（四）诊断标准

（1）顽固性高血压。

（2）低血钾、高尿钾。

（3）血浆肾素含量增高。

（4）双侧肾静脉肾素测定和选择性肾动脉造影异常改变。

（5）排除原发性醛固酮增多症。

（五）鉴别诊断

选择性肾动脉造影可直接或间接显示肿瘤部位并排除肾血管异常引起的高血压。虽然肾胚胎瘤、肾透明细胞癌、肾内肿瘤压迫肾动脉及其分支亦可引起类似表现，但还要根据患者的临床表现及手术结果分辨。需要排除肾内肿瘤压迫肾动脉所致的高肾素血症和高血压，依据手术病理检查确定诊断。肾外肿瘤如肺未分化癌也可分泌肾素从而出现高血压、低钾血症和碱中毒。

四、治 疗

（1）主要靠手术摘除肿瘤。

（2）β受体阻滞剂：抗肾素活性的药物，如普萘洛尔40mg，每6h一次，有明显的降压作用。

五、预 后

早期发现，及时摘除肿瘤，可治愈。

第七章　继发性肾脏疾病

第一节　系统性红斑狼疮性肾炎

系统性红斑狼疮（systemic lupus erythematosus，SLE）好发于青年女性，男女之比为1∶9，人群患病率为1/2000～1/1000。SLE常累及多系统、多器官，患者中1/4～2/3有肾脏损害的临床表现，称狼疮性肾炎（lupus nephritis，LN），是常见的继发性肾脏疾病之一。

一、病　　因

本病的病因目前不甚明了，可能与环境（药物、毒物、饮食、感染）、遗传、性激素等因素有关。

二、发 病 机 制

由于外来抗原（如逆病毒）和内源性抗原（如DNA、免疫球蛋白）作用于有遗传性免疫缺陷的易感人群，使自身细胞的抗原，特别是内源性DNA抗原发生变异，这些变异的自身抗原刺激B淋巴细胞产生大量抗自身组织的抗体，主要是抗DNA抗体，形成抗原-抗体复合物，沉积于肾小球；或者循环中的ds-DNA等抗原，先与肾小球基底膜结合，再与循环中相应的抗体结合，形成原位免疫复合物，两者均能激活补体并产生多种细胞因子，引起肾脏病变。

三、病　　理

（一）光镜

1. 病变的多样化和非典型性。
2. 毛细血管壁的白金耳样改变。
3. 肾小球内微血栓形成，苏木精小体形成。
4. 常伴有肾间质炎、肾血管炎和坏死。

其中，活动性病变为：①增殖性病变；②纤维素样坏死/核破裂；③细胞性新月体；④白细胞浸润；⑤透明血栓，白金耳；⑥间质炎症改变。

慢性病变为：①肾小球硬化；②纤维性新月体；③间质纤维化；④肾小管萎缩。

（二）电镜

电镜下见大量高密度电子致密物沉积于肾小球、肾小管基底膜和间质小血管基底膜。电镜下所见苏木精小体，电子致密物中的指纹状结构、管泡状小体及圆形或卵圆形颗粒，对确诊有一定价值。

（三）免疫荧光

在系膜区、上皮下、内皮下及基底膜上大量免疫复合物沉积，以IgG为主，常伴IgM、IgA，补体C_3、C_4、C_{1q}也多呈强阳性，约25%以上呈现“满堂亮”改变。

（四）分型

根据1982年WHO建议，将狼疮性肾炎分为6型：①正常肾小球型（Ⅰ型）；②系膜增生型（Ⅱ型）；③局灶节段型（Ⅲ型）；④弥漫增生型（Ⅳ型）；⑤膜型（Ⅴ型）；⑥硬化型（Ⅵ型）。

四、诊　　断

（一）临床表现

关节炎和面部红斑常先于肾炎，约1/4的患者以肾脏病变为首发表现，其中5%在肾受累持续数年后才有多系统受累的表现。

1. 肾脏受累表现

（1）症状：①夜尿增多是早期症状之一；②水肿是常见的临床体征；③尿检异常，蛋白尿（100%）及镜下血尿（80%）多见，常伴有管型尿（约 70%）；④肾功能不全，约 1/6 的患者确诊时即有肾功能受损；⑤高血压占 25%～45%，且常与肾衰竭程度一致。

（2）临床分型

1）轻型：占 30%～50%，无临床症状，仅有轻、中度蛋白尿（＜1g/d），镜下血尿及红细胞管型，但肾功能正常。

2）肾病综合征型：占 40%～60%，呈大量蛋白尿、低蛋白血症及水肿，间或有血胆固醇升高，疾病后期有高血压、肾功能损害，大部分患者发展至肾衰竭。

3）慢性肾炎型：占 35%～50%，有高血压、不同程度的蛋白尿、尿沉渣中有大量红细胞及管型，多伴肾功能损害。

4）急性肾衰竭型：在短时期内出现少尿性急性肾衰竭，或为轻型或由肾病综合征型转化而来。

5）肾小管损害型：临床表现为肾小管酸中毒、夜尿增多、高血压、尿中 β_2 微球蛋白增多，半数患者肾功能减退。

6）抗磷脂抗体型：抗磷脂抗体阳性，有大、小动静脉血栓形成及栓塞，血小板减少及流产倾向，常于产后出现急性肾衰竭。

7）临床"寂静"型：无肾受累表现，尿常规阴性，但病理学检查常有不同程度的病变。

2. 全身性表现

（1）发热（87%）。

（2）关节炎（90%）。

（3）皮肤黏膜损害（80%）。

（4）伴有肝脏受累（10%～40%）。

（5）心脏受累（约 10%）。

（6）中枢神经系统受累（13%～20%）。

（7）造血器官受累（50%～60%）。

（8）多发性浆膜炎（30%）。

（二）实验室检查

1. 血常规

（1）白细胞降低（$<4\times10^9$/L）。

（2）正细胞正色素性贫血，偶呈溶血性贫血。

（3）血小板减少（$<100\times10^9$/L）。

2. 尿常规　不同程度（轻度至肾病范围）的蛋白尿，镜下血尿或肉眼血尿、管型尿。

3. 血液学检查

（1）血清白蛋白减低。

（2）α_2 和 γ 球蛋白增高。

（3）血沉（ESR）增快。

（4）Coombs 试验阳性。

4. 免疫学检查

（1）抗核抗体（ANA）：未经治疗的活动性 SLE 患者，其阳性率达 96%，是一种良好的筛选指标。但其特异性低，不能作为 SLE 与其他结缔组织疾病鉴别的依据。

（2）抗双链 DNA 抗体（抗 ds-DNA）：是诊断 SLE 的标记性抗体之一，敏感性达 72%，其滴度变化与狼疮活动密切相关。

（3）抗 Sm 抗体：为诊断 SLE 的标记性抗体之一，对诊断 SLE 特异性极高，但敏感性仅 25%。

（4）抗 RNP 抗体、抗 SSA（Ro）抗体、抗 SSB（La）抗体：特异性和敏感性均较差。

（5）抗组蛋白抗体：特异性较好。

（6）抗磷脂抗体：可为阳性。

（7）循环免疫复合物（CIC）：其增多认为与疾病的活动性密切相关。

（8）补体测定：C_3、C_4、CH_{50} 均可降低，尤其 C_3 下降是判断狼疮活动性的一个敏感而可靠的指标。

（9）皮肤狼疮带实验（LBT）：其阳性对 SLE 的诊断具有较高的价值，但 LBT 阳性率的差异很大，必须采取腕上方的正常皮肤做检查，可提高本试验的特异性。

（三）诊断标准

SLE 诊断条件（即以下 11 条中符合 4 条或 4 条以上者）：①颧部红斑；②盘状红斑；③光敏感；④口腔溃疡；⑤非侵蚀性关节炎；⑥多发性浆膜炎；⑦蛋白尿＞0.5g/d 或＞+++，管型尿；⑧神经系统异常；⑨溶血性贫血伴网织红细胞增多，或至少 2 次白细胞减少＜$4.0×10^9$/L，或至少 2 次淋巴细胞减少＜$1.5×10^9$/L，或血小板减少＜$100×10^9$/L；⑩狼疮细胞阳性或抗 ds-DNA 或抗 Sm 抗体阳性或持续梅毒血清反应假阳性；⑪ ANA 阳性。

除上述标准外，临床上还需具备持续性蛋白尿、血尿、管型尿或肾功能减退等条件，方能诊断狼疮性肾炎。必要时可行肾活检，以明确肾脏病变的类型及性质。

（四）鉴别诊断

1. 原发性肾小球疾病 这类疾病多无关节炎，无皮损，无多器官受累表现，血中抗 ds-DNA、抗 Sm 抗体、ANA、狼疮细胞阴性。

2. 慢性活动性肝炎 也可出现多发性关节炎、浆膜炎、ANA（+）、狼疮细胞阳性、全血细胞下降，也可有肾炎样尿改变，但一般肝肿大明显，有蜘蛛痣、肝病面容及肝掌等肝病表现。

此外，也应注意与痛风、感染性心内膜炎、特发性血小板减少性紫癜等鉴别。

五、治　　疗

（一）一般治疗

急性活动期应卧床休息，避免使用诱发或加重病情的药物，如肼屈嗪、普鲁卡因胺等。

（二）药物治疗

1. 糖皮质激素 是治疗本病的主要药物，能明显改善患者的临床和预后，但具体用药应根据是否有 SLE 活动及病理类型遵循分级治疗、个体化原则。

（1）泼尼松：成人为 0.8～1mg/（kg·d），共 8～12 周，病情稳定后进入减量治疗阶段，至维持量（隔日 0.4mg/kg），总疗程 1～2 年。

（2）甲泼尼龙冲击疗法：适于 SLE 活动及 LN 病理改变严重的病例，如Ⅳ型 LN 合并新月体形成。常用方案：甲泼尼龙每次 1g 静脉滴注，每日或隔日 1 次，3 次为 1 个疗程，必要时于 3～7 日后重复，共 1～3 个疗程。还可试用地塞米松 150mg/d 行冲击治疗。但要注意感染及水钠潴留等并发症。

2. 细胞毒药物 对于弥漫增殖型 LN 或激素疗效不佳者应加用细胞毒药物。

（1）环磷酰胺（cyclophosphamide，CTX）：常规方法是口服 CTX 2～4mg/（kg·d），但目前认为CTX冲击疗法优于常规方法，即用CTX 0.5～1.0g/m^2体表面积，加入0.9%氯化钠溶液250ml中静脉滴注，不少于 1h，每月冲击 1 次，共 6 次，然后每 3 个月冲击 1 次至活动静止后 1 年停止冲击，总量＜12g。治疗时要注意充分水化，碱化尿液，监测血常规变化。不良反应有可逆性骨髓抑制，感染，恶心、呕吐，脱发，性腺抑制，出血性膀胱炎，致癌，致畸。

（2）硫唑嘌呤：在使用维持剂量糖皮质激素的情况下，必要时加用硫唑嘌呤作维持治疗，用量为1～2mg/（kg·d）。

3. 霉酚酸酯（MMF） 为一种新的免疫抑制剂，能选择性地抑制T和B淋巴细胞增生。适于难治性LN的治疗，其疗效产生较慢，多与激素联用，起始量为1.5～2.0g/d，达到临床缓解后减至1.0g/d，持续半年后减至0.75g/d，维持量不低于0.5g/d，总疗程1.5～2年。副作用为胃肠道反应、感染、骨髓抑制。

4. 雷公藤多苷 60mg/d，分次口服，与激素合用对LN有一定的疗效，对轻症或激素、免疫抑制剂撤减后维持治疗更适宜，主要不良反应为骨髓抑制、肝毒性、月经异常及胃肠道症状。

5. 环孢素A 用法为开始5mg/（kg·d），服用3个月后，每月减1mg/kg，减至2.5mg/kg作维持治疗。但此药肝、肾毒性较大，价格较贵。

6. FK-506 可抑制T细胞活性及炎症细胞因子反应，有学者建议用于Ⅴ型LN的治疗。初始量为0.1～0.15mg/（kg·d），分两次口服，血药谷浓度为5～15ng/ml。应根据血药浓度及Scr调整剂量，病情缓解后可减为0.07mg/（kg·d），持续半年。

（三）其他治疗

1. 血浆置换 其疗效仍有争议，可用于弥漫增殖型LN的活动期。肾功能急剧恶化，体内CIC显著增高者，应与糖皮质激素和CTX合用。

2. 透析 适用于合并急、慢性肾衰竭的患者。透析过程中应注意其并发症，早期主要是感染，晚期则与心脏情况有关。

3. 肾移植 适用于无活动病变、肾功能损害不可逆者。必须在病情无活动时进行，移植肾5年存活率为60.4%，有些患者移植后病变又再活动，但用药控制后极少有移植肾受累现象。

4. 正在研究中的治疗方法

（1）全身淋巴结X线照射，20Gy，疗程4～6周。

（2）体外免疫吸附治疗，一般3～7次。

（3）免疫球蛋白输注：0.4g/（kg·d），5天为1个疗程，1个月后可重复。

（4）抗CD4单克隆抗体治疗，按0.3mg/kg静脉给予。

（5）来氟米特能抑制嘧啶的从头合成，并抑制NF-κb的活性，目前正在开展临床试验以验证其对LN治疗的有效性。

（6）免疫重建疗法：采用大剂量CTX配合造血干细胞移植，能消除骨髓中的致病源性免疫细胞。

六、预　　后

本病患者5～10年的存活率为74.6%～81.8%。合并有大量蛋白尿、高血压、Scr明显升高者或病理呈弥漫增生性肾炎者预后差。

第二节　结节性多动脉炎肾损害

结节性多动脉炎（polyarteritis nodosa，PAN）是一种累及中、小动脉的坏死性血管炎，可累及人体任何器官，常见累及器官的顺序依次为肾脏、心脏、消化道、皮肤及中枢神经系统，部分合并睾丸痛。本病多发于青壮年，患病率为6.3/10万，男女之比为2∶1。

一、病　　因

本病的病因尚未阐明，一般认为可能与注射抗血清、病毒感染（如乙肝病毒、丙肝病毒、甲肝病毒、巨细胞病毒、带状疱疹病毒等）、细菌感染（伤寒、结核杆菌、金黄色葡萄球菌等）及药物应用引起的免疫反应有关，与遗传有关的因素亦不能除外。

二、病　　理

结节性多动脉炎的病理学改变主要为中小肌性动脉的坏死性血管炎。肾脏受累者可见肾动脉、叶间动脉及小叶间动脉的血管壁水肿，黏液性变性，白细胞浸润，纤维素样坏死，弹力纤维断裂和血栓形成。肾实质可见由缺血造成的梗死，萎缩样改变。肾小球多呈缺血性闭塞，仅有微量或无免疫球蛋白沉积。

三、诊　　断

（一）临床表现

本病起病方式多种多样，早期多有发热、乏力、食欲缺乏、消瘦、肌肉和关节疼痛等全身非特异性症状。

1. 肾受累表现　占70%～80%。

（1）可导致肾动脉及其大分支的血管壁坏死。

（2）动脉瘤及血栓形成。

（3）肾梗死，出现肉眼血尿。

（4）肾绞痛。

（5）进行性高血压。

（6）急性肾衰竭，严重者可导致死亡。

2. 其他器官受累表现

（1）皮肤：约50%有皮肤受累表现，如出血性紫癜、沿动脉走向的皮下小结节、结节性红斑、网状青斑等。

（2）周围神经病变：50%～70%可发生。

（3）消化系统：可有腹痛、腹泻、肠穿孔或坏死、消化道出血。

（4）心脏：可发生心肌缺血或梗死，出现心律失常、心力衰竭。

（5）眼底：出血、渗出、视乳头水肿。

（6）肺部：较少受累。

（7）生殖系统：可出现附睾和睾丸受累。

（二）实验室检查

1. 血常规

（1）正色素性贫血。

（2）75%有中性粒细胞计数增高。

（3）血小板增多。

2. 尿常规

（1）血尿（88%）。

（2）蛋白尿（70%）。

（3）管型尿（透明管型或颗粒管型）。

3. 血清学检查

（1）血沉增快。

（2）血清白蛋白下降。

（3）γ球蛋白升高。

（4）类风湿因子（RF）阳性。

（5）冷球蛋白阳性。

（6）25%的患者血清 CH_{50} 和 C_3 下降。

（7）HBsAg 阳性率占 10%～54%。

（8）ANCA 阴性。

（三）特殊检查

1. 动脉血管造影，特别是肾脏及肠系膜血管造影，可显示中等大小动脉 1cm 左右的动脉瘤样扩张，对本病有重要的诊断价值，且可为血管炎症部位判断提供依据。

2. 组织活检是最有力的诊断手段，最易活检的部位是受累肾脏、皮肤、腓肠神经和肌肉等。

（四）诊断标准

参照 1990 年美国风湿病学会的诊断标准，凡具备以下 10 条中的 3 条或以上者即可确诊为结节性多动脉炎：①体重减轻≥4kg；②网状青斑；③睾丸痛或触痛；④肌肉痛、软弱或下肢触痛；⑤单神经或多神经病变；⑥舒张压≥90mmHg；⑦血 BUN、Scr 升高；⑧HBsAg 阳性或 HBsAb 阳性；⑨动脉造影异常；⑩中小动脉活检异常。

（五）鉴别诊断

确定诊断前应注意排除 SLE、Behcet 病、类风湿关节炎等结缔组织病并发的血管炎。

四、治　　疗

1. 糖皮质激素　为首选，泼尼松 60mg/d，可抑制半数以上患者肾脏损害的发展，当全身症状及肾脏病表现（主要是血尿、肾功能）得到改善后，激素可逐渐减量，6 个月可减到 10mg/d 作为维持量，继续治疗 6 个月后考虑停药观察。

2. 静脉给药和冲击治疗　病情危重者应先静脉给药，如氢化可的松 150～300mg/d 静脉滴注或地塞米松 20～30mg/d 静脉滴注；新月体肾炎可应用甲泼尼龙冲击治疗，1g/d 静脉滴注，连用 3 天，继之口服泼尼松。

3. 细胞毒药物　在应用激素基础上加用 CTX 1～2mg/（kg・d）口服或静脉注射，或硫唑嘌呤 1～2mg/（kg・d），可提高疗效，加速病情缓解。

4. 透析　经上述处理，病情仍无好转而发展到终末期尿毒症者，应采用透析治疗。

5. 其他治疗　如血浆置换疗法、中药等。

五、预　　后

本病预后取决于是否有内脏和中枢神经系统受累及病变的严重程度。若未经治疗则 5 年生存率＜15%。

第三节　显微镜下型多血管炎性肾损害

显微镜下型多血管炎（MPA）是一种主要累及小血管（小动脉、微小动脉、微小静脉和毛细血管）的系统性血管炎。常见的受累器官为肾小球和肺。此病多见于中老年人，男女之比为 1.8∶1。

一、病因及发病机制

本病病因尚不十分清楚，多发生在有遗传易感性或免疫异常的患者。环境中的病原微生物具有超抗原特性，可通过促发 T、B 淋巴细胞的活性而致病。中性粒细胞、巨噬细胞、内皮细胞、淋巴细胞和它们各自分泌的细胞因子都参与了血管炎的发病过程。

二、病　　理

（一）光镜

光镜下主要表现为局灶性坏死性全层血管炎，最常受累的为微小动脉、小静脉和毛细血管，有时也累及中小动脉。常伴有中性粒细胞、淋巴细胞浸润。肾小球病变表现为局灶性节段性肾小球毛细血管襻坏死和新月体形成。

（二）电镜及免疫荧光

电镜及免疫荧光检查一般无或仅有微量免疫复合物或电子致密物沉积。

三、诊　　断

（一）临床表现

多数患者有上呼吸道感染或药物过敏样的前驱症状，好发于冬季。

1. 肾外表现　①发热（39%）；②肌肉痛（26%）；③关节痛（44%）；④皮肤表现（20%～40%）；⑤肺部表现（50%）；⑥耳鼻喉病变（35%）；⑦神经系统病变（57%）；⑧胃肠道病变（33%～50%）；⑨心血管病变；⑩眼部病变。

2. 肾脏表现　78%有肾受累，表现为血尿、蛋白尿、管型尿，重者出现肾衰竭。

（二）实验室检查

1. 血常规　正色素性贫血，白细胞总数和中性粒细胞计数增高，血小板增多。

2. 尿常规　血尿，蛋白尿，管型尿。

（1）血生化：大多有血 BUN、Scr 升高。

（2）血清学检查：①ESR 急性期增快；②CRP 急性期升高；③HBsAg 阴性；④C_3、C_4 正常；⑤ANCA：约 85%的 MPA 患者 ANCA 阳性，绝大多数为核周型（P-ANCA），且主要为抗髓过氧化物酶抗体（MPO-ANCA）阳性，两者同时阳性诊断 MPA 的特异性可达 99%。

（三）诊断依据

对不明原因发热或肾功能损害的中老年患者应尽早进行 ANCA 检查及肾组织活检，有利于早期诊断。Sorensen 等提出的诊断标准为：

（1）活检证实小血管的坏死性血管炎和（或）肾小球肾炎，伴少或无免疫复合物沉积。

（2）经活检证实，小血管的血管炎累及一个以上器官或系统，或尿沉渣、肾功能检查显示有肾小球肾炎。

（3）未行活检但有肺小血管炎。

（四）鉴别诊断

（1）应注意除外由 SLE、过敏性紫癜、类风湿关节炎等引起的继发性血管炎。

（2）Goodpasture 病：也可表现为急进性肾炎和肺出血，但无其他多器官血管炎的表现，其血抗 GBM 抗体阳性，肾脏免疫荧光显示 IgG 呈线条状沿基底膜沉积，而 ANCA 为阴性。

四、治　　疗

目前主张糖皮质激素及细胞毒药物联合使用，可显著改善预后。

1. 糖皮质激素

（1）常规治疗：泼尼松，初始剂量为 1mg/（kg・d）顿服或分次口服，4～8 周后逐渐减量，至少 6 个月。

（2）冲击治疗：对肺出血和（或）急进性肾炎的重症患者可应用甲泼尼龙冲击治疗，1g/d 静脉滴注，连用 3 天为 1 个疗程，根据病情可应用 1～3 个疗程，继之口服泼尼松。

2. CTX　口服 CTX 1～3mg/（kg・d），持续 12 周；或静脉冲击治疗，初始每次 15mg/kg 或每次 1.0g，每个月 1 次，连续 6 个月，以后每 2～3 个月 1 次，总量 6～9g。

3. 血浆置换　适用于肾功能急剧恶化或肺出血的重症患者，可使症状改善。

4. 免疫治疗　如静脉注射大剂量免疫球蛋白、抗淋巴细胞抗体、特异性免疫吸附等治疗方法。

5. 透析与肾移植　经积极治疗病情无好转，肾功能持续恶化，有透析指征者应行透析治疗，终末期肾衰竭可考虑行肾移植。

五、预 后

本病 5 年存活率为 38%～80%，主要死因为感染、肾衰竭和肺出血。

第四节 韦格纳肉芽肿肾损害

韦格纳肉芽肿是一种临床表现复杂、预后不良的系统性坏死性肉芽肿性血管炎性疾病，包括上、下呼吸道坏死性肉芽肿性血管炎、局灶性坏死性肾小球肾炎、多系统多器官坏死性血管炎三组临床表现型，常因肾衰竭而于数月内死亡。本病较少见，发病率为 0.4/10 万，以 40 岁以上男性居多，男女之比为 3∶2。

一、病 因

本病病因尚不清楚，一般认为是由吸入性抗原物质导致的免疫损伤；遗传易感也是发病因素之一；人白细胞抗原检测发现，本病与 HLA-B8 有关。

二、发 病 机 制

本病发病机制尚未明了，肉芽肿反应可由免疫复合物激发，也可有细胞免疫机制参与肾损害。目前的研究认为，ANCA 为本病的标记抗体。

三、病 理

（一）光镜

1. 早期 主要表现为局灶性节段性坏死性肾小球肾炎。病变部位呈纤维素样坏死、微血栓形成、肾球囊粘连及新月体形成。

2. 后期 有纤维化及硬化病变。此外，病变的肾小球及肾间质常见单核细胞、淋巴样细胞、多核巨细胞及多形核细胞组成的肉芽肿病变，并有坏死性小血管炎。

（二）电镜

电镜下无或偶见电子致密物沉积。

（三）免疫荧光

免疫荧光检查无或仅有微量免疫复合物及补体沉积。

四、诊 断

（一）临床表现

本病好发于冬季，发病可急可缓，94%的患者有感冒样的前驱表现（发热、乏力、周身疼痛）或药物（抗生素）过敏的前驱表现。

1. 肾受累表现 约 80%的患者肾脏受累，症状多在肺部病灶出现之后。有些病例起病即表现为急性肾炎综合征，以后肾功能进行性减退，肾衰竭是常见的致死原因。

（1）血尿：早期均有血尿，约 1/3 呈肉眼血尿。

（2）蛋白尿：表现为肾病范围的蛋白尿，不多见。

（3）管型尿。

（4）高血压：不多见。

2. 肾外表现

（1）不规则发热（39%）。

（2）皮疹（20%～40%）。

（3）关节痛（44%）。

（4）肌肉痛（26%）。

（5）腹痛和消化道症状（33%）。

（6）神经系统症状（25%～50%）。

（7）体重下降。

（8）上呼吸道病变：慢性鼻炎、鼻窦炎等。

（9）肺部病变（70%～80%）：可致咳嗽、咯血、呼吸困难和胸痛。

（10）眼病变（52%）：可为结膜炎、角膜溃疡、葡萄膜炎等。

（11）心脏病变：可出现心包炎、心肌炎、冠状动脉炎。

（12）耳病变：中耳炎、神经性耳聋等。

（二）实验室检查

1. 血常规

（1）正细胞正色素性贫血。

（2）白细胞升高而嗜酸性粒细胞不增多。

（3）血小板增多。

2. 尿常规 血尿、蛋白尿。

3. 血清学检查

（1）ESR 增快。

（2）C-反应蛋白（CRP）升高。

（3）γ 球蛋白增多。

4. 免疫学检查

（1）ANCA：是目前最有价值的检测指标，约 90%的典型患者为 C-ANCA 阳性，且 65%～85%为抗蛋白酶 3（PR3）抗体阳性，其特异性为 90%左右，即使缺乏病理根据，ANCA（+）亦可协助诊断。其滴度与病情活动相关。

（2）补体：C_3 多正常。

（3）各种免疫球蛋白：均增高。

（4）RF 可阳性，常提示病变活动。

（三）特殊检查

1. X 线检查 肺间质纹理增强，可见单个或多个大小不等的结节和肿块，有的有空洞形成。

2. 肾组织活检 可见局灶性节段性坏死性肾小球肾炎，常伴有新月体形成。

（四）诊断标准

对临床表现有上、下呼吸道病变与肾小球肾炎三联征者，实验室检查 C-ANCA 阳性组织病理学检查呈坏死性肉芽肿炎者可确诊。美国风湿病学会 1990 年韦格纳肉芽肿分类诊断标准如下：

1. 鼻或口腔炎症 痛或无痛性口腔溃疡，脓性或血性鼻分泌物。

2. 胸部 X 线异常 胸片示结节，固定浸润灶或空洞。

3. 尿沉渣异常 镜下血尿（红细胞＞5 个/HP），或红细胞管型。

4. 病理 动脉壁、动脉周围或血管外部区域有肉芽肿炎症。

以上有 2 项阳性即可诊断为韦格纳肉芽肿。

（五）鉴别诊断

1. 肺出血-肾炎综合征 一般无其他血管炎征象。其血中抗肾小球基底膜抗体阳性，而 ANCA 阴性。

2. 特发性中线肉芽肿病 为面部腭骨及软骨局灶性破坏性疾病，可有上呼吸道病变，但一般无系统性血管炎，也不累及肺和肾。

3. 淋巴瘤样肉芽肿病 是以多形细胞浸润多器官为特点的肉芽肿病，在病变组织中有非典型淋巴样细胞和浆细胞浸润。本病常侵犯肺、皮肤、肾脏及中枢神经系统，但不侵犯上呼吸道，肾间质内以非典型淋巴细胞浸润为主，但较韦格纳肉芽肿轻。

五、治　　疗

（一）急性期

急性期激素和细胞毒药物联合应用有显著疗效。

1. 泼尼松

（1）常规治疗：泼尼松 1.0mg/（kg·d），分次口服。

（2）冲击治疗：肾功能急剧恶化者可用此法（甲泼尼龙 500～1000mg，连续 3 天，根据病情应用 1～3 个疗程），然后给予泼尼松 60mg/d，病情稳定再逐渐减药至 20mg/d 维持 1 年以上。

2. 细胞毒药物　首选 CTX 1～2mg/（kg·d），持续应用不超过 12 周，对严重病例，如进行性肾衰竭、呼吸道病变伴低氧血症等，CTX 可加量到 4mg/（kg·d）静脉滴注，连用 3 天，继之口服维持剂量。

（二）透析

终末期肾衰竭则需维持透析或肾移植。

（三）其他

如血浆置换、试用免疫球蛋白及利妥昔单抗，正在探索研究之中。

（四）并发症的治疗

继发感染者给予抗感染治疗；有广泛血管炎损害者，可给予适当剂量的肝素治疗。

六、预　　后

本病患者经积极治疗 5 年存活率为 70%～80%；老年患者如血压升高，Scr＞350μmol/L，肾活检新月体数量较多则预后不良。

第五节　干燥综合征肾损害

干燥综合征（SS）是一种以外分泌腺受累为主的自身免疫性疾病，以口、眼干燥为特征，可累及全身各系统，其中肾脏损害常见，占 40%～50%。本病好发于女性，尤以 40 岁以上妇女多见，男女之比为 1∶（10～20）。

一、病　　因

本病病因迄今未明，可能与病毒（如 EB 病毒、巨细胞病毒、HIV 病毒等）感染、免疫因素和遗传因素有关。研究表明，SS 可在家族中出现，$HLAB_8$、DR_3 及 HLA-DR_2 抗原携带者患本病的概率相对较高。

二、发 病 机 制

目前认为 SS 是自身免疫性疾病，肾脏损害亦由自身免疫机制所引起，由细胞免疫及抗原-抗体免疫复合物共同介导。

三、病　　理

（一）泪腺及唾液腺

光镜下见腺体间质大量淋巴细胞浸润，导管管腔扩张狭窄，上皮细胞破坏萎缩。

（二）肾脏

1. 光镜　中度到重度间质性肾炎，其中弥漫性或多灶状淋巴细胞和浆细胞浸润，肾小管萎缩，肾小球继发性节段性系膜增生及纤维化等。

2. 电镜 无特异性改变。

3. 免疫荧光 无特异性改变，在肾间质内有IgG沉积，肾小管基底膜可出现灶性IgG、IgM及C_3沉积。

四、诊断

（一）临床表现

1. 唾液腺受累

（1）口干、唾液少、吞咽困难，常伴有齿龈炎及龋齿。

（2）检查见口角破裂、溃疡、黏膜菲薄、干燥而无光泽、舌干燥，半数有腮腺肿大。

2. 泪腺受累

（1）眼干、痒，眼内异物感、烧灼感及眼前幕状遮蔽感，眼分泌物增多，常伴结膜炎、角膜溃疡。

（2）检查见下眼睑泪液条带缺损或不完整，角膜、结膜光泽差，知觉减退。

3. 外分泌腺受累

（1）皮肤干燥、瘙痒、脱屑。

（2）阴道干燥、瘙痒、性交痛。

（3）干燥性鼻炎和支气管炎。

（4）10%～15%可出现甲状腺功能低下。

（5）中耳炎、慢性胰腺炎、慢性胃炎。

4. 肾脏受累

（1）肾性尿崩症，占50%。

（2）远端肾小管酸中毒（Ⅰ型RTA），占20%～25%，部分呈不全RTA。

（3）肾钙质沉着。

（4）近端肾小管酸中毒（Ⅱ型RTA）及Fanconi综合征少见。

此外，常出现少量蛋白尿（＜500mg/d）、无菌性白细胞尿，少数为肾病性蛋白尿甚至肾功能不全。

5. 其他

（1）关节痛（70%～80%），肌炎（5%）。

（2）紫癜或结节性红斑（20%）。

（3）局部或全身淋巴结肿大，肝脾肿大（18%～23%）。

（4）肺受累可导致间质性肺炎、胸膜炎和间质纤维化。

（5）神经系统受累（5%）。

（6）血液系统受累，可出现白细胞减少或血小板减少。

（二）实验室检查

1. 血常规 轻度贫血（约25%），多为正细胞正色素性贫血；不同程度白细胞减少（30%）；嗜酸性粒细胞或淋巴细胞增多（25%）；轻度血小板降低。

2. 血生化检查

（1）ESR增快（90%以上）。

（2）白蛋白及球蛋白增高（50%），主要为γ球蛋白；少数有巨球蛋白或冷球蛋白血症。

（3）肾小球滤过功能轻度损害。

3. 肾小管功能检查

（1）尿液不能酸化，尿pH≥6。

（2）尿钾排泄增多，低血钾。

（3）部分呈高血氯性酸中毒，可疑 RTA 者行氯化铵负荷实验。

（4）尿比重降低。

（5）血、尿 β_2 微球蛋白增高。

4. 免疫学检查

（1）抗 SSA 和抗 SSB 对 SS 诊断具有重要意义，但并非标志性抗体，75%抗 SSA 抗体阳性，60%抗 SSB 抗体阳性。

（2）IgG、IgM、IgA 均升高，以 IgG 为明显。

（3）RF 75%～90%阳性。

（4）ANA 50%～80%阳性。

（5）C_3 及 CH_{50} 下降。

（三）辅助检查

1. 组织活检

（1）唇腺活检：见特征性的淋巴细胞浸润。

（2）肾组织活检：见肾间质淋巴细胞和浆细胞浸润。

2. 其他检查

（1）唾液腺检测：①唾液分泌量测定（含糖试验以蔗糖压成片，每片 800mg，放在舌背中央，记录完全溶解所需时间，＜30min 为正常）；②唾液流率测定（以中空导管相连的小吸盘，以负压吸附于单侧腮腺导管开口处，收集唾液分泌量，＞0.5ml/min 为正常，＜0.5ml/min 为减低）。

（2）泪腺功能检测：有 Schirmer 试验（用滤纸测定泪流量，以长 35mm 滤纸在 5mm 处折弯，放入下结膜囊内，5min 后观察泪液湿润滤纸长度，15mm 为正常，＜10mm 为低于正常）；泪膜破碎时间（BUT 试验，＜10s 为不正常）；角膜 2%荧光素或 1%刚果红活体染色（着色点＜10 个为正常，≥10 个为不正常）。以上两项阳性符合干燥性角结膜炎。

（3）腮腺造影、腮腺闪烁扫描和放射性核素测定：以 40%碘油造影，观察腺体形态，有无破坏与萎缩，造影剂在腮腺内停留时间，腮腺导管狭窄或扩张，腮腺同位素 ^{131}I 或 ^{99m}Tc 扫描，观察放射活性分布情况，其排泌和浓集有无迟缓或降低以了解分泌功能。腮腺造影异常表现为腮腺管不规则、狭窄或扩张，碘液淤积于腺体末端如葡萄状。唾液腺闪烁显像异常表现为：①显影时间延迟，正常口腔放射性出现时间＜10min，腮腺放射性高峰时间为 20～30min，口腔放射性大于腮腺放射性时间为 40min；②腮腺放射性摄取量减少；③由唾液腺分泌到口腔的放射性强度降低。从唇腭或鼻黏膜活检观察腺体病理改变，以上两项阳性符合干燥综合征。

上述检查有助于本病的早期诊断。

（四）诊断标准

成年人不明原因的肾小管酸中毒、肾性尿崩症及进行性肾功能损害者应注意有无本病存在。2002 年欧洲抗风湿病联盟提出的诊断标准如下：

1. 口腔症状　3 项中有 1 项或 1 项以上：

（1）每日感口干持续 3 个月以上。

（2）成年后腮腺持续或反复肿大。

（3）吞咽干性食物时需用水帮助。

2. 眼部症状　3 项中有 1 项或 1 项以上：

（1）每日感到不能忍受的眼干持续 3 个月以上。

（2）有反复的砂子进眼或砂磨感觉。

（3）每日需用人工泪液 3 次或 3 次以上。

3. 眼部体征 下述检查任 1 项或 1 项以上阳性：

（1）Schirmer 试验阳性（＜5mm/min）。

（2）角膜染色阳性。

4. 组织学检查 下唇腺病理示淋巴细胞灶＞1（4mm^{2}组织内至少有 50 个淋巴细胞聚集于唇腺间质者为一灶）。

5. 唾液腺受损 下述检查任 1 项或 1 项以上阳性：

（1）唾液流率阳性（＜1.5ml/min）。

（2）腮腺造影阳性。

（3）唾液腺放射性核素检查阳性。

6. 自身抗体 抗 SSA 或 SSB 抗体阳性。

符合上述 4 条或 4 条以上，但必须包含第 4 条和第 6 条；或第 3、4、5、6 条中任 3 条阳性即可诊断为原发性干燥综合征。

（五）鉴别诊断

本病有时易被漏诊或误诊为其他结缔组织病，应注意与 SLE、类风湿关节炎及其他非免疫性疾病引起的口干相鉴别。

五、治　疗

目前无根治性治疗措施。

（一）对症治疗

主要是减轻症状，防治并发症及追踪观察。

1. 干燥性角膜炎 用 0.5%羟甲基纤维素滴眼。

2. 鼻腔干燥 用氯化钠溶液滴鼻。

3. 口腔干燥 用液体湿润口腔、咀嚼口香糖，应注意口腔卫生，尽量避免干食、饮酒、吸烟和经口呼吸。

（二）肾损害的治疗

1. 肾小管酸中毒 见“肾小管酸中毒”节。

2. 肾性尿崩症 见“肾性尿崩症”节。

（三）免疫制剂

当有严重的腺体分泌功能障碍、严重的肾功能损害或肾小球炎症改变时，可试用以下治疗：

1. 环孢素 A 5mg/（kg·d），疗程半年，可能有部分疗效。

2. 泼尼松 30～40mg/d，最大用量 50mg/d，以后逐步减量。

3. CTX 2～4mg/（kg·d），缓解后需维持治疗（50～100mg/d）。

（四）血浆置换

有报道称，血浆置换可清除血浆中 RF、CIC、IgG，从而改善临床症状，但远期效果需进一步观察。

六、预　后

本病预后大多较好。若合并严重内脏损害，如进行性肺纤维化、肾功能不全、中枢神经系统病变、恶性淋巴瘤，则预后不良。

第六节　类风湿关节炎肾损害

类风湿关节炎（rheumatoid arthritis）是以慢性、对称性多发性关节滑膜炎为主，伴关节外病变（皮下结节、心包炎、胸膜炎、肺炎、周围神经炎等）的自身免疫性疾病。可出现在任何年龄，高峰为20～40岁，男女之比为1∶3。世界患病率为1%左右，在我国为0.32%～0.4%。其肾损害较少见，主要由免疫性和药物性损害造成。

一、病　　因

本病病因至今未明，可能与感染（支原体、细菌、病毒、螺旋体等）、遗传、免疫、内分泌、代谢、营养及物理等因素有关。

二、发 病 机 制

1. 类风湿关节炎并发肾小球肾炎。
2. 类风湿关节炎血管炎并发肾损害。
3. 治疗类风湿关节炎药物引起的肾损害。
4. 类风湿关节炎继发的淀粉样变。

三、病　　理

（一）原发性

本病可引起：①膜性肾病，局灶性或弥漫性增生性肾小球肾炎；②类风湿性坏死性血管炎；③长期慢性炎症导致肾脏淀粉样变性。

（二）继发性

长期使用治疗类风湿关节炎的药物（如非甾体抗炎药、金制剂、青霉胺、环孢素等）可引起肾脏病变，表现为：①微小病变型肾小球肾病、膜性肾病；②急性肾小管坏死；③急性间质性肾炎；④肾乳头坏死；⑤慢性间质性肾炎。

四、诊　　断

（一）临床表现

1. 一般症状　疲乏、足麻木、发热、皮疹、类风湿结节。

2. 关节表现　晨僵，关节肿痛与压痛，大多为手和（或）足趾关节对称性肿痛，滑膜增厚，活动受限和摩擦感，若病情迁延不愈或反复发作可导致关节畸形，如梭形肿胀、纽扣花畸形、天鹅颈畸形等。

3. 肾脏表现　肾脏病变少见，但长期而严重患者可出现进行性蛋白尿、血尿、高血压、肾静脉栓塞，最终可引起肾病综合征和肾功能不全。

4. 其他

（1）类风湿结节（20%～25%）。
（2）类风湿性血管炎。
（3）胸膜炎、慢性间质性肺炎和纤维化、肺内结节样改变。
（4）心包炎、心肌炎、心瓣膜损害、冠状动脉炎。
（5）淋巴结肿大。
（6）淀粉样变性。
（7）眼部病变。
（8）Felty综合征。
（9）消化系统受累。
（10）神经系统病变。
（11）血液系统损害。
（12）干燥综合征等。

（二）实验室检查

1. 血常规 活动期可有正细胞正色素性贫血，白细胞及血小板均可增高。

2. 尿常规 有肾损害者，可出现蛋白尿、镜下血尿。

3. 血生化检查

（1）ESR：活动期明显增快，随着病情缓解而下降，可作为药物疗效判断指标之一，但不是本病活动的特异性指标。

（2）C-反应蛋白（CRP）：其升高与病情活动密切相关。

4. 免疫学检查

（1）RF：成人75%阳性，儿童30%阳性，与病变活动，病情进展、缓解，预后有关，但不具备特异性。

（2）CIC升高可判定病变活动性。

（3）IgM、IgG升高；冷球蛋白增多。

（4）血清补体CH_{50}、C_3、C_4一般正常，但伴有严重关节外表现者，尤其是活动期可升高。

（5）ANA少数阳性。

（6）抗RA33抗体、抗SS-DNA抗体、抗核周因子抗体（APF）、抗角蛋白抗体（AKA）可呈阳性。

5. 滑液检查 可为RA的诊断与鉴别诊断提供重要参考。RA滑液特点：①半透明或不透明；②黄色到黄绿色；③黏度较低；④置入5%稀乙酸中不易形成凝块；⑤细胞计数在5万～10万/ml，中性粒细胞占50%～90%；滑液涂片检查可见带有包涵体的中性粒细胞；⑥RF阳性。

（三）特殊检查

1. X线检查 是诊断与疾病分期的重要指标。关节受损呈4期改变：骨质疏松期、破坏期、严重破坏期、强直期。

2. 滑膜活检 本病的滑膜病理无特异性，但对诊断不明的慢性单关节炎有重要价值。

（四）诊断标准

根据1987年美国风湿病学会修订标准，凡具备以下4条以上者可确诊本病：

1. 晨僵＞1h，持续至少6周。
2. 3个或以上关节肿胀，持续至少6周。
3. 腕、掌指关节或近端指间关节肿胀6周以上。
4. 对称性关节肿胀持续至少6周。
5. 类风湿结节。
6. 手X线检查有典型的类风湿关节炎改变，包括骨质疏松和关节间隙狭窄。
7. RF阳性（滴度＞1∶32）。

在本病的基础上出现肾脏损害者（蛋白尿、血尿、肾功能异常等）应考虑类风湿关节炎肾损害。

（五）鉴别诊断

1. SLE 某些SLE临床表现酷似RA，若连续3次ANA阴性，支持RA诊断；抗ds-DNA阳性则支持SLE诊断。

2. 血清RF阴性关节炎 需与RF阴性的RA相鉴别。

（1）强直性脊柱炎：多见于青年男性，以非对称性的下肢大关节炎为主，骶髂关节炎具有典型的X线改变，90% HLA-B27阳性。

（2）银屑病性关节炎：累及远端指（趾）间关节更明显，且表现为该关节的附着端炎和手指炎。

（3）反应性关节炎：多继发于肠道感染或结核感染，均有其原发病的特点，以多关节炎、皮肤血管炎多见。

3. 风湿性关节炎　多见于年轻人，以发热、咽痛为先，后有游走性关节肿痛，血清 ASO 及抗链球菌激酶阳性，间隙期无关节肿痛，反复发作但无关节畸形。

4. 痛风性关节炎　多见于男性，常以夜间突发的拇趾关节肿痛起病，炎症关节红肿的皮色中略带紫色，剧痛难忍，可伴有痛风性结节，结合血尿酸升高可协助诊断。

五、治　　疗

（一）一般治疗

本病一般治疗措施包括合理的营养和环境、适当休息与功能锻炼、理疗、心理护理等。

（二）药物治疗

1. 非甾体抗炎药　作为一线药物治疗类风湿关节炎，其具有抗炎、消肿、退热的效应，但不能控制病情发展，可视情况选择下列药物治疗。

（1）阿司匹林，4～6g/d，分 3 次餐中或餐后口服。

（2）吲哚美辛，25mg，每日 2～4 次。

（3）舒林酸，200mg，每日 1～2 次。

（4）萘普生，0.2～0.48g，每日 2～3 次。

（5）布洛芬，0.2g，每日 2 次。

上述药物的不良反应包括胃肠道反应、皮疹、血小板功能异常、肾功能损害等，应时刻警惕。

2. 改变病情抗风湿药　除能改善关节症状外，尚能控制 RA 活动，阻止关节结构的破坏。

（1）甲氨蝶呤（MTX），每周剂量为 7.5～20mg，以口服为主，1 日内服完，亦可肌内注射或静脉注射，4～6 周起效。

（2）羟氯喹，200～400mg/d。

（3）磷酸氯喹，250mg/d，每周仅用 5 天，6 个月后进行视网膜检查，防止不可逆损伤。

（4）硫代苹果酸金钠，第 1 周肌内注射 10mg，第 2 周 25mg，如无不良反应，以后每周 50mg，累计 300～700mg 时减药维持治疗。

（5）金诺芬，3mg，每日 2 次，口服，3 个月后起效。

（6）青霉胺，起始用 500mg/d，显效后减至 125～250mg/d 维持。

（7）柳氮磺吡啶，0.25g/d，逐步加量，最多用到 4.0g/d，一般 8 周后可见效。

（8）来氟米特，首先 50mg/d，3 天后改为 10～20mg/d。

（9）硫唑嘌呤，100mg/d，病情稳定后改为 50mg/d。

3. 糖皮质激素　作为第三线药物，适用于急性期伴有严重关节外表现者，对于重症和难治病例可选择冲击治疗。一般主张早期、小剂量用药，间期不宜超过 1 年。泼尼松 30～40mg/d，症状控制后递减至 10mg/d 或更小剂量维持。

4. 中药治疗　常用雷公藤、正清风痛宁、白芍总苷等。其中雷公藤既有与非甾体抗炎药相似的抗炎作用，可降低血沉，又有免疫调节作用，可降低 RF 滴度，减低已增高的免疫球蛋白浓度。但要注意胃肠道反应、肝功能损害及性腺抑制。

5. 其他治疗　如物理治疗、外科治疗等。

六、预　　后

部分病例的肾脏病变随疾病的发展而逐渐出现肾功能损害乃至尿毒症。

第七节　过敏性紫癜性肾炎

过敏性紫癜是一种以坏死性小血管炎为基本病变的免疫性疾病，临床上以皮肤紫癜、出血性胃肠炎、关节炎及肾脏损害为特征。其肾脏损害称为紫癜性肾炎，可发生于任何年龄，但以 10

岁以下儿童常见，男女之比为（1.5～3）：1，在成人则男女患病率相等。肾脏受累率各家报道差异很大，为20%～100%；通常发病年龄越大，肾损害发生率越高，肾脏病变程度也越重。

一、病　　因

约1/3的患者有细菌、病毒等先驱感染史，1/4的患者与鱼、虾类过敏或预防注射、药物有关，考虑其致敏原可能是细菌、病毒、药物、含异体蛋白质的食物及昆虫叮咬等。

二、发病机制

本病是由于血液循环中有可溶性免疫复合物在肾脏内沉积所引起，属免疫复合物肾炎。

三、病　　理

本病肾脏病理改变以系膜病变为主。

（一）光镜

1. 肾小球病变

（1）常呈局灶性和节段性或弥漫性系膜增生伴不同程度的新月体形成。

（2）局灶性、节段性肾小球坏死，毛细血管腔内小血栓形成伴纤维素沉着。

2. 肾间质病变 肾小球病变严重者常伴肾小管萎缩、间质纤维化、间质血管炎性坏死及肉芽肿形成。

（二）电镜

电镜下见系膜细胞增生，基质增加，系膜区及内皮下有广泛的不规则电子致密物，常由系膜插入毛细血管壁，偶见上皮细胞下电子致密物沉积。肾小球基底膜可有不规则的增厚、断裂，出现上皮细胞足突融合。

（三）免疫荧光

免疫荧光检查见IgA呈颗粒样弥漫性沉积于肾小球，也可见IgG、IgM、备解素和纤维蛋白相关抗原沉积于系膜及内皮细胞下。

四、诊　　断

（一）临床表现

1. 肾脏表现

（1）潜伏期：肾脏症状可出现于疾病的任何时期，但以紫癜发生后1个月内多见。

（2）症状：最常见的临床表现为镜下血尿或间断性肉眼血尿，可伴不同程度的蛋白尿，多＜2g/d。病情较重则可出现急性肾炎综合征或肾病综合征，甚至急骤进展，表现为急进性肾炎。

若病变持续不退，可转变为慢性肾小球肾炎；个别患者尿常规无异常，只表现为肾功能减退；高血压及肾功能减退见于病情较重的病例。

2. 肾外表现

（1）皮肤紫癜：几乎见于所有的患者，约半数病例发病前1～3周有上呼吸道感染史，多数以皮肤紫癜为首发症状，皮疹多发生在四肢远端伸侧，并可累及臀部及下腹部，皮损大小不等，微突出皮肤，压之不褪色，为出血性斑点，可有痒感，多呈对称性分布，常分批出现，1～2周后逐渐消退。

（2）胃肠系统：2/3的患者以腹部不定部位绞痛为多见，其次为黑便或血便，严重病例可表现为急腹症。

（3）关节症状：1/2的患者以大关节、多关节的游走性肿痛为特征，不遗留后遗症。

（二）实验室检查

1. 尿常规 以血尿为最常见，相差显微镜多呈大小不等、严重畸形红细胞；可有蛋白尿，常呈非选择性。

2. 尿 FDP 升高，多见于肾损害严重者。

3. 血常规 病程初期有轻度贫血，白细胞正常或增高。

4. 血生化检查

（1）ESR 增快。

（2）白蛋白下降或球蛋白增高。

5. 免疫学检查

（1）血清 IgA，在急性期有 50%升高。

（2）血冷球蛋白，常呈阳性。

（3）循环免疫复合物阳性，其中含有 IgA。

（4）血清补体正常。

（三）辅助检查

1. 皮肤活检 受累皮肤病理检查可见白细胞破裂性血管炎。

2. 肾活检 见以 IgA 沉着为主的系膜增殖性病理改变。

（四）诊断标准

1. 有过敏史。

2. 继之出现典型的皮肤紫癜。

3. 有胃肠道和（或）关节受损的表现。

4. 有肾损害的证据。病理改变是以 IgA 沉着为主的系膜增殖性病变。

（五）鉴别诊断

1. IgA 肾病

（1）易发生于青年男性。

（2）潜伏期短，于上呼吸道感染后数小时至 72h 即可出现血尿。

（3）无皮肤紫癜、腹痛、关节疼痛等症状。

2. 原发性小血管炎肾炎

（1）多见于 50～70 岁中老年人。

（2）全身症状（乏力、低热、食欲缺乏、体重下降等）明显。

（3）血 ANCA 阳性。

（4）可有肺部浸润灶及间质性炎症。

3. 狼疮性肾炎

（1）好发于青年女性。

（2）皮损为面颊部蝶形红斑。

（3）常有口腔溃疡。

（4）血清 ANA、抗 ds-DNA、抗 Sm 抗体及狼疮细胞阳性。

五、治　　疗

（一）一般治疗

本病一般治疗措施包括积极寻找、去除细菌、病毒及寄生虫的感染，以及食物和药物等过敏因素。

（二）药物治疗

1. 糖皮质激素 适用于关节肿痛、腹痛及胃肠道症状明显，以及临床表现为肾炎综合征、肾病综合征，伴或不伴肾功能损害，病理上呈弥漫增生性改变者。

（1）泼尼松：成人 1mg/（kg・d），分次或顿服。

（2）冲击治疗：适用于经上述治疗无效或临床表现为急进性肾炎，病理呈弥漫增殖伴有大量新月体者。

2. CTX 对糖皮质激素疗效不佳或病理呈弥漫增殖伴有新月体形成者，可加用 CTX 2～4mg/（kg・d）口服，病情严重者亦可用冲击治疗。

3. 雷公藤多苷片 20mg，每日 3 次，与糖皮质激素合用对本病有一定疗效。

4. 对症治疗 如防治感染、降压、抗凝等。

5. 血浆置换 由于本病属免疫复合物性疾病，所以血浆置换可能会有一定疗效，但尚不确定。

6. 透析及肾移植 有透析指征者，应予透析，在病变静止 1 年后再作肾移植。

六、预　　后

多数患者及儿童病例预后较好。成人出现肾衰竭的危险性较高，尤其在老年患者，或以急性肾炎综合征起病或为持续性肾病综合征者预后较差。

第八节　尿酸性肾病

血中尿酸盐浓度过高，在经肾脏排泄时，可沉积于肾脏而引起病变，称之为高尿酸血症肾病（hyperuricemic nephropathy）。多见于喜肉食、肥胖及酗酒者，男性占 90%以上。

一、病　　因

原发性高尿酸血症大多原因未明，少数系嘌呤代谢过程中先天性酶缺乏或功能失调所致，如 1-焦磷酸-5-磷酸核糖合成酶活性增高和次黄嘌呤-鸟嘌呤磷酸核糖转换酶缺乏，此为本病的两个特异性酶，为 X 染色体遗传；另一些家族为常染色体显性遗传。故本病常有家族史（75%）。

二、发病机制

尿酸经肾小球滤过后，98%被近端肾小管重吸收，尿中排出的尿酸主要由肾小管分泌。当血尿酸升高，肾小球滤过增多，流经近端肾小管时，该部位负荷加重，久而久之导致近端肾小管损伤。

另外，远端肾小管和集合管的低 pH、脱水状态，有助于或促进尿酸盐-尿酸结晶在局部肾组织沉积，引起化学炎症反应。

此外，尿酸盐亦可沉积于肾盂、肾盏、输尿管内，形成尿酸结石，阻塞尿路。

三、病　　理

早期和急性期可见肾小管内有结晶物质沉积，甚至有微小结石形成，肾小管上皮细胞变性，间质水肿，尤以髓质部严重。慢性期可见针状、双折光放射形排列的尿酸盐结晶沉积于肾间质-肾小管内，此为高尿酸血症肾病之特征性病理变化；晚期肾间质纤维化使肾萎缩，纤维组织压迫血管引起肾缺血、肾小动脉硬化及肾小球纤维化。

四、诊　　断

（一）临床表现

大约 20%的原发性高尿酸血症患者都有临床症状。

1. 慢性高尿酸血症肾病（即痛风肾病） 常见于老年男性，起病隐匿。

（1）尿液变化：呈轻微蛋白尿（85%不超过++），以小分子蛋白为主，为持续性或呈间歇性；在合并结石或感染的情况下可有血尿。

（2）其他：①早期有轻度腰痛、水肿和血压中度升高，夜尿增多；②结石堵塞尿路可引起肾绞痛；③继发感染时出现尿频、尿急、尿痛、发热等症状；④20%发展至肾衰竭。

2. 尿酸结石 90%的痛风患者发生结石，常呈灰黄色或橘红色砂石状；大者可引起肾绞痛、肉眼血尿及继发性尿路感染；巨大结石可压迫肾实质使肾功能恶化。

3. 急性高尿酸血症性肾病　见于严重高尿酸血症患者使用促尿酸排泄的药物后，亦见于肿瘤及骨髓增殖性疾病进行放疗或化疗后，起病急骤，大量尿酸结晶沉积于肾小管中，产生肾内梗阻，导致少尿型急性肾衰竭，急重者可致死。

4. 肾外表现

（1）关节病变：80%有关节病变，60%以上的患者关节病变在肾病变之前出现，呈急性或慢性关节炎表现。多侵犯第一跖趾关节，可反复发作。急性关节炎反复发作迁延不愈进入慢性期，可见痛风结节和痛风石。

（2）其他：常伴脂肪代谢障碍，引起高脂血症、高血压、冠心病、心肌梗死、心肌病、心力衰竭及脑血管意外。

（二）实验室检查

1. 血常规　急性期可有白细胞升高，常为（10～20）$\times 10^9$/L，可有轻、中度贫血。

2. 尿常规　可有蛋白尿、血尿、脓尿，偶见管型尿，尿 pH＜6.0。

3. 血生化检查

（1）血尿酸：绝大多数升高（男性＞416μmol/L，女性＞357μmol/L）。

（2）尿尿酸：排出量＞4.17mmol/d。

（3）ESR：增快，但常＜60mm/h。

（4）肾功能：晚期可下降。

（三）辅助检查

1. X 线检查

（1）KUB 平片：可显示泌尿系混合性结石阴影。

（2）IVP：有助于单纯性尿酸结石的诊断。

2. B 超检查　肾内见强光团，其后可见彗星尾征；输尿管结石和肾盂积水。

3. 痛风结节　查到特异性尿酸盐。

4. 关节滑液　关节腔穿刺液检查见有尿酸盐结晶。

5. 肾活检　于肾间质及肾小管中找到双折光的针状尿酸盐结晶可确诊。

（四）诊断标准

1. 中年以上男性患者。
2. 有典型痛风性关节炎。
3. 有肾脏受损（蛋白尿或血尿、血压高或水肿、尿浓缩功能受损）的证据。
4. 血尿酸升高＞390μmol/L，尿尿酸增多＞4.17mmol/d。
5. 肾活检于肾间质及肾小管找到双折光的针状尿酸盐结晶。

（五）鉴别诊断

若肾脏病变表现突出而关节病变轻微或关节病变发生在肾脏病变之后，又无肾结石表现者，应与以下疾病鉴别。

1. 慢性肾小球肾炎

（1）有肾炎病史。

（2）肾小球功能障碍在先。

（3）很少发生痛风性关节炎及肾结石。

（4）血尿酸增高但尿尿酸不高或降低。

2. 慢性肾盂肾炎

（1）部分患者可有结石。

（2）无血尿酸升高。

（3）尿石分析为非尿酸盐。

五、治　疗

（一）一般治疗

1. 饮食　富含维生素、低糖、低脂饮食。避免吃嘌呤含量高的食物，禁食动物内脏及海产品，忌酒。

2. 饮水　嘱患者多饮水，2000～3000ml/d。

3. 碱化尿液　碳酸氢钠，1.0g，每日3次，使尿液pH维持在6.5～6.8，可促使尿酸结石溶解。

（二）药物治疗高尿酸血症

1. 促进尿酸排泄的药物

（1）丙磺舒（probenecid）：能抑制肾小管对尿酸的重吸收。初始量为0.5g，每日1次，如无反应，逐渐加至1～3g/d，分4次口服，当血尿酸降至360μmol/L时，改为0.5g/d维持。

（2）苯溴马隆（benzbromarone）：初始25mg/d，以后50mg/d，不超过150mg/d，维持量隔日50mg。

（3）磺酰吡唑酮：起始100mg/d，每7～10天增加100～400mg/d，但应＜800mg/d。

上述药物副作用较轻，主要是食欲减退、腹胀、恶心等。但对肾功能不全或已有尿石症的患者不宜使用，以免诱发急性尿酸性肾病。

2. 尿酸合成抑制剂　别嘌醇，初始量200～400mg/d，分2次口服，必要时加至600mg/d，待血尿酸降至360μmol/L，改维持量100～200mg/d。该药的副作用主要为肝功能异常、上消化道出血、粒细胞减少及皮疹等。

对于尿酸排出量超出900mg/d或已有明显尿石症的病例宜选用此类药。

（三）关节炎的防治

1. 秋水仙碱（colchicine）　急性期初始0.5mg，每小时1次，或1mg，每日2次，总量达4～8mg时可减量至每日0.5mg，若症状缓解或发生胃肠道不良反应或虽用至最大剂量（6mg）病情无缓解，应停药。

2. 非甾体抗炎药　吲哚美辛及保泰松（phenylbutazone）等均可选用。吲哚美辛首剂75mg口服，以后50mg每6h一次至症状缓解24h后改为每8h一次用药1天，再改为25mg每8h一次，共给3次。

3. 泼尼松　只有在秋水仙碱和非甾体抗炎药治疗禁忌和无效时，才可应用。一般给予中等剂量口服或静脉注射。

（四）其他治疗

1. 尿路感染　见“尿路感染及肾盂肾炎”节。

2. 肾功能不全　见“慢性肾衰竭”节。

3. 慢性肾衰竭　见“透析疗法”节。

禁用抑制尿酸排泄的噻嗪类利尿剂。

六、预　后

如能早期诊断，积极预防、治疗，预后较好。若延误诊断或治疗不当可发展成尿毒症。

第九节　糖尿病肾病

糖尿病肾病（diabetic nephropathy），又名糖尿病肾小球硬化症，是糖尿病常见的微血管并发症及主要死因之一。30%～40%的1型糖尿病患者在5～10年出现肾脏病变；15%的2型糖尿病患者在10～20年出现肾脏病变。糖尿病肾病已成为西方国家终末期肾病的主要原因，随着我国糖尿病发病率趋于增加，糖尿病肾病的发病率亦将增加。

一、病　因

糖尿病肾病的基本病理特征为肾小球基底膜均匀肥厚伴有肾小球系膜细胞基质增加、肾小球囊和肾小球系膜细胞呈结节性肥厚及渗透性增加。其发病机制包括：

1. 高蛋白饮食加剧糖尿病肾病的恶化 糖尿病患者由于严格限制碳水化合物的摄入，而以高蛋白纤维食物供给为主，顾此失彼，致使蛋白分解产物及磷的负荷过度和积聚，进而加剧了糖尿病肾病的病理损害。

2. 高血压的影响 糖尿病患者由于脂质代谢紊乱、动脉粥样硬化等诸多原因，合并高血压者为数不少，这些患者中几乎都可以见到尿微量蛋白，表明肾损害普遍。

3. 高血糖 长期与过度的血糖增高，可致使毛细血管通透性增加，血浆蛋白外渗，引起毛细血管基底膜损害、肾小球硬化和肾组织萎缩。

二、发病机制

一般认为，长期碳水化合物代谢障碍、胰岛功能失调及高血糖控制不力是导致本病的主要因素，而遗传因素、血流动力学改变、血压水平、多元醇通道活性增加、非酶糖基化作用及吸烟亦起作用。

（一）肾脏血流动力学改变

以肾小球高滤过状态为主要特征，在糖尿病肾病的发病及进展中占有重要地位。

（二）糖、脂肪和蛋白质代谢紊乱

糖、脂肪和蛋白质代谢紊乱可引起肾小球基底膜胶原堆积和肾小球基底膜增厚。

1. 多元醇旁路的激活 在高血糖的情况下，过剩的葡萄糖通过活化的多元醇旁路代谢，即由被激活的醛糖还原酶把葡萄糖还原为山梨醇。山梨醇浓度升高常可伴随细胞内肌醇池耗损，造成肾小球高滤过和其他功能异常改变。

2. 蛋白非酶糖基化 在非酶促条件下，葡萄糖分子与蛋白质及核酸相连，形成糖基化蛋白质产物（AGE）。AGE蛋白不易被降解而堆积的特性，对组织增厚和硬化的发生和发展具有重要意义。

3. 脂质代谢紊乱 在肾组织损害中的作用为：

（1）肾小球毛细血管内脂栓形成。

（2）脂质对系膜组织的毒性作用。

（3）肾小球内压增高与高脂血症的相互作用，加速肾动脉硬化。

（三）肾脏结构改变

高血糖可使肾小球基底膜中羟脯氨酸、羟赖氨酸和半乳糖羟脯氨酸的浓度增加，胶原合成显著升高，造成肾小球基底膜增厚。肾小球基底膜中的泛酸碱基减少，带负电荷的硫酸乙酸肝素糖蛋白减少，使肾小球阴离子屏障作用减弱，上述原因均使肾小球基底膜滤过屏障功能障碍，通透性增加，蛋白质的滤过增多。

三、病　理

糖尿病肾病常见的病理改变为弥漫型或结节型肾小球硬化症。

（一）弥漫型肾小球硬化症

弥漫型肾小球硬化症见于大多数糖尿病肾病患者。

1. 首先肾小球系膜弥漫性增宽，但细胞增生不明显。

2. 并有逐渐增多的 PAS 阳性的均质蛋白样物质。

3. 继而有毛细血管基底膜弥漫性增厚。

（二）结节型肾小球硬化症

结节型肾小球硬化症是糖尿病肾病较特异的形态学诊断依据，约见于48%的糖尿病肾病患者。

1. 光镜

（1）系膜区：无细胞性弥漫增宽，肾小球毛细血管基底膜弥漫增厚，系膜区出现圆形或卵圆形均质嗜伊红的蛋白性物质结节状沉积，称为 Kimmelstiel Wilsom 结节。

（2）PASM 染色：有的可见同心圆层状结构，细胞核主要分布于结节周围。周围毛细血管受压或呈现瘤样扩张，结节性病变呈局灶分布。

此外，尚可见肾小囊滴状病变和毛细血管襻的纤维素样帽状沉积。

2. 电镜 见毛细血管基底膜弥漫性增厚和基质增多，结节状病变中常出现条索状结构，并可见脂质空泡及细胞碎片镶嵌其中。肾小囊滴状病变和毛细血管襻的帽状沉积为颗粒状电子致密物，并包含脂类物质及基底膜碎片。

3. 免疫荧光 见 IgG 沿肾小球毛细血管壁、肾小球基底膜及肾小囊基底膜呈线状沉积，是糖尿病肾病的特殊表现；同时强度较弱的 IgA、纤维蛋白也可呈线状沉积；C_3 可呈弱阳性沉积于系膜区；肾小囊滴状病变及毛细血管的帽状沉积常呈大量 IgM 沉积。

四、诊　　断

（一）临床表现

按 Mogensen 建议，糖尿病肾病分为 5 期：

Ⅰ期：以肾小球高滤过和肾脏肥大为特征，表现为 GFR 升高（约为 150ml/min），X 线或 B 超示肾脏体积增加 25%左右，此期尿蛋白排泄量（UAE）＜20μg/min 或＜30mg/d。

Ⅱ期：正常白蛋白尿期或无临床表现的肾小球损伤期，尿蛋白排出正常，运动后增加，但休息后可恢复。GFR 增加 20%～30%，肾穿刺有形态学改变。

Ⅲ期：早期或临床前期，发生率为 16%，多发生在病程＞5 年的糖尿病患者，主要表现是 UAE 持续性升高至 200μg/min 或 300mg/d，20%的患者血压轻度升高，GFR 仍高于正常。

Ⅳ期：临床期或显性糖尿病肾病期，出现临床白蛋白尿（UAE＞200μg/min）和持续性蛋白尿（＞0.5g/d），为非选择性蛋白尿，往往同时伴有轻度镜下血尿和少量管型。临床上可出现水肿，血压轻至中度增高，GFR 下降。

Ⅴ期：尿毒症期或终末期肾衰竭，一旦 GFR 降至正常值 1/3 以下，BUN、Scr 升高，伴严重的高血压、水肿、大量蛋白尿，最后出现低蛋白血症并进入尿毒症期。

（二）实验室检查

1. 尿常规

（1）微量白蛋白尿：为本病早期肾受累的标志。

（2）蛋白尿：继之为蛋白尿或大量蛋白尿。

（3）血尿：其过程中可有轻度血尿和少量管型。

2. 生化检查

（1）GFR：①早期 GFR 高于正常可持续多年；②随病程的延长呈线性下降。

（2）血糖：增高。

（三）辅助检查

B 超和腹部平片（或静脉肾盂造影）显示肾脏体积增大。

（四）诊断标准

1. 有糖尿病病史。
2. 出现微量白蛋白尿或持续性蛋白尿＞0.5g/d。
3. 同时伴有糖尿病性视网膜病变。
4. 排除其他原因或肾脏疾病引起的蛋白尿。
5. B超检查显示双肾体积增大。

（五）鉴别诊断

本病主要需与引起蛋白尿的其他疾病相鉴别。

首先应考虑排除可能引起尿蛋白排出增加的原因，如原发性高血压、泌尿系感染、心功能不全等。

此外，肝性肾小球硬化症、膜增生性肾小球肾炎、淀粉样变性之肾脏改变等均可出现与本病相似的光镜特点，但结节性肾小球硬化症是较特异的形态学诊断依据。肾活检不仅可以早期发现糖尿病肾病，而且有助于鉴别是否同时合并原发或其他继发性肾小球疾病。

五、治　　疗

（一）一般治疗

1. 禁止吸烟、限制饮酒。
2. 减轻体重，尤其适用于2型糖尿病患者。
3. 适当运动。

（二）饮食治疗

1. 糖尿病饮食。
2. 低盐饮食：合并高血压和水肿的患者尤其必要。
3. 优质低蛋白饮食

（1）从糖尿病肾病Ⅳ期时起，饮食中蛋白质摄入量以0.8g/（kg・d）为宜。

（2）从Ccr降低时起，蛋白质应限制在0.6g/（kg・d），配合α-酮酸口服。

（三）控制血糖

严格控制血糖具有预防糖尿病肾病进展的作用。

1. 胰岛素　糖尿病发展到肾功能明显减退时，常易有低血糖发生，应用胰岛素控制血糖，首选短效胰岛素，如诺和灵R、优泌林R等，需监测血糖，根据血糖水平调整用量。

2. 口服降糖药

（1）格列喹酮：其代谢产物95%通过胆汁排泄，5%由肾脏排出，肾脏功能对该药半衰期的影响较小；剂量可达15～200mg/d。适用于糖尿病肾病早期和临床期。

（2）美吡哒：早80mg，晚40mg，此药安全，不易引起低血糖。

目标血糖：空腹血糖降至5.6～7.8mmol/L，餐后血糖＜11.1mmol/L。

（四）控制血压

高血压可加速糖尿病肾病的进展，严格控制血压能减少尿蛋白并延缓GFR下降的速率。

1. 血管紧张素转换酶抑制剂和血管紧张素Ⅱ受体拮抗剂　除降低血压外，还能提高糖尿病患者对胰岛素的敏感性，显著减低肾小球毛细血管内压，减少蛋白尿，保护肾功能。

（1）卡托普利：为血管紧张素转换酶抑制剂，12.5mg，每日2～3次。

（2）依那普利：为血管紧张素转换酶抑制剂，5mg，每日2～3次。

（3）缬沙坦：为血管紧张素Ⅱ受体拮抗剂，80mg，每日1次。

（4）氯沙坦：为血管紧张素Ⅱ受体拮抗剂，50mg，每日1次。

血管紧张素转换酶抑制剂的不良反应有高钾血症、皮疹、干咳、血管神经性水肿、白细胞降低等。血管紧张素Ⅱ受体拮抗剂较少引起干咳。

2. α受体阻滞剂 哌唑嗪，0.5mg，每日1～2次。

3. 钙通道阻滞剂 也推荐为抗高血压的一线用药。

（1）硝苯地平，10mg，每日3次。

（2）尼莫地平，20mg，每日3次。

4. β-受体阻滞剂、袢利尿剂 亦可与上述药物合用。血压一般不宜降得太快、太低。

（五）抗凝

1. 肠溶阿司匹林，75mg，每日1次。
2. 双嘧达莫，75mg，每日3次。
3. 丹参片，3片，每日3次，有助于抗凝治疗。

（六）纠正脂代谢紊乱

高脂血症可加速全身血管（包括肾血管）的硬化，加速肾小球硬化。具体用药见“肾病综合征”节。

（七）肾衰竭的治疗

透析与肾移植是两项有效的肾脏替代治疗。

1. 透析 一般多主张尽早开始透析治疗，血肌酐达442μmol/L及Ccr在15～20ml/min时，即应开始透析治疗。

（1）维持性血液透析：见“血液透析”部分。

（2）腹膜透析：见“腹膜透析”部分。

2. 肾移植 糖尿病肾病亦可考虑做肾移植，对1型糖尿病而言则应考虑胰肾联合移植。

六、预　后

糖尿病肾病预后不良，一旦出现持续性蛋白尿，其肾功能将进行性下降，在6年、10年、15年内分别有25%、50%、75%发展为尿毒症。

第十节　高钙血症肾病

由于血钙和（或）尿钙增高所引起肾脏功能性及器质性损害称为高钙性肾病。钙可直接损害肾脏，引起多尿、失水及进行性肾衰竭，若积极治疗，特别是在疾病早期，大部分患者的肾脏病变可以恢复。

一、病　因

（1）原发性甲状旁腺功能亢进症。

（2）多发性骨髓瘤及其他恶性肿瘤。

（3）结节病。

（4）Paget病。

（5）静脉高营养、维生素D中毒。

（6）噻嗪类利尿剂等也是导致本病的原因。

二、发病机制

1. 通过儿茶酚胺释放，使肾小球血管收缩，导致肾血流量和肾小球滤过率下降。
2. 钙能使肾小管对水的通透性下降，并降低远曲小管对抗利尿激素的敏感性，导致肾浓缩功能障碍。

3. 近端肾小管排酸能力受损致酸中毒或肾小管对 HCO_3^- 重吸收增加致碱中毒。

三、病　理

早期特征性变化是在髓袢升支、远端肾小管及集合管的钙质沉积，钙化从肾小管细胞内开始，坏死钙化的肾小管上皮细胞碎片充满管腔形成管型，加上钙沉积，引起管腔堵塞，致肾单位梗阻，近端小管扩张，远端梗阻性萎缩，以后逐渐向间质发展，正常的及有瘢痕化的肾实质交错存在；长期严重高血钙时，肾小管、肾小球、间质及血管均钙化，瘢痕形成，发生肾硬化。

四、临床表现

（一）症状

1. 一般表现　常与血钙高低有关。

（1）轻度高血钙：多无症状或仅有疲劳、神经肌肉应激性下降、食欲缺乏、口渴。

（2）慢性高血钙：在血管、关节、软骨、角膜等部位发生转移性钙化。

（3）高血钙危象：当血钙＞3.5mmol/L，则出现恶心、呕吐、脱水、精神病样行为及神志障碍，如不及时治疗，可于短期内死亡。

（4）高血钙还可引起心脏传导阻滞等严重的心律不齐和急性肾衰竭。

2. 肾脏表现

（1）早期表现：肾小管功能障碍，低比重尿、低钠、低钾血症，甚至可发生尿崩症。

（2）晚期表现：半数患者可出现高血压、氮质血症以至尿毒症。

3. 合并症　高钙血症患者常合并肾盂肾炎、肾盂积水、高血压、尿路结石、皮肤瘙痒及肾衰竭。

（二）实验室检查

1. 血、尿钙测定　血钙升高＞2.7mmol/L；尿钙增加＞300g/d，但肾功能不良及 PTH 升高者尿钙增加不明显。

2. 尿常规　正常或有轻度蛋白尿（一般＜2.0g/d），有时可见红细胞、白细胞与管型，偶见钙管型。

3. 肾小管功能　浓缩功能明显受损；若近端肾小管亦明显受损，则可出现肾性糖尿、氨基酸尿、尿中溶菌酶增多。

（三）特殊检查

KUB 检查在部分患者可见肾钙质沉着及结石。

五、诊断及鉴别诊断

凡各种原因引起高血钙合并多饮、多尿时，即应想到本病的可能。本病尿常规检查改变不多。常有反复尿路结石史。需与下列疾病鉴别：

1. 神经性尿崩症　血钙不高，注射 ADH 后尿量明显减少。

2. 慢性肾盂肾炎或肾小球肾炎晚期　除肾小管浓缩功能受损外，其他肾功能亦明显减退。尿常规常有明显改变，血钙往往低于正常。

3. 急性肾小管坏死的多尿期　因休克、溶血等原因引起。经过 1～2 周少尿期后，尿量逐渐增多，无高血钙。

六、治　疗

1. 静脉输入等张盐水补充血容量，增加 GFR 及尿钙的排出。

2. 积极降低血钙，使之恢复正常水平。

（1）补充血容量后积极利尿，以减少钙的重吸收。常用呋塞米 40～160mg/d 静脉注射，紧急时可加大剂量使用，使每日尿钙排出10～20mmol/L，血钙下降0.25～0.75mmol/L，利尿时注意补充钾和镁，并防止肺水肿。

（2）限制钙摄入：每日摄入＜200mg，并摄入富含草酸、磷酸盐的饮食，以减少肠道对钙的吸收。

（3）糖皮质激素：对肿瘤性疾病、维生素D中毒及结节病引起的高钙有效，约需1周方可见效。常用泼尼松15～20mg，每8h一次，或氢化可的松300mg/d静脉滴注，以减少胃肠道钙吸收，减少骨溶解。但久用可致骨质疏松。

（4）前列腺素合成抑制剂：用于恶性肿瘤引起的高钙，需几天才能发挥作用。常用吲哚美辛25mg，每6h一次，不良反应有钠潴留及消化道出血。

（5）光神霉素：适用于恶性肿瘤引起的骨溶解增加而发生高血钙者，可抑制骨溶解，在1～2天即可发生降血钙作用，按10～25μg/（kg·d）静脉滴注，每周1～2次，对肝、肾及骨髓有不良反应，不可多用。

（6）EDTA静脉注射与钙形成络合物，从尿中排出，可迅速降血钙。用量为50mg/kg，静脉滴注，4～6h滴完，持续应用不超过48h。该药可使近端肾小管受损，发生肾功能不全，应慎用。

（7）雌激素：用于绝经期妇女高血钙者，可抑制骨溶解。

（8）磷酸盐：对各种原因引起的高血钙均有效，可减少骨溶解，增加骨钙沉积，磷在胃肠道与钙结合可减少其吸收，促进钙自大便排出，当血磷低于0.97mmol/L时可适量应用，1～2mmol/（kg·d），分次每6小时口服1次；急症时可给予50mmol加入500ml液体中滴注，6～8h滴完。

（9）降钙素：具有抑制骨溶解，增加肾钙清除作用。按2～4IU/（kg·d），肌内注射或皮下注射均可，注射后迅速生效。

（10）透析治疗：严重高血钙合并肾衰竭者，用无钙透析液，在1～2天可清除钙，使血钙下降，透析液中应注意补磷。

3. 病因治疗 针对本病亦可采用病因治疗，如甲状旁腺瘤切除术等。

七、预　　后

急性高血钙积极治疗常可获满意效果，大多数患者24～48h血钙可减少0.75～2.25mmol/L（3～9mg/dl），足以预防死亡及争取机会进一步治疗。慢性高钙血症的预后取决于引起高钙血症的原发病是否可治愈，长期应用抗血钙药物治疗副作用较大。

第十一节　肝病性肾病

乙肝病毒相关性肾炎

乙肝病毒相关性肾炎（HBV-GN）是指由乙型肝炎病毒直接或间接诱发的肾小球肾炎，经血清免疫学及肾活检免疫荧光所证实，并除外与肝肾两种疾病无关、病因明确的其他继发性肾小球肾炎（如狼疮性肾炎）的一种肾炎综合征。其发生率占HBsAg阳性者的23%～65%，尤以慢性活动性和迁延性乙型肝炎为甚。本病儿童多见，男女患病率之比为（4～6）∶1。

一、病　　因

本病的病因尚未完全清楚，目前认为其基本病因分别是由HBsAg、HBeAg、HBcAb作为抗原，刺激机体产生抗体，形成免疫复合物，继而在肾脏激活补体，导致肾小球损伤，上述情况表明乙肝病毒对肝、肾均有致病作用。

二、发病机制

乙肝病毒相关性肾炎的发病机制可归纳为：

1. 病毒引起免疫反应，以致形成循环免疫复合物，然后沉积在肾小球。
2. 病毒感染导致自身免疫及机体免疫系统功能异常，可诱发自身免疫性疾病伴发肾小球肾炎。
3. 病毒直接感染肾组织。

三、病　　理

（一）光镜

乙肝病毒相关性肾炎最常见的病理类型是膜性肾病，在儿童患者中此型占80%以上，在成人约占50%，其次为系膜毛细血管性肾炎及系膜增生性肾炎。另外，还有少数病例表现为微小病变型肾炎、IgA 肾炎与局灶硬化性肾炎。

（二）电镜

电镜下见大块电子致密物沉积于上皮下及基底膜内，部分病例同时有内皮下及系膜区沉积。有时可发现病毒样颗粒，并可见管状网状包涵体。

（三）免疫荧光

免疫荧光检查除见 IgG 及 C_3 呈颗粒样沉积外，也常有 IgA、IgM 及 C_{1q} 沉积，沉积部位与乙肝病毒相关抗原分布相似。

四、诊　　断

（一）临床表现

1. 肝炎症状　有慢性迁延性肝炎和慢性活动性肝炎相应的症状。

2. 肾脏表现

（1）急性期：有一过性蛋白尿、血尿、管型尿，一般于3～4周，最长3个月内恢复。

（2）慢性期：早期可无肾损害症状，继而出现不同程度的水肿、高血压、尿液改变。

（3）晚期：可出现肾衰竭。

（二）实验室检查

1. 尿常规　蛋白尿及镜下血尿，有时可见管型尿。

2. 血生化检查

（1）肝功能：①血清白蛋白多降低；②血胆固醇升高；③多数谷丙转氨酶（GPT）、谷草转氨酶（GOT）升高。

（2）肾功能：早期肾功能多正常，晚期可发展为肾衰竭。

3. 血清学检查

（1）乙肝标志物：HBsAg、HBeAg、HBcAb 阳性率均较高。

（2）HBV-DNA：部分患者在循环血中可检出。

（3）血清补体：C_3 低于正常水平，并伴有 C_{1q}、C_4 及 B 因子降低。

（4）循环免疫复合物：常增多。

（三）辅助检查

1. 肾活检　发现 HBsAg 和（或）HBeAg 沉积，即可确诊。

2. 肾组织洗脱液　抗 HBV 活性检测可作为补充诊断手段。

（四）诊断

国际上对乙肝病毒相关性肾炎尚无统一诊断标准。1989年北京乙型肝炎病毒相关性肾炎专题座谈会参照国内外多数作者的标准，建议国内试用下列三条对乙肝病毒相关性肾炎进行诊断.

1. 血清乙肝病毒抗原阳性。
2. 患肾小球肾炎，并可排除狼疮性肾炎等继发性肾小球疾病。

3. 肾组织切片上找到乙肝病毒抗原。

其中，第 3 条为最基本条件，缺此条件不能诊断。

（五）鉴别诊断

本病应与原发性或其他继发性肾小球疾病相鉴别。

1. IgA 肾病 肉眼血尿发生率高，于上呼吸道感染后几小时至 3 天内出现，血清 HBsAg（-），肾组织切片无乙肝病毒抗原。

2. 狼疮性肾炎 多见于女性患者，临床上伴多系统损害，化验有 ANA 等多种自身抗体，血清 HBsAg（-），肾组织活检无 HBsAg 和（或）HBeAg 沉积。

五、治　　疗

本病尚无特效药物，须采取综合治疗措施。

1. 一般治疗 注意休息，低盐、优质蛋白饮食。肾功能不全时应控制蛋白质入量，限制钠盐入量。水肿、高血压可对症治疗。

2. 消除肝炎病毒抗原 有报道称，干扰素、阿糖腺苷、阿昔洛韦及白介素等可使血清中 HBsAg 转阴，浓度下降，某些病例肾病也随之好转，但不良反应较多，确切疗效有待进一步研究。

3. 类固醇激素 只有在肾病病情需要，且血清乙肝病毒复制指标阴性时才可应用，有时在减少尿蛋白上可获短期效果，但多数无效，并可促进乙肝病毒复制而加重病情，须慎用。

六、预　　后

本病预后与病理类型有关，膜性肾病预后尚可，系膜毛细血管性肾炎预后较差。儿童病例自发缓解率较高。

肝性肾小球硬化症

各种慢性肝病及肝硬化患者常出现轻度的尿异常，免疫病理学表现为以 IgA 沉积为主的肾小球疾病，称之为肝性肾小球硬化，发生率为 2.8%～25%。

一、病因及发病机制

本病病因及发病机制较为复杂，目前多数认为本病与来自肠道的细菌、病毒或食物成分等形成的免疫复合物有关，另外与肝硬化时肝脏清除循环免疫复合物，选择性转运多聚 IgA 及 IgA 免疫复合物能力下降也有关。

二、病　　理

（一）光镜

肾小球系膜组织增生，系膜基质增多，系膜区增宽，毛细血管基底膜不规则增厚。

（二）电镜

电镜下可在增宽的系膜区和（或）毛细血管壁出现颗粒状电子致密物，毛细血管基底膜不规则增厚，并有电子密度减低区和透亮区。

（三）免疫荧光

免疫荧光检查见以 IgA 为主的沉积，可伴有 IgG、IgM、C_3 沉积。

三、诊　　断

（一）临床表现

女性肝硬化患者伴肾小球病变的发生率较高。

1. 肝脏表现 有肝炎病史、长期酗酒史、血吸虫病史或慢性胆道疾患所致的肝硬化及相应的症状、体征。

2. 肾脏表现 部分患者有轻度的蛋白尿、肉眼血尿或镜下血尿，晚期可有高血压或出现大量蛋白尿，甚或发生肾病综合征。

（二）实验室检查

1. 尿常规 可见蛋白尿、血尿。

2. 血生化检查

（1）血清白蛋白降低。

（2）γ 球蛋白升高。

（3）谷丙转氨酶可升高。

3. 免疫学检查

（1）血 IgA 升高。

（2）C_3 下降。

（3）循环免疫复合物升高或阳性。

（4）冷球蛋白血症。

（三）诊断标准

1. 有肝病史及肝硬化存在者或各种原因所致肝硬化者，特别是女性。
2. 有蛋白尿、血尿甚或肾病综合征表现。
3. 除外原发性及其他继发性肾脏疾病。
4. 诊断有赖于下列肾活检表现：

（1）肾小球基底膜有颗粒状沉积物。

（2）肾小球硬化。

（3）基底膜及某些沉积物中出现圆形稀疏区。

（4）可见 IgA、C_3 沉积。

（四）鉴别诊断

从病理形态学来看，本病不易与 IgA 肾病、紫癜性肾炎及狼疮性肾炎鉴别，但通过有无慢性肝病或肝硬化史，以及各自典型的临床表现可以鉴别。

四、治　疗

本病的治疗措施主要是保护肝脏，避免有害刺激或诱因，如酗酒、乙肝病毒复制等，防止肝功能进一步损害；其次应避免对肾脏有损害的药物，采取一切措施保护肾功能。有关试用泼尼松及血浆置换疗法尚在研究中。

五、预　后

本病肾功能恶化较为缓慢，呈良性过程。

肝肾综合征

失代偿期肝硬化或重症肝炎出现大量腹水时，由于有效循环血容量不足及肾内血流分布等因素，可发生肝肾综合征（hepatorenal syndrome），又称功能性肾衰竭。其特征为自发性少尿或无尿、氮质血症、稀释性低钠血症和低尿钠，但肾却无重要病理改变。它是重症肝病的严重并发症，其发生率占失代偿期肝硬化的 50%～70%；一旦发生，治疗困难，存活率很低（＜5%）。

一、病因及发病机制

多在快速利尿、上消化道出血、外科手术后、低钾或低钙血症、感染及肝昏迷等诱因下，肾脏血流动力学发生改变及内毒素血症导致少（无）尿及氮质血症。参与这种功能性改变的因素甚多，主要包括以下几个方面：

1. 交感神经兴奋性增高，去甲肾上腺素分泌增加。

2. 肾素-血管紧张素系统活动增强，致使肾血流量与肾小球滤过率降低。

3. 肾前列腺素合成减少，血栓素 A_2 增加，前者有扩张肾血管和增加肾血流量作用，后者作用则相反，肝硬化患者使用非甾体抗炎药时由于前列腺素受到抑制可诱发肝肾综合征。

4. 失代偿期肝硬化常有内毒素血症，内毒素有增加肾血管阻力的作用。

5. 白三烯产生增加，因具有强烈的收缩血管作用，在局部可引起肾血管收缩。

二、病　　理

多数无明显形态学改变，部分并发胆汁性肾病，肝性肾小球硬化偶见肾小管上皮细胞坏死。

三、诊　　断

（一）临床表现

本病可分为以下 4 期：

1. 氮质血症前期　指内生肌酐清除率已降低，但 BUN 和 Scr 在正常范围，尿钠明显减少。

2. 氮质血症期　肝功能进一步恶化，黄疸加深，出血倾向，腹水增多，低钠血症出现，BUN 和 Scr 已增高，表现为烦躁不安，皮肤及舌干燥，乏力，嗜睡，脉搏细快，血压偏低，脉压小。

3. 后期　上述症状更趋严重，并出现恶心、呕吐、精神淡漠和昏睡，BUN 和 Scr 明显升高，肾小球滤过显著降低，出现少尿甚至无尿。

4. 末期　除肝、肾功能衰竭外，多数患者出现肝性脑病及昏迷。

（二）实验室检查

1. 尿常规　蛋白阴性或微量，尿沉渣正常或可有少量红细胞、白细胞，透明、颗粒管型或胆染的肾小管细胞管型。

2. 尿液检查　尿比重常＞1.020，尿渗透压＞450mmol/L，尿/血渗透压＞1.5，尿钠通常＜10mmol/L。

3. 血生化检查

（1）低钠血症。

（2）血氯低。

（3）BUN 和 Scr 升高。

（4）肝功能：①谷丙转氨酶升高；②白蛋白降低；③胆红素升高；④胆固醇降低；⑤血氨升高。

（三）诊断要点

1. 有肝脏疾病的证据及肝功能衰竭的表现。

2. 24h 尿量＜500ml，持续 2 天以上伴 BUN 升高。

3. 原无肾脏病史（或肾功能正常）。

（四）鉴别诊断

1. 单纯肾前性氮质血症　有肾前性因素，如严重低血压、大量利尿、放腹水或失血，试验性补液后肾功能迅速恢复。

2. 急性肾小管坏死

（1）尿钠＞40mmol/L。

（2）尿/血肌酐＜10。

（3）尿/血渗透压＜1。

（4）尿比重低＜1.015。

（5）尿常规有较多蛋白、细胞管型和颗粒管型。

3. 假性肝肾综合征　某些重症疾病如毒物中毒、严重败血症或弥散性血管内凝血，可同时损害肝及肾引起所谓“假性肝肾综合征”，但它并非由重症肝病引起，鉴别不难。

四、治　　疗

目前本病尚无有效治疗措施。在积极改善肝功能的前提下，可采取以下措施：

1. 迅速控制上消化道大量出血、感染等诱因。

2. 严格控制输液量，量出为入，纠正水、电解质和酸碱失衡。

3. 输注右旋糖酐、白蛋白或浓缩腹水回输，以提高循环血容量，改善肾血流，在扩容基础上应用利尿药。

4. 特利加压素联合白蛋白治疗：特利加压素系加压素与甘氨酸的结合物，用量为0.5～2mg/4h静脉注射，加白蛋白60～80g/d。

5. 重在预防，避免强烈利尿、单纯大量放腹水及服用损害肾功能的药物等。

6. 在扩容基础上联合应用奥曲肽及一种口服的α-肾上腺能药物米多君（midodrine）有一定效果，然经验尚不多。

7. 透析疗法：主要适用于肝功能还有可能恢复或等待肝移植的肝肾综合征患者，可以纠正氮质血症、酸中毒、高钾血症等。

8. 外科手术：包括门腔或脾肾静脉吻合术、肝移植术及腹腔-颈静脉分流术。其中，肝移植术是对晚期肝硬化尤其是肝肾综合征的最佳治疗，可提高患者的存活率。

五、预　　后

本病预后不佳，多于发生肝肾综合征后的3～10天死于肝衰竭或肾衰竭的各种并发症。

第十二节　分流性肾炎

分流性肾炎（shunt nephritis）是指脑积水患者应用Hoter valve作脑室-心房（或颈静脉）分流术后，在分流部位发生继发感染而导致的肾小球肾炎，发生率约为4%。本病多见于小儿，可发于分流术后3周至14年，平均发病时间4.4年，发病前都有前驱感染。病原菌大多为白色葡萄球菌（凝固酶阴性），偶为白喉杆菌。

一、发 病 机 制

曾有栓塞、微血管病等学说，但目前认为本病是由免疫复合物介导的肾小球肾炎。

二、病　　理

（一）光镜

多数为系膜增生性或Ⅰ型系膜毛细血管性肾炎，部分为毛细血管内增生或局灶增生性肾炎，偶见新月体性肾炎。

（二）电镜

电镜下可见毛细血管内皮下有电子致密物沉积，在肾小球沉积物中可找到感染菌的抗原。

（三）免疫荧光

免疫荧光检查显示IgG、IgM及C_3呈颗粒状或团块状沉积于毛细血管壁和系膜区。

三、诊　　断

（一）临床表现

1. 原发病　有脑室分流手术史。

2. 亚急性感染症状　发热、贫血、肝脾肿大等。

3. 肾脏病表现 镜下血尿最为常见，中等量蛋白尿，肾病综合征发病率约为30%，高血压不多见，可发生氮质血症。

4. 其他 偶伴荨麻疹、血管炎。

（二）实验室检查

1. 尿常规 镜下血尿最常见，可有中等量蛋白尿。

2. 血清学检查

（1）血清补体 C_3 下降。

（2）CIC 上升。

（3）CRP 上升。

（4）RF（+）。

（5）冷球蛋白（+）。

（三）诊断要点

根据原发病和分流术病史，结合患者的临床表现，如发热、贫血、肝脾肿大、血尿、蛋白尿等改变，一般不难诊断。

四、治　　疗

早期及时给予有效抗菌药物治疗并去除分流装置，可使临床症状消除，血清学检查恢复正常，肾活检显示病理损害好转。

五、预　　后

经积极治疗本病预后尚可，少数患者可发展成尿毒症。

第十三节　感染性心内膜炎肾损害

1910 年 Lohlein 首次报告亚急性感染性心内膜炎伴肾小球损伤，并在病变肾小球内发现致病链球菌，从而认为本病本质上为一种感染性肾小球肾炎。致病菌以葡萄球菌和链球菌最常见。

一、发 病 机 制

（1）葡萄球菌毒素直接损伤肾小球毛细血管或累及细胞介导免疫反应。

（2）肾小球内微型细菌栓子。

（3）赘生物脱落所致的肾动脉栓塞。

（4）免疫复合物沉积。

二、病　　理

（一）光镜

最典型的变化是局灶性节段增生性肾小球肾炎，有时可见纤维素样坏死或毛细血管栓塞，偶亦可见弥漫增生性肾小球肾炎伴（或不伴）新月体形成。栓塞者病理所见为缺血性肾坏死。

（二）电镜

毛细血管上皮及内皮下电子致密物沉积，伴不同程度的系膜增生。

（三）免疫荧光

IgG、IgM、C_3 在毛细血管壁和系膜区呈颗粒状沉积。

三、诊　　断

（一）临床表现

（1）肾损害发生于心内膜炎发病后数周。

（2）最常见的临床表现是镜下或肉眼血尿及蛋白尿。

（3）轻至中度急性肾炎综合征伴氮质血症亦比较常见，肾病综合征少见，也有表现为急进性肾炎者。

（4）肾脏可发生大小不等的栓塞，小者仅有镜下血尿或蛋白尿，大的栓塞可突发剧烈腰痛，出现肉眼血尿。

（二）实验室检查

1. 血常规

（1）白细胞计数增高，亦可在正常范围。

（2）红细胞及血红蛋白进行性下降。

2. 尿常规 镜下或肉眼血尿和蛋白尿。

3. 血培养 连续 3 次血培养（应作需氧和厌氧两种培养），可获阳性结果。

4. 血沉 增快。

5. 血清免疫学检查

（1）血清补体 C_3、C_4 降低。

（2）RF 阳性。

（3）冷球蛋白阳性。

（4）CIC 阳性。

（5）非免疫球蛋白 C_3 溶解因子阳性。

（三）诊断及鉴别诊断

在感染性心内膜炎基础上出现肾脏病变，如镜下或肉眼血尿、蛋白尿等，结合血清学检查可明确诊断。

在合并肾栓塞，有显著血尿和肾绞痛者，易误诊为肾结石，但肾结石引起的疼痛向腹股沟放射，且缺乏感染性心内膜炎常有的全身症状。

四、治 疗

1. 一般来说，经及时有效的抗感染治疗后，肾炎的表现可减轻。抗感染治疗首选青霉素，剂量要大（每日 1000～2000WU），治疗时间需足够，疗程在 4～6 周以上，待血培养结果出来后，可根据血培养的菌种及细菌药敏度再调整抗生素的种类和剂量。

2. 少数呈进行性肾损伤者，须进行血浆置换和免疫抑制治疗。

五、预 后

本病与分流性肾炎相似，若发生肾梗死，其预后与栓塞的部位和大小密切相关。

第十四节 结节病肾脏损害

结节病（sarcoidosis）是一种病因未明的多系统多器官受累的肉芽肿疾病。

一、病 因

本病病因未明了。特殊病原体的感染、自身免疫、吸入有机物或特殊金属等，均可以致病。也可能是机体在特殊基因类型的基础上对致病因素的特殊反应形式。

二、发 病 机 制

在致结节病抗原的刺激下，T4 细胞被激活，在淋巴激活素作用下使 B 细胞高活化，释放免疫球蛋白（即自身抗体）致病。

结节病发生高钙血症与小肠钙吸收增加有关，这是由于维生素 D 代谢改变所致。

肉芽肿性肾小球肾炎的发病与细胞免疫缺陷有关，本病患者存有循环免疫复合物，病变的活动性与免疫复合物含量之间有密切关系。

三、病　　理

在肉芽肿组织切片上，可见上皮样细胞聚积，其中有多核巨细胞，其细胞质中有卵圆形的舒曼小体；周围有淋巴细胞，无干酪样病变。

四、诊　　断

（一）临床表现

1. 高钙性肾病

（1）继发性高钙血症：仅占11%，与维生素D中毒相似，高钙血症的发生占全部患者的10%～20%。

（2）高尿钙：多于高钙血症，为62%。高钙易导致肾结石，在结节病发生率中＜10%，肾脏钙质沉积是高血钙和高尿钙长期作用不可避免的后果，其发生率＜5%，而结节病肾脏钙质沉积所致的肾功能不全的发生率＞50%。

（3）肾功能受损：是高钙血症的结果，在高钙血症的结节病患者中，血清肌酐与钙的直接关系说明高尿钙、肾钙质沉积、肾结石和高钙血症，可直接使肾小球滤过率降低。

2. 肉芽肿性间质性肾炎　尽管在15%～40%的结节病患者的肾脏可以见到肉芽肿，但仅因肉芽肿浸润所致肾脏功能减退，是一种罕见的临床现象。

（1）肾内动脉炎（间或有结节病肉芽肿浸润）可能是本病罕见的并发症。

（2）肾内静脉浸润亦偶可在肾活检中见到。

3. 肉芽肿肾小球肾炎　1951年首先报告，此后有许多不同组织病理学的肾小球肾炎的报告。

（1）膜性肾病。

（2）局灶性肾小球硬化。

（3）膜增生性肾小球肾炎。

常伴有肾功能不全、肾性蛋白尿、肾病综合征、血尿和高血压。此种沉积亦可引起葡萄膜炎、关节痛及皮肤结节等的表现。

（二）实验室检查

1. 血液学化验

（1）血常规：血细胞减少，贫血。

（2）血沉：增快。

（3）免疫球蛋白：部分增高，多见是IgG增高。

（4）血管紧张素转换酶：急性期增加。

2. Kveim试验　阳性。

（三）特殊检查

活体组织检查可提高诊断的阳性率。

五、治　　疗

部分患者可自行缓解。

（1）糖皮质激素：适用于结节病病变在进展，血钙、尿钙增多，血清血管紧张素含量明显升高者。

1）应用皮质激素治疗本病继发的间质性肾炎者，可使患者肾脏功能完全、迅速改善。

2）肉芽肿性间质性肾炎对皮质激素治疗的反应常常是戏剧性的，肾功能不全和肾小管异常均可得到改善，但亦有治疗后加剧者。

（2）其他免疫抑制剂和细胞毒药物仅用于糖皮质激素治疗效果欠佳的病例。

（3）禁用维生素 D 等能引起血钙、尿钙增高的药物。

六、预　后

在 5 年的随访中，34%的病例完全恢复，30%改善，20%不变，病情恶化和死亡各占 8%。

第十五节　淀粉样变肾病

淀粉样变肾病是指淀粉样纤维大量沉积于肾脏引起的病变。在 17 世纪由 Bonet 首先报道了淀粉样变，近年来由于免疫和分子生物学的进展，对淀粉样变肾病已有比较清楚的认识。本病在住院患者中的发生率为 0.09%～8%。其临床表现主要为肾病综合征，晚期可导致肾衰竭。

一、病　因

淀粉样物质是一种无定形的玻璃样透明物质，含有 AL 蛋白（amyloid protein）、AA 蛋白（amyloid protein A）、前白蛋白、肽类蛋白、β_2 微球蛋白等。巨噬细胞被认为是形成和分解体内淀粉样物质的主要场所，当淀粉样物质的产生超过了巨噬细胞对蛋白质的代谢能力时，淀粉样物质在组织中沉积。淀粉样变分为原发性（或特发性）淀粉样变肾病和继发性淀粉样变肾病。继发性淀粉样变肾病常见的 4 个病因如下：

1. 肿瘤性疾病　①多发性骨髓瘤；②霍奇金病；③甲状腺髓样瘤；④白血病。

2. 感染性疾病　①慢性化脓性感染；②结核病；③梅毒。

3. 免疫性疾病　类风湿关节炎。

4. 遗传性的淀粉样变　约 3/4 继发性淀粉样变患者发生淀粉样变肾病，而 1/4 原发淀粉样变患者并发淀粉样变肾病。

二、发 病 机 制

因免疫功能异常、蛋白代谢异常或结缔组织的变性分解，形成过多的淀粉样纤维；淀粉样纤维在生理溶液中的溶解度很低，在组织中、细胞外沉积，导致器官受压、萎缩和功能障碍。另外一些异常的蛋白质作为自身抗体，与这些组织器官发生特异性免疫反应。

三、病　理

肉眼观肾脏体积增大。

（一）光镜

因淀粉样物质沉积，毛细血管基底膜增厚，管腔狭窄而闭合，肾小球为大量淀粉样物质替代（刚果红染呈砖红色），肾小管萎缩。

（二）电镜

由于淀粉样蛋白沉积于肾小球内皮细胞和基底膜之间，使内皮层和基底膜分开。银标记可显示出钉突样突出于基底膜表面，是由淀粉样变纤维沉积所致。

（三）免疫荧光

IgM、IgG、IgE、C_1、C_2、C_4、白蛋白及纤维蛋白等在肾小球尤其是系膜区呈团块状沉积。

四、诊　断

（一）临床表现

1. 肾脏

（1）蛋白尿：是本病早期的主要特征，可作为肾损害的唯一表现，历时数年。主要为大分子蛋白质，蛋白尿程度不等（+～+++）。

（2）肾病综合征：大多起病隐匿，一旦出现，病情进展迅速。

（3）肾功能不全：呈进行性肾功能减退，重症者死于尿毒症。

（4）肾间质-肾小管病变：①显著多尿，每日尿量达 3～6L，甚至尿崩症表现，使用高渗盐水和血管升压素后，仍呈低张尿；②葡萄糖尿；③磷酸盐排出增多；④肾小管性酸中毒；⑤电解质紊乱。

2. 肾外器官

（1）原发性淀粉样变：①心力衰竭、心律失常；②消化道出血、肠梗阻；③肢端感觉异常、肌张力下降、腕管综合征；④直立性低血压。另外，还有骨髓、平滑肌、骨和关节受累的相应表现。

（2）继发性肾淀粉样变：肝、脾、肾上腺为主要受累脏器。

（3）与多发性骨髓瘤伴发：骨痛为主要症状。

（4）老年淀粉样变：多发生于脑、心、胰腺、主动脉及骨关节组织。

（5）长期血透患者：β_2 微球蛋白蓄积所致淀粉样变，表现为腕管综合征、关节炎、病理性骨折，以及胃肠、心、肝、脾、肺、睾丸等受累。

（二）实验室检查

1. 尿 Bence-Jone 蛋白 阳性。

2. 电泳法测定单株峰球蛋白 阳性率在原发性淀粉样变几近 100%，而在继发性淀粉样变为 53%。

3. 血生化检查 血沉增快、纤维蛋白原减少、纤溶亢进。

4. 肾功能 晚期 BUN、Scr 升高。

（三）特殊检查

1. B 超、KUB、IVP 检查 双肾体积增大，尤其在发生肾衰竭时亦不缩小。

2. 活体组织检查 皮肤、黏膜、肾脏组织活检是确诊的最可靠方法，阳性率为 75%～85%。

（四）诊断标准

（1）慢性化脓性炎症、结核病或类风湿关节炎合并肾病综合征。

（2）肾脏病合并心肌病、神经病、巨舌。

（3）发生肾衰竭时肾脏体积不缩小。

（4）尿 Bence-Jone 蛋白阳性。

（5）活组织检查阳性。

老年肾病综合征（或蛋白尿）、Fanconi 综合征合并尿 Bence-Jone 蛋白阳性者，应怀疑此病。

五、治　　疗

1. 细胞毒类药物 治疗本病疗效还不确实。美法仑治疗多发性骨髓瘤所致的淀粉样变肾病，能显著减轻蛋白尿。

2. 秋水仙碱 家族性地中海热产生的淀粉样变推荐使用秋水仙碱，1～1.5mg/d，可减少淀粉样变的发作，缓解症状。

3. 血液透析 用于淀粉样变肾病所致的肾衰竭。

4. 干细胞移植。

六、预　　后

与其他肾小球疾病比较，本病预后不良，心力衰竭、心律失常、猝死、肾衰竭是本病患者主要的死因。

第十六节　溶血性尿毒症综合征

溶血性尿毒症综合征（hemolytic uremic syndrome）于1955年首先由Gasser报告，为一类病因不明的急性血管内溶血性贫血伴肾衰竭的综合征。其临床特点是：①微血管性溶血性贫血；②急性肾衰竭；③血小板减少，构成三联征。多数呈散发或流行于健康的婴幼儿，年龄多在3个月至20岁，儿童占90%，1岁以内发病率最高，散发病例多在10岁以后，成人病例以女性多见。

一、病　　因

本病病因不详，可能与下列因素有关：

1. 遗传　有同一家族或兄弟姐妹同时患病的报告，推测可能与遗传因素有关。

2. 感染　某些地区的病例在发病期间可分离出细菌、立克次体与病毒，提示与感染可能有关。

3. 免疫　有些病例发生于某些疾患的免疫反应形成之后，如白喉、百日咳、破伤风、脊髓灰质炎、麻疹、天花等。

4. 其他　尚有放疗、化疗、妊娠和口服避孕药物、胸腺发育不良、转移癌等与本征伴发的情况。

二、病　　理

其病理损害主要在肾脏。

（一）急性早期

典型的改变是肾脏微血管广泛的纤维蛋白沉积形成纤维素性血栓，内皮细胞肿胀并与基底膜分离，毛细血管腔闭塞。严重者可出现肾皮质灶状或广泛坏死。

（二）急性期后

肾小球内细胞增生，毛细血管袢增厚、玻璃样变及纤维化。肾间质亦有纤维化，部分肾小管萎缩以至肾萎缩。

此外，严重者可累及脑血管、心脏、胃肠道等重要器官。

三、诊　　断

（一）临床表现

多数患者在起病前有急性胃肠炎（呕吐、腹泻等）史或上呼吸道感染史，继而出现本病特征性症状。

1. 贫血　急性溶血性贫血。溶血可急剧发生，患者突发腹痛、呕吐，并出现酱油色尿；巩膜轻度黄染，肝脏中度肿大。

2. 出血　见皮肤紫癜、瘀斑，鼻出血，牙龈、口腔黏膜、直肠、眼底出血，咯血，甚至出现脑出血。多由血小板减少所致。

3. 急性肾衰竭　为非少尿型或少尿型急性肾衰竭。肾脏可触及，并有压痛。

4. 其他

（1）中枢神经系统：可出现头痛、精神症状、昏迷、痴呆、抽搐与短暂的轻瘫等，重症可致死。

（2）呼吸系统：可出现胸闷、憋气、咯血、肺功能不全。

（3）循环系统：可致心肌坏死，引起心力衰竭，心律失常，重者可死亡。

（二）实验室检查

1. 血液检查

（1）血常规：血红蛋白一般降至70～90g/L，重者低达30g/L；白细胞高达（20～30）$\times 10^9$/L，与病情严重程度及预后相关；大多数患者血小板明显减少。末梢血网织红细胞可达6%～19%，最高达 80%。

（2）红细胞形态：外周血片见大量红细胞碎片及毛边细胞、小球形皱缩状细胞和多染性红细胞。红细胞寿命缩短，平均为 72h。

（3）抗人球蛋白试验：除少数外，绝大多数患者呈阴性。

（4）游离血红蛋白：明显增多，肉眼即可见患者的血清呈棕色，其程度与贫血程度相平行。结合珠蛋白减少或缺如。

（5）血清补体：C_3 和（或）C_4 均可有暂时性降低。

2. 尿液检查 尿量减少，24h＜400ml（1h 尿量＜17ml）。尿中可见血红蛋白、含铁血黄素和大量白蛋白。镜检可见红细胞、白细胞和管型细胞。

3. 生化检查

（1）胆红素：可轻度增高，一般不超过 2～3mg/dl（34～51μmol/L）。

（2）BUN、Scr：呈进行性增高。

（3）电解质和 pH：可伴有低钠血症、高钾血症及代谢性酸中毒。

（4）血尿酸：升高，由于大量红细胞破坏所致。

4. 凝血功能检查 少数凝血酶原时间延长、凝血因子降低、FDP 增高，但极少有 DIC。血浆中纤维蛋白原及因子 V、Ⅷ往往正常或增加。

（三）诊断标准

1. 4 岁以下儿童或幼儿。
2. 有急性肾衰竭。
3. 溶血和血小板减少。

（四）鉴别诊断

本症需与血栓性血小板减少性紫癜（TTP）鉴别。血栓性血小板减少性紫癜常有发热及中枢神经系统症状，肾损害较轻，且主要发生于成人，不难与本病鉴别。

四、治　　疗

本病无特效治疗，目前治疗措施如下：

1. 一般治疗 一旦确诊，及早积极给予支持治疗。

2. 治疗原发病 针对病因治疗。

3. 药物治疗

（1）去纤维肽：具有抗血栓和纤维蛋白溶解活性，并能促进 PGI_2 合成。用量 10mg/（kg·d），静脉滴注，连续 1～2 周后，口服 1～6 个月。用药后症状改善，凝血异常可迅速改善，肾功能部分或完全恢复。

（2）维生素 E：通过抑制环氧化酶和脂氧化酶的活性而不影响 PG 代谢，从而抑制血小板聚集，剂量 1000mg/（d·m^2），未见不良反应。

（3）抗凝剂及血小板解聚药：可给予肝素 2mg/kg 静脉注射及双嘧达莫（潘生丁）1mg/kg，疗效不肯定。

（4）PGI_2：早期治疗（即尚未出现少尿时）有效。初始剂量以 2.5ng/（kg·min）静脉滴注，渐增至 5ng/（kg·min）。

4. 对症治疗

（1）输入血浆：输入冷冻新鲜血浆可补充血浆中缺乏的抑制血小板聚集因子，使病情缓解，初始量 30～40ml/kg，以后改为 15～20ml/kg。但有作者报道此疗法无效。

（2）血浆置换：可去除血浆中合成 PGI_2 的抑制物。

（3）透析治疗：急性肾衰竭，提倡尽早行透析治疗（见“透析疗法”节）。

5. 肾移植　部分患者，尤其已进入慢性肾衰竭者，可考虑肾移植，但移植肾可再患本病。移植后应预防性使用抗血小板制剂，避免使用环孢霉素。

五、预　　后

以往本病死亡率达30%，近年由于透析治疗的开展，已有明显下降。

第十七节　血栓性血小板减少性紫癜肾损害

血栓性血小板减少性紫癜（thrombotic thrombocytopenic purpura）为一种罕见的微血管血栓-出血综合征，有人认为是溶血性尿毒症综合征的另一种类型。主要表现为：①发热；②血小板减少性紫癜；③微血管病性溶血性贫血；④中枢神经系统症状；⑤肾脏受累等，简称五联征。基本病变为全身末端小动脉和毛细血管内血栓形成。本病女性发病多于男性，男女之比约为2∶3，发病的高峰年龄在35岁左右。

一、病　　因

本病病因尚未完全阐明。

1. 原发性血栓性血小板减少性紫癜肾损害　无明确病因者称为原发性。

2. 继发性血栓性血小板减少性紫癜肾损害　继发于药物过敏、中毒、感染、免疫性疾病、妊娠、肿瘤化疗、服用雌激素及孕酮、注射疫苗等。

二、病　　理

（一）光镜

小动脉和毛细血管腔内可见有过碘酸-希夫染色法（PAS染色）呈阳性的玻璃透明样物沉积。

（二）电镜

电镜下见微血栓内含纤维素、聚积的血小板，偶见红、白细胞。此微血栓不同于免疫性小血管炎，无小血管周围的单核细胞浸润。

（三）免疫荧光

免疫荧光检查见病变部位的毛细血管腔内和内皮下纤维素沉积，部分病例有免疫球蛋白和补体沉积。

三、诊　　断

（一）临床表现

起病多急骤，症状凶险。也有慢性起病，病程长达数月甚至数年的。典型病例发病前可有关节痛、胸痛、雷诺征等前驱症状。

1. 神经系统症状　为本病最主要的表现，约占92%。由于脑血管微血栓所致的脑梗死，临床可出现头痛、眩晕、视力障碍、行为变态、癫痫样发作、颅神经麻痹、感觉异常、瘫痪，甚至抽搐、昏迷等。一过性、反复性、多样性为其特点。

2. 出血　皮肤广泛瘀斑、阴道出血、呕血、便血及咯血等。

3. 溶血性贫血　常呈中到重度微血管病性溶血性贫血，多有头晕、乏力、心慌、气急、黄疸等。

4. 发热　90%以上有发热。

5. 肾脏损害　表现为蛋白尿、镜下血尿和管型尿。15%可有肉眼血尿。40%～80%有轻度氮质血症、内生肌酐清除率下降。肾脏微血管血栓可引起急性肾衰竭。

6. 其他

（1）肺泡及间质受累：出现心悸、气促等表现。

（2）心肌受累：可有心肌缺血的表现。

（3）消化道受累：可有腹痛、恶心、呕吐等。

（4）胰腺受累：可出现糖尿病症状。

（5）脑垂体改变：可有尿崩症。

（二）实验室检查

1. 血常规 血红蛋白多低于100g/L，血涂片有大量大小和形态各异的红细胞、破碎红细胞、有核红细胞。末梢血网织红细胞数增高。血小板减少，可见巨大血小板。白细胞常中度增多伴核左移或类白血病反应，少数可有白细胞下降。

2. 尿液检查 可有蛋白、红细胞、白细胞和管型。

3. 血液生化 血清胆红素升高，以间接胆红素升高为主。功能不全时可有BUN和Scr升高。

4. 骨髓检查 红系-巨核系代偿性增生，成熟障碍。

5. 溶血检查 除网织红细胞增高外，尚有下列改变：

（1）可有游离血红蛋白增高。

（2）乳酸脱氢酶升高。

（3）抗人球蛋白试验阴性，但合并SLE时可阳性。

6. 凝血检查

（1）血小板寿命小于24h。

（2）血小板消耗性减少致凝血酶原消耗不佳。

（3）PT、KPTT和纤维蛋白原正常。

（4）血FDP可增高。

（三）特殊检查

1. 肾活检 肾小球毛细血管血栓形成，但未见血管炎改变。

2. 皮肤、齿龈活检 主要表现为小动脉和毛细血管中有透明血栓形成，PAS染色阳性。此外，还可见内皮细胞增生，小动脉和毛细血管交界处有动脉瘤样扩张，但无炎性细胞浸润。

（四）诊断标准

典型病例有五联征存在，基本可以诊断。

1. 主要指标

（1）微血管病性溶血性贫血。

（2）血小板减少。

（3）神经系统异常。

2. 次要指标

（1）肾脏损害。

（2）发热。

存在任何2项主要指标，加上2项次要指标即可诊断。对尚不能确诊者，则可行皮肤、齿龈、骨髓或淋巴结活检，以帮助诊断。

（五）鉴别诊断

1. 溶血性尿毒症综合征 多见于儿童，神经系统损害较轻，肾脏损害严重，其他器官受累较少。而本病以神经系统症状为主，肾脏损害多较轻。

2. 特发性自身免疫性溶血性贫血 有溶血性贫血的表现，但无神经系统症状。

四、治　　疗

本病无特效治疗，目前能采用的治疗措施有：

（一）对症治疗

血浆置换可以去除对血管内皮细胞有损害的物质和免疫复合物，以及抗血管内皮细胞抗体，补充所缺乏的抑制血小板凝集的因子。每次置换血浆 2～4L，每日 1 次，连续数次；急性期后改为每周 3 次，持续数周至病情稳定。应配合输入新鲜血浆，可使病情缓解率提高至 89%。

（二）药物治疗

1. 糖皮质激素治疗　泼尼松 1mg/（kg・d），对部分患者有效，它可使血小板生存期延长。目前常以大剂量泼尼松与血浆置换配合治疗，疗效较好。

2. 细胞毒药物治疗　可予以 CTX 2～4mg/（kg・d），或硫唑嘌呤 1～3mg/（kg・d），有助于病情的改善。

3. 抗血小板聚集　双嘧达莫 100mg，每日 4 次，或阿司匹林 50～150mg/d，对部分患者有效。

4. 输注血小板　如血小板低于 50×10^9/L，有严重出血者，可输注血小板。

5. 前列环素　目前有人认为 PGI_2 由血管内皮细胞产生，有抑制血小板凝集的作用。对某些用抗血小板药、血浆置换和糖皮质激素等治疗不敏感患者，试用此法可能有效。

（三）特殊治疗

1. 脾切除术　无肯定疗效。

2. 急性肾衰竭　行透析治疗。

五、预　　后

本病病情多凶险，预后差，死亡率＞50%。近年采用输血浆和（或）血浆置换疗法，存活率可达 80%。

第十八节　镰状细胞肾病

镰状红细胞病所致的肾损害称为镰状细胞肾病（sickle cell nephropathy），是一种常染色体显性遗传病。镰状红细胞病是一种异常血红蛋白病，常引起溶血性贫血。纯合子型又称镰状细胞贫血，杂合子型称镰状细胞性状。常见于非洲及美洲的黑人，我国极少见。

一、病因及发病机制

由于 β-珠蛋白第 6 位氨基酸（即谷氨酸）被缬氨酸替代，在低氧和低 pH 条件下，异常血红蛋白相互聚集，使红细胞变形能力明显降低，变成镰刀状，在通过组织毛细血管网时易发生损伤，损伤的红细胞在肝、脾等处被破坏而发生血管外溶血；也可在血管中被破坏，发生血管内溶血。此外，由于镰状红细胞不易变形通过微循环而导致血流淤滞，形成黏滞-镰变恶性循环，最后微循环阻塞引起缺血和梗死，出现疼痛危象和组织损害。

本病易引起肾血管、肾小球、肾小管损害。由于骨髓质高渗、低 pH 和缺氧的环境，使红细胞更易镰变，导致血流障碍和血管闭塞。

二、诊　　断

（一）临床表现

1. 镰状细胞贫血　婴儿出生 4～6 个月后贫血症状逐渐出现。儿童有消瘦、生长发育迟缓等表现，易发生感染。

（1）慢性溶血性贫血：患者均有不同程度的溶血性贫血表现。

（2）血管闭塞危象：为本病突出表现，主要表现为疼痛及器官损害。常出现躯干及四肢剧烈疼痛，若内脏及脑血管梗死则出现相应症状、体征。诱因常为感染、脱水及酸中毒。

2. 镰状细胞性状　多无临床症状，仅在严重缺氧情况下出现微循环障碍。主要在肾髓质的直小血管中的红细胞发生镰变，肾髓质血流淤滞，甚至血管闭塞，严重者可发生肾乳头坏死。

3. 肾损害表现

（1）血尿：最常见，以镜下血尿为主，有时呈肉眼血尿。

（2）蛋白尿：为持续性蛋白尿。可出现肾病范围的蛋白尿。

（3）肾小管功能不全：早期出现浓缩功能减退，继之浓缩、稀释能力降低，出现等渗尿。疾病早期为可逆性的，后期则发生永久性的多尿、夜尿增多等。部分患者可发生不完全型远端肾小管酸中毒。易伴发肾盂肾炎、肾乳头坏死。

（4）高尿酸血症：由于红细胞破坏增多，血尿酸增高。

（5）肾衰竭：因肾血管栓塞及急性溶血而发生急性肾衰竭，也可缓慢进展为慢性肾衰竭。

（二）实验室检查

1. 血常规 呈正细胞正色素性贫血。血片中可见靶形和镰状红细胞。可有粒细胞增多及核左移现象。

2. 红细胞镰变试验 向红细胞悬液中加入还原剂（偏重亚硫酸钠或亚硫酸氢钠）以除去氧，可加速镰变的发生，正常血红蛋白于试验 40min 后才出现沉淀，而异常血红蛋白常在 20min 内出现沉淀，则为阳性。

3. 血红蛋白电泳 出现异常血红蛋白（HbS）。

（三）诊断标准

1. 患者父母均有镰状细胞性状或镰状细胞贫血。
2. 有溶血性贫血的证据。
3. 血红蛋白电泳出现大量 HbS。
4. 红细胞镰变试验阳性。
5. 当出现蛋白尿及肾功能改变时，可诊断为镰状细胞肾病。

（四）鉴别诊断

本病需与其他异常血红蛋白病所致肾损害鉴别，主要采取血红蛋白电泳方法。

三、治　疗

（一）一般治疗

1. 预防 对镰状细胞特征者，应避免缺氧、脱水、感染、劳累、酸中毒，勿用止血带压迫肢体等。

2. 治疗血管闭塞 注意保暖，鼓励多饮水或输液以利于血液循环。高压氧及吸氧有时使疼痛减轻。

（二）药物治疗

1. 二氢麦角碱 0.3mg，每日 1～2 次，皮下或肌内注射。可改善局部血循环，使疼痛消失。

2. 山莨菪碱（654-2） 可增加红细胞膜的流动性，保护细胞膜，适当延长红细胞寿命，改善溶血和脏器梗死现象。10mg，每日 2 次 肌内注射，20 天为 1 个疗程，间隔 1 周，可重复 1 个疗程，共 2～3 个疗程，症状缓解后改为 10mg，每周 2 次，维持 6 个月。危象时，可给予 10mg 静脉注射，每日 4 次。

3. 镇痛剂 疼痛剧烈时，为缓解疼痛可交替使用各种镇痛剂。

4. 肾脏损害 无特殊治疗，基本同原发性肾脏病，但出现肾病综合征者不宜用激素治疗。有尿路感染或肾盂肾炎者应及时使用有效抗生素治疗，对保护肾脏十分必要。肾衰竭时可予以透析或肾移植治疗。

（三）基因治疗

通过改变异常基因，可彻底治愈本病。但目前尚未推广。

四、预　　后

本病预后较差。患者多在幼儿期死亡，如活到成年常死于肺部并发症、肾衰竭、败血症或脑血管意外。

第十九节　浆细胞病肾损害

多发性骨髓瘤肾病

多发性骨髓瘤（multiple myeloma）是浆细胞异常增生的肿瘤性疾病。约 2/3 的患者在病程中可出现蛋白尿，半数左右伴有肾功能不全。肾功能的状况也是决定本病预后的最重要的因素之一。

一、发 病 机 制

（一）轻链蛋白肾毒性作用

由于浆细胞异常增生，产生过多的轻链蛋白，尿中出现 Bence-Jone 蛋白（轻链蛋白），其在肾小管内凝聚，可堵塞肾小管；另外，轻链蛋白被近曲小管重吸收后，在溶酶体内降解产生毒性，引起肾小管损害。

（二）高钙血症

多发性骨髓瘤患者多存在高钙血症，钙沉积在肾间质和肾小管，加重轻链引起的肾小管病变。

（三）高尿酸血症

多发性骨髓瘤患者核酸代谢增强，血尿酸增高，尤其化疗后肿瘤组织破坏，血尿酸更高。

（四）肾淀粉样变

（1）高黏滞血症。

（2）骨髓瘤细胞直接浸润等。

（3）尿路感染。

二、病　　理

“骨髓瘤肾病”为特征性病理改变。肾小管内可见管型形成、组织巨细胞反应和肾小管萎缩。近曲小管细胞内可见小滴状结晶，远曲小管和集合管常明显扩张。其中充满由轻链蛋白组成的嗜酸性、透明并呈层板状的管型，肾间质呈不同程度的萎缩或纤维化。而肾小球形态通常正常。

三、诊　　断

（一）临床表现

1. 肾外表现

（1）全身骨痛：为早期主要症状，可有骨质破坏，甚至病理性骨折。

（2）感染：免疫球蛋白明显减少，T 细胞亚群失调等，极易继发呼吸道及泌尿系感染，甚至败血症。

（3）贫血及出血倾向：骨髓瘤细胞浸润，使红细胞生成减少而出现贫血。由于血小板减少、M 蛋白包裹血小板表面等原因，患者有出血倾向，如鼻及齿龈出血等。

（4）血黏滞度过高：部分患者血浆 M 蛋白增多，产生高黏滞血症，血管内血流缓慢，组织淤血、缺氧，患者常表现为头晕、眼花、视力障碍甚至昏迷。

（5）高钙血症：表现为恶心、呕吐、脱水、意识障碍等。

（6）其他：①部分有冷球蛋白血症者还可有遇冷后四肢麻木、青紫甚至发生雷诺现象等症状；②浆细胞骨髓外浸润者有肝、脾、淋巴结肿大。

2. 肾脏表现

（1）肾病综合征：多见于伴有肾淀粉样变者。血胆固醇常不增高。

（2）急性肾衰竭：多由于下列原因诱发：①各种原因（如腹泻、呕吐、利尿等）引起的脱水及血容量不足；②原有高血尿酸血症，化疗后血尿酸急剧增高；③严重感染；④肾毒性药物的使用（见“急性肾衰竭”节）。

（3）慢性肾衰竭：（见“慢性肾衰竭”节）。

（4）肾小管功能不全：①近曲小管功能障碍，表现为 Fanconi 综合征；②远曲小管功能障碍，表现为肾性尿崩症（见“肾性尿崩症”节）。

（二）实验室检查

1. 血液检查

（1）血常规：大多数为中度正细胞正色素性贫血，白细胞分类中淋巴细胞相对增多，晚期全血细胞均可减少。血涂片见红细胞呈缗钱样排列。

（2）血沉：明显增快，多在 100mm/h 以上。

（3）血清蛋白异常：高球蛋白血症，白/球比例倒置。在 β、γ 或 α 球蛋白间发现单株异常蛋白区带（M 带）。

（4）血生化检查：①血钙增高；②血尿酸增高；③肾功能不全时 BUN、Scr 增高；④碱性磷酸酶多正常或轻度升高。

2. 尿液检查 尿中可见大量蛋白质和管型，25%～50%的患者尿中可出现凝溶蛋白。尿蛋白电泳可属 κ 型或 λ 型。

3. 骨髓检查 出现典型的骨髓瘤细胞，占 6%～96%。其特点是：①细胞大小不一，有时可见巨型、多核骨髓瘤细胞；②核染色质细致，并有 1～2 个核仁；③细胞质着色异常，可见“火焰细胞”“桑葚状细胞”“葡萄状细胞”。核周围淡染区常不明显或消失，可含少量嗜苯胺蓝颗粒或空泡。

（三）特殊检查

X 线检查可见弥漫性骨质疏松、溶骨现象及病理性骨折。其特点是：①典型溶骨性病变为凿孔状、虫蚀状或小囊状破坏性病灶，常见于骨盆、肋骨、颅骨及腰椎等处；②骨质疏松以脊柱及盆骨多见；③病理性骨折常发生在肋骨、脊柱及胸骨等处。

（四）诊断标准

凡临床上遇 40 岁以上，原因不明的慢性肾脏病，伴有明显骨病或重度贫血而无高血压、水肿和视网膜病变者，特别是血沉增快，血钙、血浆球蛋白升高时，应警惕本病。

（1）血清蛋白电泳出现 M 蛋白。

（2）溶骨性损害。

（3）骨髓瘤细胞，骨髓涂片上至少超过 15%形态不正常。

3 项中至少 2 项阳性，结合临床可做出诊断。在此基础上出现蛋白尿、尿 Bence-Jone 蛋白阳性、BUN 增高等可诊断为骨髓瘤肾病。

（五）鉴别诊断

本病应与甲状旁腺功能亢进症所致肾损害鉴别。

甲状旁腺功能亢进症所致肾损害可有骨骼损害、高钙血症甚至肾衰竭，但其血浆蛋白电泳正常，无异常免疫球蛋白增多，碱性磷酸酶常增高，骨穿检查无骨髓瘤细胞。

四、治　　疗

（一）一般治疗

本病一般治疗措施包括予低钙、富含草酸、磷酸盐饮食，以减少肠道吸收钙。必要时口服磷酸盐 3～6g/d。同时使用充分水化并利尿，以纠正高钙血症。

（二）骨髓瘤治疗

针对骨髓瘤可予化疗或放疗以达缓解。

化疗方案：目前采用联合化疗，可用 M_2 方案：

（1）卡莫司汀（carmustine）：0.5～1.0mg/kg，静脉注射，第 1 天。

（2）CTX：10mg/kg，静脉注射，第 1 天。

（3）美法仑（phenylalanine mustard）：0.1mg/（kg・d），口服，第 1～7 天。

（4）泼尼松：1mg/（kg・d），口服，第 1～14 天。

（5）长春新碱：0.03mg/kg，静脉注射，第 21 天，每隔 35 天重复 1 次。

（三）预防肾脏病

（1）鼓励多饮水，维持尿量＞3L/d。适当服用碱性药物以碱化尿液，防止异常蛋白质肾小管沉积。

（2）避免静脉肾盂造影和适用肾毒性药物。

（3）纠正高钙血症。

（4）定期做尿细胞计数，及早发现和及时治疗并发的尿路感染。

（5）用化疗药物前先检测尿酸浓度，升高者先用别嘌醇。

（四）肾脏病治疗

本病治疗主要是通过化疗使多发性骨髓瘤缓解，其他的治疗与原发性肾脏疾病治疗相同，肾衰竭时可行透析治疗。腹膜透析有助于部分清除体内免疫球蛋白，可作为首选。

五、预　　后

对治疗反应良好的患者，生存期较长，部分患者可存活 7～8 年或更长时间。其预后与多种因素有关，肾功能损害严重者预后差。

原发性巨球蛋白血症肾损害

原发性巨球蛋白血症是一种单克隆 IgM 增高，患者血清中出现大量的单克隆巨球蛋白，同时有淋巴样浆细胞增生的恶性浆细胞病变。本病较罕见，多见于老年男性，病因不明。

一、病因及发病机制

（1）恶性浆细胞浸润。

（2）高黏滞血症。

（3）淀粉样变性。

（4）免疫介导的肾小球肾炎。

（5）大量 IgM 沉积于肾小球毛细血管，阻断血流，可以发生急性肾衰竭。

二、病　　理

肾活检可见大量 IgM 沉积，而无其他免疫球蛋白和补体成分沉积。

三、诊　　断

（一）临床表现

1. 症状和体征　临床上酷似淋巴瘤和慢性白血病，乏力、衰弱、出血征象、消瘦、神经系统症状、视力受损、雷诺现象。病情进展时，多以肝、脾、淋巴结肿大为突出的特征。

2. 高黏滞血症症状 由于单克隆 IgM 在血清中浓度明显增高，2/3 的患者出现血清黏滞度增高，约半数临床上有高黏滞血症，症状为：

（1）神经系统：症状变化多端，多寡不一，时轻时重。常有头晕、头痛、复视、感觉异常、短暂性偏瘫及共济失调等。

（2）出血倾向：可出现紫癜、齿龈出血、鼻出血。

（3）视网膜病变：视网膜静脉呈节段性扩张，构成环状腊肠的图像，视网膜有出血和渗血，严重者出现视神经乳头水肿，故视力损伤并不少见。

（4）高血容量综合征：由于血清黏滞度增高，可导致血浆容积增加，因此血管阻力增加，静脉扩张，可使老年患者出现心力衰竭。

3. 肾损害表现 本病可引起肾小球损害，常表现为轻度蛋白尿伴或不伴有血尿；有时表现为大量蛋白尿，呈肾病综合征的改变，随病情发展出现肾功能不全。

（二）实验室检查

1. 血常规 正细胞正色素性贫血，并有缗钱状形成，白细胞计数在正常范围，部分中性粒细胞减少。终末期，血涂片上可充满恶性浆细胞样淋巴细胞。血小板减少较常见。

2. 尿液检查

（1）尿常规：①轻至中度蛋白尿，偶为大量蛋白尿，呈非选择性；②常伴有血尿。

（2）尿 Bence-Jone 蛋白：1/3 可检出凝溶蛋白，鉴定为 M 蛋白轻链。

（3）尿细胞：尿中可检出浆细胞样肿瘤细胞。

3. 血沉 增快。

4. 血清蛋白异常

（1）血清蛋白测定：总蛋白 56～168g/L，白蛋白偏低，γ 球蛋白增加，球蛋白占总蛋白的 20%～70%，为 12～119g/L。

（2）血清蛋白电泳：IgM 单克隆球蛋白增多为本病特征，定量应＞10g/L。

5. 骨髓检查 骨髓增生明显活跃，浆细胞样淋巴细胞或不典型浆细胞明显增多。

（三）诊断标准

（1）血清蛋白异常，鉴定其 M 成分为 IgM。

（2）骨髓象以浆细胞样淋巴细胞为主的多形性图像，活检证实浆细胞样淋巴细胞浸润。

（3）尿中出现浆细胞样肿瘤细胞和 IgM 可确诊。

（4）能排除继发性巨球蛋白血症，特别是淋巴瘤与慢性白血病等。

发病年龄大，血清中单克隆 IgM＞10g/L，骨髓中浆细胞样淋巴细胞浸润是诊断原发性巨球蛋白血症的必要依据。

（四）鉴别诊断

本病主要与良性单克隆球蛋白病鉴别。后者观察数年血清中 M 成分浓度无明显升高，患者亦无淋巴结肿大，无肝、脾肿大或骨髓异常。

四、治　疗

本病治疗的目的主要是降低血浆巨球蛋白浓度及改善高黏滞血症。

（一）早期

病情稳定，进展缓慢，无明显症状、体征者原则上可不治疗。

（二）药物治疗

药物治疗用于有临床症状者。

1. 化疗　以烷化剂为宜，以抑制巨球蛋白合成。

（1）苯丁酸氮芥（瘤可宁）：为首选药物，开始6～12mg/d，口服持续2～4周，以后给维持量2～6mg/d持续至症状缓解。

（2）苯丙酸氮芥（马法兰）：开始8～10mg/d，7～10天后，2mg/d维持，以白细胞不低于3×10^9/L为宜。

（3）CTX：50～150mg/d，口服。

2. 低分子右旋糖酐　250～500ml静脉滴注，以降低血液黏滞度。

（三）对症治疗

血浆置换主要用于合并高黏血症者，可清除血浆巨球蛋白，降低血液黏滞度，迅速缓解症状。一般血浆置换，每次2000ml，每日或隔日一次，共3～4次，血中IgM可下降50%～70%。

（四）肾脏病治疗

其原则同原发性肾脏疾病。

五、预　　后

本病患者常可以存活多年，但有些病倒也可因病情进展，发生耐药，迅速恶化、死亡。

良性单克隆球蛋白病肾损害

良性单克隆球蛋白病是指血清中有M蛋白成分，而无骨髓瘤、巨球蛋白血症及其他恶性肿瘤证据者。本病好发于中年以后的男性，病情经过良好。

一、发 病 机 制

本病可能由异常的单克隆丙种球蛋白被动沉积于肾小球，或循环免疫复合物和（或）冷球蛋白引起。

二、病　　理

1. 常为轻微的内皮和系膜增生性肾小球肾炎改变。
2. 严重病例可呈广泛增生性肾小球肾炎。偶可发生淀粉样变。
3. 免疫荧光检查可见免疫球蛋白沉积，而不伴补体成分。

三、诊　　断

（一）临床表现

本病多无症状，有症状者主要表现为乏力、食欲减退、消瘦、贫血、水肿、高血压及蛋白尿等肾小球肾炎的症状。罕有表现为肾病综合征者。

（二）实验室检查

1. 尿液检查　蛋白尿和镜下血尿。

2. 血清蛋白电泳　见M蛋白，球蛋白明显增高。

（三）诊断及鉴别诊断

本病需与骨髓瘤、巨球蛋白血症鉴别，并排除其他恶性肿瘤，方能确诊。

四、治　　疗

（一）原发病治疗

针对原发病可用皮质类固醇、环磷酰胺、苯丁酸氮芥及硫唑嘌呤等（见“多发性骨髓瘤”节）。如治疗有效，则血清和尿中单克隆球蛋白可消失，尿常规及尿蛋白完全恢复正常。

（二）肾脏病治疗

微小病变型肾病综合征可用激素和环磷酰胺。其他肾损害治疗大致同原发性肾脏疾病。

五、预　　后

本病一般预后尚可。少数经过多年随访，可转变为巨球蛋白血症或多发性骨髓瘤。

第二十节　恶性淋巴瘤肾损害

恶性淋巴瘤（malignant lymphoma）是免疫系统的恶性肿瘤，以淋巴细胞或组织细胞在淋巴结或其他淋巴器官中异常增生为特征，男性多于女性，各年龄组均可发病，以20～40岁最多，累及肾脏时，可引起肾脏病表现。淋巴瘤按病理分为霍奇金病（Hodgkin disease）和非霍奇金淋巴瘤（non-Hodgkin lymphoma）两大类。

一、发 病 机 制

（1）免疫性：淋巴瘤患者多有免疫缺陷，可能通过免疫导致肾脏受累。

（2）淋巴瘤细胞直接浸润。

（3）代谢性：引起高钙血症和高尿酸血症时可累及肾脏。

（4）治疗性：后腹膜淋巴瘤放疗及化疗药物可损害肾脏。

二、病　　理

1. 多为轻微病变型肾病，也有膜性肾病、局灶性肾炎、膜增生性肾炎及抗肾抗体型肾炎。
2. 也可有淀粉样变或肾浸润性组织改变。
3. 可呈高钙性肾病表现。
4. 呈尿酸性肾病表现。

三、诊　　断

（一）临床表现

1. 肾病综合征　见于疾病早期，有时为淋巴瘤的首发表现，多见于霍奇金病。

2. 肾炎综合征　血尿（可呈肉眼血尿）、蛋白尿、高血压、水肿、肾区钝痛。

3. 肾功能不全　可因高尿酸所致梗阻或由于恶性淋巴瘤时后腹膜淋巴结增大，压迫尿路引起梗阻性肾病。严重者可出现ARF。

（二）实验室检查

1. 血液检查　血尿酸增高，血钙增高。肾功能不全时BUN、Scr升高。

2. 尿液检查　蛋白尿，尿蛋白与淋巴瘤的进展相平行，疾病控制后尿蛋白消失；血尿、管型尿。

（三）特殊检查

1. 淋巴结活检　可见正常的淋巴结结构破坏消失，由瘤细胞取代。霍奇金病的瘤组织中有一独特的多核瘤巨细胞，称里-斯细胞（Reed-Sternberg cell，R-S细胞）。双核的R-S细胞的两核并列，都有大的嗜酸性核仁，形似镜中之影，故称为镜影细胞。

2. 骨髓检查　大多为非特异性，如能找到里-斯细胞则对霍奇金病的诊断有帮助。骨髓穿刺涂片的阳性率仅3%，活检法可提高至9%～32%。非霍奇金淋巴瘤血源播散较早，骨髓中可见大量肿瘤细胞。

3. B超及CT检查　可见双肾增大或变形。

（四）诊断标准

1. 凡中年以上患者初次发生肾病综合征均应除外淋巴瘤。
2. B超、IVP、CT或磁共振表明双肾增大或变形。

3. 不能用其他原因解释的高血压、肾功能不全。

四、治　　疗

（一）药物治疗

早期治疗淋巴瘤缓解者，肾脏损害多减轻。化疗可单一用药，但治愈率低，目前多联合用药，可用 MOPP 方案，化疗药物如下：

1. 氮芥　4mg/m^2，静脉注射，第 1、8 天。

2. 长春新碱　1～2mg，静脉注射，第 1、8 天。

3. 丙卡巴肼　70mg/（m^2・d），口服，第 1～14 天。

4. 泼尼松　40mg/d，口服，第 1～14 天。

至少用 6 个疗程，一直用至完全缓解，再额外给 2 个疗程。泼尼松仅用于第 1、4 个疗程，两疗程间可间歇 1 周。

（二）特殊治疗

本病还可选用放射治疗，应用直线加速器，用 ^{60}Co 照射，根据被累及淋巴结及肿瘤组织部位，选择照射部位。

（三）肾脏病治疗

其治疗基本同原发性肾脏疾病。

1. 肾病综合征　随淋巴瘤的恶化或缓解而相应地加重或减轻。需要维持肾功能，主要治疗淋巴瘤，根据病理分型、分期及治疗目的确定治疗方案，化疗是主要治疗手段。

2. 肾衰竭　可进行透析治疗。

（四）高钙血症及高尿酸血症的预防及治疗

1. 充分饮水，保持足够尿量　有利于尿酸和钙盐的排泄，以防肾小管及集合管内管型形成。化疗或放疗期间及其后摄入水量应更多，甚至需静脉补液。

2. 防治尿酸性肾病　碱化尿液可减少尿酸在肾内沉积和管型形成。高尿酸血症可给予别嘌醇 0.1～0.3g，每日 3 次。

3. 防治高钙血症

（1）充分补充氯化钠溶液可达到扩容和促进排钙的作用。可给予等渗盐水 5～10L/d，快速输入，同时用呋塞米 100～200mg，每 2h 一次，能有效降低血清钙。

（2）泼尼松 60～100mg/d，能降低肠道钙吸收，增加尿钙排泄。

（3）降钙素 50～100MRC 单位，静脉注射或肌内注射，每 6h 一次。

五、预　　后

本病预后主要与淋巴瘤本身的病期及组织病理类型有关。

第二十一节　白血病肾损害

白血病是一类造血干细胞的克隆性恶性疾病，在骨髓和其他造血组织中白血病细胞大量增生积聚，并浸润其他器官和组织，出现相应的临床表现。

一、发 病 机 制

1. 直接作用　白血病细胞直接浸润肾实质、肾间质、肾血管、肾周围组织等，尤其急性白血病最易累及肾脏。

2. 代谢异常

（1）急性白血病：患者核蛋白代谢加速，以及化疗后白血病细胞迅速崩解，均可引起血尿酸显著增高。尿酸快速沉积于肾小管可引起肾内梗阻性急性高尿酸血症肾病，甚至急性肾衰竭；尿酸沉积于尿路，可形成结石。

（2）慢性白血病：血尿酸轻度缓慢增高，尿酸逐渐沉积于尿路，形成结石并引起肾外梗阻，长期可产生肾外梗阻性肾病。

3. 免疫反应 近年发现，慢性淋巴细胞白血病可并发免疫复合物性肾炎。另外，也有可能通过细胞免疫引起肾脏病变。

4. 电解质紊乱 如高钙血症、低钾血症等。

5. 其他 如急性单核细胞白血病等产生大量溶菌酶，以及化疗药物对肾脏的损害等。

二、病　　理

1. 可见白血病细胞浸润。

2. 肾病综合征表现者可为微小病变型肾病、膜性肾病和系膜毛细血管性病变。

3. 某些患者有尿酸性肾病改变。

三、诊　　断

（一）临床表现

1. 梗阻性肾病 为白血病的主要表现，大多由尿酸结晶或结石引起。常出现腰痛，多为单侧，有时伴肾绞痛。尿中有红细胞，有时呈肉眼血尿。部分患者可表现为无尿或少尿型急性肾衰竭。可分为肾内梗阻性肾病和肾外梗阻性肾病。

2. 肾炎综合征 有血尿、蛋白尿、高血压等表现，甚至呈急进性肾炎表现。

3. 肾病综合征 部分白血病所致肾小球疾病表现为典型的肾病综合征表现。

4. 肾小管-肾间质病变 表现为多尿、糖尿、碱性尿，严重者可出现急性肾衰竭。偶有表现为肾性尿崩症者。多由于白血病细胞浸润肾小管-肾间质、电解质紊乱、大量溶菌酶生成或化疗药物引起。

5. 尿毒症综合征 多见于长期存活的患者，其肾脏受累，发生慢性肾功能不全，Scr 升高，Ccr 下降，直至出现尿毒症症状（见“慢性肾衰竭”节）。

（二）实验室检查

1. 血常规 贫血程度轻重不一，血小板大多减少，白细胞计数可以正常、增高或减低。血片分类检查原始和（或）幼稚细胞一般占 30%～90%。

2. 尿液检查 可有蛋白、红细胞等。尿尿酸排泄增多。

3. 血液生化检查

（1）血尿酸多增高。

（2）血钙增高。

（3）肾衰竭时 BUN、Scr 增高。

4. 骨髓检查 骨髓有核细胞显著增多，白血病细胞大量增生，粒红比明显增高，巨核细胞常减少。

（三）诊断标准

白血病患者，一旦出现蛋白尿、血尿、糖尿、尿溶菌酶增高、高血压、肾区疼痛或肿块等，应考虑存在白血病肾脏损害。

四、治　　疗

（一）一般治疗

本病一般治疗主要是防止高尿酸血症肾病。

1. 对高白细胞性白血病患者，应鼓励多饮水，保证尿量为3L/d，防止尿酸沉积。

2. 化疗中适当给予碱性药物以碱化尿液，以利于尿酸的排出。

3. 白血病患者尤其白细胞显著增高的患者，可给予别嘌醇 0.1～0.2g，每日 3 次，控制血尿酸和尿尿酸在正常范围内。

4. 支持治疗，预防并治疗感染。严重贫血者，可输注全血或浓缩红细胞。如患者因血小板计数过低而引起出血，可输注浓缩的血小板悬液。

（二）白血病治疗

化学治疗为最主要的治疗。针对白血病的类型选择化疗方案。有时随白血病治疗缓解，肾脏病相应好转。

1. 急性粒细胞白血病

（1）柔红霉素，30～70mg/m^2，静脉注射，共 3 天。

（2）阿糖胞苷，100～200mg/m^2，分 2 次静脉滴注，共 7 天。

2. 急性淋巴细胞白血病

（1）长春新碱，1.5～2mg/m^2，静脉注射，每周 1 次，共 4 次。

（2）泼尼松，40～60mg/（m^2·d），连服 4 周，再减停。

3. 慢性粒细胞白血病　白消安，4～8mg/d，白细胞降至（40～50）×10^9/L 时减量，20×10^9/L 时应停药。停药 1～2 个月后，白细胞又上升，可用 2mg，每日 1 次或隔日 1 次维持。

（三）肾脏病的治疗

其治疗大致与原发肾脏病相似。由免疫机制造成大量蛋白尿甚至肾病综合征者，可应用免疫抑制剂。肾衰竭者，可进行透析治疗。

五、预　后

本病预后主要与原发病有关，与白血病的分型及对治疗的反应等有关。

第二十二节　妊娠与肾脏病

妊娠妇女在肾脏功能和血流动力学各方面均出现多种生理变化，这可能使肾脏受到病理性损伤，并发生肾功能障碍，特别是原有肾脏疾病的妇女，如不积极预防，可能造成原发病的复发和加重，并危及胎儿。妊娠期肾脏改变如下：

（一）血容量增加

血容量增加主要因妊娠晚期（30 周）发生水钠潴留造成。水钠潴留与渗透压感受器对抗利尿激素敏感性下降有关，也与肾脏排水功能障碍有关。

在妊娠第 10 周（或更早期），肾血流量及肾小球滤过率增加，比非孕妇女增加 30%～50%，滤过分数增高，所以平均血尿素氮 3.2mmol/L，肌酐 51.3μmol/L，较非孕妇低。因此，对于孕妇，如尿素氮＞4.64mmol/L，肌酐＞53.04μmol/L，尿酸＞267.66μmol/L，应考虑肾功能异常，后者更提示先兆子痫。除肾小球滤过分数变化外，妊娠妇女的肾小管功能也有轻度改变，可出现肾性糖尿、氨基酸尿等。

（二）妊娠时肾脏形态改变

妊娠妇女双肾大小可增加 1cm，并且输尿管可能扩张，输尿管的收缩能力下降，这些对妊娠妇女泌尿系统感染的发生起促进作用。

（三）妊娠中期舒张压变化

妊娠中期舒张压可下降 10～15mmHg，以后渐升，但近足月时仍不能达到孕前水平，若孕中期舒张压在 75mmHg 以上，孕晚期在 85mmHg 以上，应视为不正常，此点在评估孕妇有无肾脏疾病时不可忽视。

妊娠高血压综合征肾损害

妊娠高血压综合征简称“妊高征”，是妊娠期特发的一种疾病，多见于年轻初产妇，起病多在妊娠20周以后或产褥早期。以高血压、水肿及蛋白尿为主要特征。胎儿娩出后，病情可迅速好转。可分为以下四种情况：①先兆子痫或子痫；②慢性高血压；③先兆子痫合并慢性高血压或肾脏病变；④妊娠性高血压。此处重点讲述先兆子痫。

一、病因及发病机制

先兆子痫为妊娠引起的独特疾病，所以病因离不开妊娠的子宫及其内容物。其发病机制尚不十分清楚，目前有以下观点：

（1）免疫学说：由于父源性异体抗原性比较强和（或）母体免疫失调，导致胎盘损伤而发病。

（2）子宫胎盘缺血学说。

（3）钙缺乏。

（4）营养不足。

二、病　　理

（一）光镜

光镜下见肾小球弥漫性肿大，肾小球毛细血管内皮细胞及系膜细胞高度肿胀，毛细血管腔狭窄及肾小球缺血。

（二）电镜

电镜下见系膜细胞肿胀伴少量系膜基质增多，并插入内皮细胞下。内皮下及系膜区可见大量电子致密物及纤维蛋白沉积。

（三）免疫荧光

免疫荧光检查可有少量IgG和IgM沉积，有明显纤维蛋白沉积。

三、诊　　断

（一）临床表现

1. 高血压　为主要表现。血压较基础血压升高超过30/15mmHg或超过130/90mmHg。

2. 水肿　休息后不消失，由踝部逐渐延伸至下肢及全身。

3. 蛋白尿　可以由少量至肾病综合征水平。

4. 肾功能损害　严重者可发生急性肾衰竭。

5. 神经系统症状　出现头痛、视物不清、胸闷、恶心、呕吐等症状即先兆子痫。在此基础上出现抽搐发作或昏迷，则为子痫。

（二）实验室检查

1. 血液检查

（1）血细胞比容增高，血液黏滞度增加（提示血容量降低）。

（2）血小板减少，凝血酶原时间延长，纤维蛋白降解产物（FDP）增多。

（3）血尿酸增高并与病情的严重程度呈正相关。

（4）血浆总蛋白、白蛋白、γ球蛋白较正常妊娠降低。

（5）急性肾衰竭者血BUN、Scr水平增高。

2. 尿液检查　以蛋白尿为主，蛋白质多少不一，细胞和管型少见，尿比重增高。

3. 肾功能检查　肾小球滤过率及肾血流量均下降约25%。少数患者由于肾小球及肾皮质的坏死，引起肾功能明显下降。

（三）眼底检查

眼底小动脉痉挛变细，动静脉比例自正常的 2∶3 转为1∶3 或 1∶2，视网膜水肿、剥离，偶见出血和渗血。

（四）诊断及鉴别诊断

根据病史和临床表现，典型病例一般诊断不难，但应注意发现早期病例，主要与下列情况鉴别：

1. 原发性高血压伴先兆子痫　有慢性高血压病史，妊娠开始即有高血压，孕 24 周后高血压加重，并有蛋白尿，产后蛋白尿消失，高血压持续存在，尿比重多正常，眼底检查示动脉硬化，血尿酸不高，尿 FDP 不高，产后 2～4 周肾活检可发现先兆子痫的特殊病理变化。

2. 慢性肾炎伴先兆子痫　有慢性肾炎病史，妊娠后原病继续存在，孕 24 周后蛋白尿加重，高血压出现或加重，容易出现肾功能不全，产后病情可能好转不大。

3. 妊娠性高血压　妊娠八九个月时出现的不伴蛋白尿的一过性轻度高血压，对母体和胎儿少有不良反应，通常在分娩后短时间内消失。

四、治　　疗

由于本病只有分娩才能治愈，故治疗目的主要是：①预防抽搐及其他严重合并症；②使婴儿尽量存活。

（一）一般治疗

本病一般治疗措施包括绝对卧床休息，饮食上不必限制钠盐。

（二）药物治疗

1. 降压药　降压的目的不在于使血压正常，而是适当降低，以防止脑血管意外或脑自身调节丧失。可应用的降压药物有：

（1）肼屈嗪，5mg，静脉注射，1～2min 注完，20min 后视效果决定是否重复，数小时后如需要可以再重复，总量达 20mg 仍无效时，则应改药。

（2）甲基多巴，0.5～1.0g，每日 2 次。

（3）硝普钠，首剂为 2pg/（kg・min），其代谢产物氰化物可能影响胎儿，故不宜于分娩期应用。

（4）硝苯地平，为钙拮抗剂。舌下含化 10mg，3min 内起作用，1h 内达高峰。

（5）卡托普利，舌下含化 25mg，于 5min 内起作用，持续 4h，因其对胎儿肾灌注有不良影响，故只用于产后。

2. 解痉及镇静药物

（1）地西泮（安定），10～20mg，静脉注射，以后用 40mg 加入 5%葡萄糖液 500ml 中静脉滴注，或 10～20mg 肌内注射；或 2.5～5mg 口服，每日 2～3 次，总量每日可达 70mg 以上。

（2）冬眠合剂（哌替啶 100mg，氯丙嗪、异丙嗪各 50mg），可用半量肌内注射，每 6～8h 一次。其他降压药和抗惊厥药亦可应用。

（3）硫酸镁，产科医师较常应用。当少（无）尿时，要防止高镁血症的发生。

（三）特殊治疗

1. 终止妊娠　若母体病情急剧恶化，出现以下任一种情况，不论孕周早晚，均应立即终止妊娠：

（1）子痫控制 2～8h 后。

（2）血压持续高于 160/110mmHg。

（3）有尿液及肾功能变化：①尿蛋白定量≥5.0g/24h；②血浆肌酐＞91.6μmol/L；③尿量≤500ml/24h。

（4）剧烈头痛，视力模糊。

（5）持续上腹或右上腹痛。

（6）出现心力衰竭、肺水肿者。

（7）谷丙转氨酶、谷草转氨酶明显升高，血小板明显降低者。

2. 透析治疗 急性肾衰竭者宜尽早进行透析治疗。

五、预　后

妊高症引起的高血压在产后不会持续存在。肾脏病是否继续存在尚有争论，但大多数学者认为不会继续存在。

产科急性肾衰竭

急性肾衰竭（acute renal failure，ARF）在产科较少见，发生率为1/5000～1/2000，但母婴死亡率极高。通常表现为以下3种形式，即急性肾小管坏死、肾皮质坏死及产后肾衰竭。较少见的还有妊娠脂肪肝或梗阻性肾病引起的急性肾衰竭。妊娠期ARF易发展成双侧肾皮质坏死及慢性肾衰竭，是产科严重并发症之一。其发病的分布有两个高峰，或在妊娠早期，此多见于感染性流产；或在妊娠晚期，此多见于妊娠高血压综合征、胎盘早剥等。

一、病　　因

（一）妊娠期病因

1. 血管痉挛 妊娠期肾血管易发生痉挛。

2. 高凝状态 纤维蛋白原升高而纤溶物质下降。

3. 过敏 妊娠期处于致敏状态，易发生过敏性反应。

（二）产褥期病因

（1）胎盘早剥。

（2）妊娠高血压综合征。

（3）产科失血性休克。

（4）严重感染：如感染性流产等。

（5）弥散性血管内凝血。

（6）产后溶血性尿毒症综合征。

（7）妊娠期急性脂肪肝。

二、病　　理

（1）可见急性肾小管坏死、肾皮质坏死（呈局灶性或广泛性坏死）。

（2）DIC时见肾小管内广泛微血栓形成。

（3）PHUS见肾小球毛细血管和入球小动脉内有内皮细胞增生，广泛的微血栓形成，肾小管上皮细胞变性，部分远端肾小管上皮细胞坏死、脱落，基底膜断裂，肾间质血管扩张充血等。

三、诊　　断

（一）临床表现

1. 急性肾小管、肾皮质坏死 最常发生于脓毒败血症或低血压之后，还见于肾毒性药物的应用、子宫出血、胎盘早剥，偶见于先兆子痫-子痫。

2. 产后急性肾衰竭 亦称产后溶血性尿毒症综合征。妊娠、分娩过程可完全正常，多发生于止常分娩后6周以内。以高血压和凝血功能异常为特征。

（1）前驱症状：流感样症状，患者出现发热、呕吐、头痛，部分合并产褥期宫内膜炎或尿路感染。

（2）尿液变化：无尿或少尿、血尿、蛋白尿。

（3）血压异常：突然升高，心脏扩大。

（4）血液系统：有出血倾向，2/3可出现微血管病性溶血性贫血。

3. 急性肾盂肾炎　少部分妊娠妇女可发生急性肾衰竭，肾活检可发现局灶性微小化脓栓。

4. 妊娠急性脂肪肝　60%的病例并发急性肾衰竭，对妊娠晚期出现恶心、呕吐的病例应予以注意，典型病例有发热、腹痛、严重黄疸和肝性脑病。不少患者有DIC表现。

5. 梗阻性肾病　可由增大的子宫或尿路结石引起。

（二）实验室检查

基本检查同急性肾衰竭（见“急性肾衰竭”节）。

1. 白细胞　增多。

2. 血小板　常减少，可发展为DIC。

3. 红细胞形态　产后溶血性尿毒症综合征者，血片可见红细胞大小不均及红细胞碎片，网织红细胞增高。

4. 胆红素　妊娠急性脂肪肝者，血中胆红素增高。

（三）特殊检查

1. 超声波检查　对孕妇和胎儿均无损伤，且无痛苦，且能迅速而简易地确定肾脏轮廓、位置和结构，有无结石及肿瘤等。

2. 肾穿刺活检　因技术困难而危险性增加。妊娠期肾脏血流较丰富，肾穿后肉眼血尿和肾周围血肿较多见，如血肿过大需行手术处理，故不能作为常规检查方法。

3. 核素肾图、X线检查　如尿路平片、肾血管造影、静脉尿路造影、逆行尿路造影及CT等，在妊娠期均不宜应用。

（四）诊断标准

1. 患者于妊娠期间突然发生少尿或无尿。
2. 进行性氮质血症。
3. 低钠血症、高钾血症等水电解质紊乱和代谢性酸中毒。

（五）鉴别诊断

本病主要与肾前性少尿或无尿鉴别，肾前性无尿在补液后尿量增加，尿比重＞1.018，尿钠＜20mmol/L。

四、治　疗

（一）一般治疗

1. 补充血容量　ARF少尿期应严格限制入量，但低血容量本身是急性肾衰竭的原因。产科患者一般较年轻，心脏功能良好，临床又常低估失血量，故应早期适当输血以避免发展成肾小管坏死和肾皮质坏死。

2. 控制入液量　尤其少尿期，应严格控制液体量，量出为入。

（二）药物治疗

1. 利尿剂　主要用于少尿期。当血容量不足纠正后，外周血压恢复而肾血管痉挛依然存在时，应予利尿。

（1）甘露醇：溶质性利尿剂，易被肾小球滤过，又不被肾小管重吸收，随之带出大量水分，故能消除肾小管细胞及肾间质水肿，减少肾小管内沉积的管型，解除肾血管痉挛而改善肾血流。常用20%甘露醇250ml快速静脉滴入，当尿量少于40ml/h，可重复1次，用时注意心脏功能。若仍无尿，不宜再用。

（2）山梨醇：与甘露醇相似，疗效稍差，用法及注意事项同甘露醇。

（3）呋塞米：60～100mg静脉注射，每日2次。

2. 抗凝 妊娠期血液处于高凝状态而血管内溶栓能力下降，造成肾小球毛细血管广泛微血栓形成，肾小球与肾小管襻栓子形成是导致急性肾皮质坏死的主要原因。故近来有学者主张用肝素治疗，特别在严重感染、PHUS时有保护肾脏的作用。用法：肝素12.5～25mg静脉滴注，共1～2次。

3. 预防及控制感染 避免使用肾毒性的抗生素。

4. 血浆置换 可用于PHUS的治疗（见“急进性肾小球肾炎”节）。

（三）透析治疗

1. 指征 提倡尽早透析。尤其孕产妇年轻，病前大多肾功能良好，早期合理的透析可明显改善预后。

（1）少尿期2天内。

（2）出现并发症前开始透析。

2. 透析方式 以血液透析为首选。妊娠期透析可引起早产，但多数新生儿可存活。血液透析时应补充经透析移去的孕酮（每次透析前肌内注射100mg孕酮），透析中避免过度超滤，以免导致低血压或低血糖。

五、预　后

局灶皮质坏死视坏死范围大小，症状可轻可重。轻者甚至可过危险期，恢复后留下不同程度的肾功能不全。部分可发展为恶性高血压。仅10%的患者肾功能可能完全恢复。

第八章　肾　衰　竭

第一节　急性肾衰竭

急性肾衰竭（acute renal failure，ARF）是多种原因引起的临床综合征，表现为在数小时至数周内肾小球滤过率（GFR）下降达正常值的50%以下，引起BUN及Scr升高；水、电解质、酸碱平衡紊乱。若原有慢性肾功能不全，则Ccr较原水平下降15%。

一、病　　因

（一）肾前性ARF

肾前性ARF是机体对肾脏低灌注的一种生理反应，也是ARF最常见的原因。

1. 有效血容量减少

（1）出血：创伤、外科手术、消化道出血及产后出血等。

（2）消化液丢失：呕吐、胃肠减压、腹泻等。

（3）肾脏丢失：利尿、糖尿病酮症酸中毒及肾上腺皮质功能不全等。

（4）皮肤黏膜丢失：烧伤、高热及其他原因致非显性失水增加等。

（5）第三体腔积液：胰腺炎、挤压综合征及低蛋白血症等。

2. 心排血量减少　见于心肌病、心瓣膜病、心包疾病、心脏传导系统疾病、肺动脉高压、肺动脉栓塞及持续正压机械辅助通气等。

3. 全身血管扩张　见于药物（如降压药、减少后负荷的药物、麻醉剂等）、败血症、肝功能衰竭、过敏反应等。

4. 肾脏血管收缩　如去甲肾上腺素和麦角胺的应用、肝脏疾病、败血症及高钙血症等。

5. 影响肾脏自身调节的药物（常在特定情况下起作用）　包括肾血管紧张素转换酶抑制剂（在肾动脉狭窄、严重的肾脏低灌注情况下引起急性肾衰竭）和非甾体抗炎药（在肾脏低灌注情况下引起急性肾衰竭）。

以上因素若持续2h以上，可累及肾实质损害。

（二）肾性ARF

（1）急性肾小管坏死

1）肾缺血（大手术后、创伤、重度低血容量、败血症、烧伤等）。

2）肾中毒（药物、造影剂、重金属、有机溶剂、蛇毒、毒蕈等）。

3）内源性（异型输血后的色素肾病及横纹肌溶解等引起肾小管损伤）。

（2）急性或急进性肾小球肾炎。

（3）急性间质性肾炎。

（4）急性肾脏小血管炎及大血管疾患。

慢性肾脏疾患在某些诱因作用下，肾功能急骤减退也可导致急性肾衰竭。

（三）肾后性ARF

（1）结石。

（2）肿瘤。

（3）前列腺肥大。

（4）血块。

二、发病机制

（一）急性肾小管坏死

1. 肾小管损伤学说

（1）肾小管阻塞：变性坏死的肾小管上皮细胞脱落入肾小管腔，与管腔内液中的蛋白质形成管型而阻塞肾小管。

（2）尿液反流：肾小管上皮细胞变性、坏死，肾小管基底膜断裂，肾小管内液反流入间质而引起间质水肿。

上述改变使管腔内压力增加，肾小球内有效滤过压降低，肾小球滤过率降低。

2. 缺血-再灌注损伤 主要与细胞内钙负荷增加和氧自由基的作用有关。

3. 细胞能量代谢障碍 缺氧使肾小管上皮细胞代谢紊乱，致细胞水肿，细胞内质网肿胀扩张，蛋白质合成停止，细胞内钙及氧自由基增加，引起细胞破坏及死亡。

4. 肾血流动力学变化 继发性肾素-血管紧张素系统、儿茶酚胺、前列腺素、内皮素、抗利尿激素、血管内皮源性舒张因子、心房利钠尿多肽、肿瘤坏死因子及血小板活化因子分泌，引起肾血流灌注量减少，最后导致肾小球滤过率下降。

5. 管-球反馈 肾小管损伤后对钠、氯离子重吸收减少，到达致密斑处的肾小管液内钠、氯的含量上升，而激活肾素-血管紧张素系统，亦可使肾小球滤过率下降。

（二）急性肾小球肾炎

具体内容见“急性肾小球肾炎”节。

（三）急性间质性肾炎

具体内容见“急性间质性肾炎”节。

（四）非少尿型 ARF

非少尿型 ARF 主要由于肾单位损伤的不同一性所致。不是全部肾小管上皮细胞均有损伤和管腔阻塞，有些肾单位血流灌注量无明显减少，其滤过率不下降，因此临床上无少尿。

三、病理

由于致病因素不同，病理改变各异。

（一）急性肾小管坏死

不同原因引起肾小管上皮细胞坏死，而肾小球多不受影响。

1. 缺血型 早期由于缺血致皮质苍白，髓质色深，肾小管由于严重缺血而致变性和坏死。病变分布不均匀，呈节段性分布。光镜下见上皮细胞肿胀、脂肪变性和空泡变性，继而上皮细胞坏死，细胞核出现浓缩、破碎及核溶解现象。坏死上皮细胞落入管腔内，并可见肾小管基底膜断裂，管腔与肾间质相通。

由异型输血或挤压伤所致的急性肾小管坏死，可见血管痉挛、肾皮质缺血及肾小管中出现浓染的血红蛋白及肌红蛋白管型。

2. 中毒型 由于毒物对肾小管直接的肾毒性，可引起肾小管变性坏死，并可见肾小管上皮细胞再生。

（二）急性肾小球肾炎

具体内容见“急性肾小球肾炎”节。

（三）急性间质性肾炎

具体内容见“急性间质性肾炎”节。

四、诊 断

（一）临床表现

典型急性肾小管坏死（ATN）临床上分 3 期。

1. 起始期 此期患者常遭受一些已知 ATN 的原因，如低血压、缺血、感染、肾毒素等的影响。

2. 维持期 少尿型 ARF 出现。

（1）尿量减少：少尿（≤400ml/d）或无尿（≤100ml/d）。可持续 2～4 周，平均 10 天左右。

（2）氮质血症：由于少尿或无尿，致使排出氮质和其他代谢废物减少，BUN 及 Scr 升高。Scr 每天上升 44.2～88.4μmol/L。

（3）水、电解质和酸碱失衡：①全身水肿，严重时出现肺水肿、脑水肿及心力衰竭而危及生命；②血压因病因而异：因感染、中毒、失水等引起者多偏低，但上述诱因去除后肾功能仍未恢复，尿量仍少者血压可较高；③高钾血症：一般每天上升 0.5mmol/L，为少尿期患者首位死亡原因；④低钙（少尿 2 天后即可有低钙血症）及高磷血症；⑤低钠（主要为稀释性低钠）及低氯血症；⑥代谢性酸中毒，甚至昏迷死亡。

3. 恢复期 即在不用利尿剂的情况下，每日尿量＞2500ml。此期可持续 1～3 周。

（1）进行性尿量增多是肾功能开始恢复的标志，多者尿量可达 3000～5000ml/d。

（2）早期仍然可有 Scr 及 BUN 的上升。

（3）有出现高钾的可能。

（4）后期应注意低血钾的发生。

多尿期后肾小管上皮细胞再生、修复，肾功能渐恢复，Scr 及 BUN 下降至正常，尿量正常，3～12 个月肾功能可恢复正常；少数遗留永久性损害。

非少尿型 ARF（尿量在 500～1000ml/d 或以上），发生率为 30%～60%。其临床表现较少尿型轻，但病死率仍可达 26%。

4. 并发症

（1）感染：最常见，死亡率达 70%以上。泌尿系感染最常见，其次为呼吸道感染及败血症。在死亡者中败血症占 70%，为其主要死因。

（2）心血管并发症：心律失常、心力衰竭、心包炎、心脏压塞和高血压等。

（3）消化系统并发症：厌食、恶心、腹胀及消化道出血。

（4）神经系统并发症：头痛、嗜睡、肌肉抽搐、昏迷及癫痫样发作。

（5）电解质紊乱：除高钾血症外，可由于水钠潴留、稀释性低钠血症导致脑水肿，引起死亡。

（6）血液系统：轻度贫血，血红蛋白 80～100g/L。若有大出血，则贫血加重。另因血小板功能下降，常有出血倾向。

（二）实验室检查

1. 血液化验

（1）血肌酐每日平均增加 44.2～88.4μmol/L，尿素氮每日平均增加 3.6～7.2mmol/L。

（2）轻、中度贫血。

（3）血 pH 常低于 7.35，碳酸氢根离子浓度多低于 20mmol/L。

（4）血钾：多大于 5.5mmol/L，部分可正常或偏低。

（5）血钠：降低，但亦可正常。

（6）钙、磷：血钙低，血磷高。

2. 尿液化验

（1）尿量：少于 400ml/d，乃至无尿。

（2）尿蛋白：多为+～++或以上，以中小分子蛋白为主。

（3）尿比重：低于 1.015。

（4）尿渗透浓度：低于 350mmol/L［350mOsm/（kg・H_2O）］。

（5）尿钠：排泄增多，＞20～60mmol/L。

（6）尿尿素氮与血尿素氮之比＞1。

（7）钠排泄分数＞1。

（8）自由水清除率：趋向“零”或为正值。

（三）特殊检查

B 超、KUB 平片显示双肾轮廓增大。

（四）诊断标准

1. 有引起肾小管坏死的疾病。

2. 尿量减少＜400ml/d，尿蛋白+～++或以上。

3. 进行性氮质血症，Scr 每日增加 44.2～88.4μmol/L，BUN 每日增加 3.6～7.2mmol/L，Ccr 较正常下降 50%以上。

4. B 超显示双肾体积增大。

（五）鉴别诊断

1. 慢性肾功能不全 可根据病史、症状及 B 超检查进行鉴别。但要注意在原有慢性肾功能不全基础上的急性肾功能不全。

2. 肾前性少尿 见表 8-1。

表 8-1 肾前性少尿与急性肾小管坏死的鉴别

	肾前性少尿	急性肾小管坏死
尿常规	正常	尿蛋白+～++，可见颗粒管型
尿比重	＞1.020	＜1.015
尿渗量（mmol/L）	＞500	＜350
尿/血渗量	＞1.3	＜1.1
尿钠（mmol/L）	＜20	＞40
钠排泄分数（%）	＜1	＞2
肾衰指数	＜1	＞1
尿/血肌酐	＞40	＜20
自由水清除率（ml/h）	＜－20	＞－1

3. 急进性肾炎

（1）起病类似急性肾炎。

（2）在短期内发展至尿毒症。

（3）肾活检有大量新月体形成。

（4）预后较差。

4. 急性间质性肾炎

（1）有药物过敏史及表现。

（2）尿中嗜酸性粒细胞增多。

（3）肾活检间质病变较重。

（4）预后尚可。

五、治　　疗

（一）保守疗法

1. 维持期（少尿期）

（1）卧床休息。

（2）饮食与水摄入：早期应严格限制蛋白质 0.5g/（kg·d），并保证每日热供（为 6.6～8.7MJ），以减少体内蛋白质的分解；20%脂肪乳 500ml/d（可提供 4.4MJ）、葡萄糖及各种维生素；并可适当给予胰岛素。每日入液量≤前 1 日尿量+大便量+呕吐量+引流创口渗液+500～1000ml。

（3）纠正高钾血症：血钾超过 5.5mmol/L 即为高钾血症，若超过 6.5mmol/L，则需积极处理。可给予：①10%葡萄糖酸钙 10ml 静脉注射；②5%碳酸氢钠 250ml 静脉滴注；③25%葡萄糖溶液 500ml+胰岛素 16～20U 静脉滴注；④紧急血液透析。

（4）纠正酸中毒：5%碳酸氢钠 100～250ml 静脉滴注。

（5）控制感染：选择无肾毒性的抗生素治疗。

2. 多尿期　重点仍是维持水、电解质及酸碱平衡。此期仍有高钾可能，同时应注意防止各种并发症。约 1 周后，血尿素氮及肌酐可逐渐降至正常，此时饮食中应增加蛋白质。

3. 恢复期　无特殊治疗，避免使用肾毒性药物，并定期复查肾功能。肾功能的恢复需 0.5～1 年。

（二）透析疗法

本病可选用腹膜透析或血液透析。

透析疗法的指征见“透析疗法”节。但在急性肾衰竭时多强调早期透析或预防透析，即在诊断明确而尚未出现并发症之前即行透析治疗，以提高存活率。

（三）急性肾小球肾炎

具体内容见“急性肾小球肾炎”节。

（四）急性间质性肾炎

具体内容见“急性间质性肾炎”节。

六、预　　后

急性肾小管坏死为临床重症，死亡率高达 50%，其原因主要是合并多器官功能衰竭。约有 5%可转为慢性肾功能不全，而需终身透析。

第二节　慢性肾衰竭

慢性肾衰竭（chronic renal failure，CRF）是多种病因引起肾脏损害和进行性恶化的结果。表现为肾功能减退，代谢产物潴留，水、电解质和酸碱平衡紊乱。

慢性肾功能不全分为四期：①肾功能不全代偿期：肾小球滤过率（GFR）下降至正常的 50%～80%，Scr 正常，患者无不适感觉；②氮质血症期：GRF 下降至正常的 25%～50%，Scr＜450μmol/L。患者感觉轻度乏力、食欲减退及不同程度的贫血；③肾衰竭期：GRF 下降至正常的 10%，Scr＞450～707μmol/L，BUN＞20mmol/L，食欲缺乏、乏力、贫血等症状明显；④尿毒症期：GFR 降至 10%以下，称为终末期尿毒症。

一、病　　因

（一）原发性 CRF

慢性肾小球肾炎、慢性肾盂肾炎、多囊肾等可导致慢性肾衰竭。

（二）继发性 CRF

1. 高血压肾病　高血压肾小球动脉硬化是主要病因。

2. 代谢性疾病

（1）糖尿病肾病。

（2）痛风性肾病。

3. 结缔组织疾病 狼疮性肾炎等。

4. 血管性及遗传性疾病

（1）结节性多动脉炎肾损害。

（2）肾动脉狭窄肾损害。

5. 肿瘤性疾病

（1）多发性骨髓瘤。

（2）其他部位肿瘤（癌）。

二、发 病 机 制

1. 肾单位血流动力学改变 肾实质减少后，剩余健存肾单位血流动力学发生改变，表现为肾小球毛细血管内压和流量增加，即引起肾小球高灌注和高滤过，在此情况下，肾组织内血管紧张素Ⅱ水平增高引起高血压、肾小球肥大，最后导致肾小球硬化。此外，Ang-Ⅱ参与了细胞外基质合成及各种炎症因子的表达，促进肾小球硬化。

2. 肾小球基底膜通透性改变 由于肾小球基底膜病变，使大量蛋白滤出造成系膜、肾小球上皮细胞及肾小管间质受损，导致肾小球纤维化，肾单位进一步减少。

3. 脂质代谢紊乱 极低密度脂蛋白（VLDL）和低密度脂蛋白（LDL）增加，可促进肾小球进行性硬化。

4. 肾小管的高代谢 肾单位减少后，肾小管高代谢可使健存肾单位内氧自由基生成增加，自由基清除物减少，导致细胞损害，进一步损害肾单位。

5. 尿毒症毒素 包括尿素、胍类、肠细菌代谢产物如酚类及胺类、中分子物质（分子量为500～5000Da）、大分子物质（分子量为5000～50 000Da，如β_2微球蛋白、甲状旁腺激素、胰岛素等）。

三、诊 断

（一）临床表现

1. 胃肠道表现

（1）厌食、腹部不适。

（2）恶心、呕吐。

（3）口中有尿素味。

（4）口腔黏膜炎症、糜烂及溃疡。

（5）胃黏膜炎症及溃疡。

2. 精神及神经系统表现

（1）疲乏、头昏、记忆力减退、失眠、四肢发麻。

（2）晚期可有尿毒症脑病，表现为嗜睡、谵妄、抽搐、昏迷等。

3. 心血管系统表现

（1）血压高及左心室肥厚扩张。

（2）心肌损害。

（3）心力衰竭。

（4）尿毒症性心包炎。

4. 造血系统表现 贫血，其程度与肾衰竭的严重程度相平行，系由以下原因导致：

（1）红细胞生成素分泌下降。

（2）红细胞寿命缩短。

（3）铁及叶酸缺乏。

（4）出血：如皮下瘀斑、鼻出血、牙龈出血乃至消化道出血等。

5. 呼吸系统表现 由于尿毒症毒素、水钠潴留及转移性钙化导致尿毒症性支气管炎、肺炎及胸膜炎、肺钙化。肺活量和动脉血氧含量降低。

6. 皮肤表现 干燥、脱屑、瘙痒等。

7. 代谢性酸中毒 HCO_3^- 在 16～22mmol/L，甚至可低到 4.5mmol/L。

8. 水、电解质失衡

（1）低钠血症。

（2）低钙和高磷血症。

（3）低钾和高钾血症。

（4）高镁血症。

（5）水肿和体腔积液。

9. 感染 由于营养不良和免疫功能低下易招致感染（肺炎、泌尿系感染、结核等）。

10. 肾性骨病 因低钙、继发性甲状旁腺功能亢进和铝负荷过重所致。

（二）实验室检查

1. 血常规

（1）血红蛋白＜13.5g/L（成年男性）或 12g/L（成年女性）。

（2）白细胞正常或减少。

（3）血小板数目正常或偏低，功能下降。

2. 尿异常

（1）尿量少。

（2）尿渗透压降低，比重低（1.010～1.012）。

（3）尿蛋白多在+～++。

（4）尿沉渣检查：可见红细胞、白细胞、上皮细胞及颗粒管型，也可有蜡样管型。

3. 血生化检查

（1）总蛋白＜62g/L，白蛋白＜30g/L。

（2）血钙≤2.0mmol/L，血磷＞1.7mmol/L。

（3）肾功能检查：BUN 及 Scr 升高。

（三）特殊检查

1. B 超检查 双肾缩小或正常或增大，皮质变薄，肾脏内结构紊乱。

2. SPECT 双肾分泌功能下降。

（四）诊断标准

（1）有慢性肾损害病史。

（2）有肾功能不全的临床症状。

（3）Scr 及 BUN 升高、HCO_3^- 降低和低钙、高磷血症。

（4）B 超示双肾缩小、皮质变薄。

（5）肾活检有相应的病理变化。

四、治　　疗

（一）保守治疗

1. 一般治疗 注意休息，预防感冒，禁用损害肾脏的药物等。

2. 饮食疗法 给予优质低蛋白低磷饮食，酌情低脂、低盐饮食，适当补充必需氨基酸、不含维生素 A 的多种维生素。

（1）蛋白质：摄入量为 0.3～0.6g/（kg·d），富含必需氨基酸的动物蛋白质，低蛋白饮食一般选择 Scr 在 176.8～265.2μmol/L 时开始。

（2）热量：一般为 0.15MJ/kg。足够的热量可减少机体蛋白质的分解。

3. α-酮酸 可使非蛋白氮转化为氨基酸，用法为 3～4 片/次，3 次/日口服；若患者有严重的呕吐、心包炎、尿毒症神经病变及尿毒症严重并发症时，不宜用必需氨基酸治疗。

4. 促进毒素排泄 如肠道吸附剂爱西特 1.2～1.5g/次，3～4 次/日，口服；包醛氧化淀粉 5～10g/次，3 次/日，口服；中药灌肠等。

5. 纠正水、电解质失衡

（1）低钠血症的治疗：补入钠离子的克数＝［（血清钠的正常值－血清钠的测定值）×0.6×体重（kg）］/17。

一般先补入上述计算值的 1/3，再根据化验结果决定下一步治疗。

（2）低钙、高磷血症的治疗：碳酸钙 1.0g，每日 3 次；同时服用活性维生素 D_3，骨化三醇［即 1,25-$(OH)_2D_3$］0.25μg，每日 1 次和 α-D_3 0.25μg，每日 2 次，可促进肠道钙吸收，抑制甲状旁腺激素分泌，改善低钙、高磷及肾性骨病。

（3）高钾血症的治疗：见“急性肾衰竭”节。

（4）每日补水量＝前一日尿量+发热出汗量+500ml。

6. 代谢性酸中毒

（1）轻度：可不予治疗。

（2）中度：HCO_3^- 低于 15mmol/L，口服碳酸氢钠 1g，每日 3 次。

（3）重度：HCO_3^- 低于 6.7mmol/L，应开展透析疗法。

7. 水肿的治疗 见“肾病综合征”节。

8. 贫血治疗

（1）叶酸，5mg，每日 3 次，口服。

（2）硫酸亚铁，0.15g，每日 2 次，饭后口服。

（3）重组人红细胞生成素：每周 25～150μg/kg，分 2～3 次皮下或静脉注射。

9. 高血压的治疗 慢性肾衰竭高血压单用某种药物很难达到满意效果，多采用联合用药（见“慢性肾小球肾炎”节）。

（二）透析疗法

具体内容见血液透析和腹膜透析。

（三）肾移植

肾移植是治疗慢性肾衰竭的最好方法。肾移植后患者的生活质量明显改善，但并非所有肾衰竭患者均可很好地耐受移植手术及术后的大剂量激素和免疫抑制剂治疗，在肾移植前必须了解该病例是否适合做肾移植、术后的预测效果将如何。某些患者在一定的情况下术后甚至会出现危及生命的严重并发症。特别是特殊疾病，如活动性肝炎、冠心病、不稳定性心绞痛、活动性消化性溃疡、体内有活动性慢性感染病灶、恶性肿瘤已发生转移或发病 2 年以内，在考虑行移植前必须慎重。

第三节 透析疗法

血液透析

血液透析（hemodialysis）是根据 Gibbs-Donnan 原理，利用透析器内半透膜将患者的血液与透析液隔开，半透膜两侧的液体由于所含的溶质浓度差及不同的渗透浓度而呈反向流动，进行溶质与水分的交换，达到清除体内多余水分和毒素的目的。

一、原　理

（一）弥散

由半透膜所隔开的两个液相间，溶质由浓度高的一侧向浓度低的一侧移动，而水却由浓度低的一侧向浓度高的一侧移动，最终达到两侧液相间浓度的平衡，此种现象称为弥散。如尿毒症患者血中的BUN及Scr、钾、磷可由血液向透析液弥散，而HCO_3^-与钙离子可向血中弥散。

扩散的速率取决于：

（1）膜两侧的浓度差：浓度差越大，速率越快。

（2）溶质的分子量：分子量与速率成反比。

（3）膜自身的阻力：阻力越大，扩散越慢。

（二）对流

在半透膜两侧压力梯度作用下，水分可从压力高的一侧向压力低的一侧运动，同时可带走一部分溶质和多余的水分，此即为滤过。其中溶质的运动也称为对流。滤过溶质传递的速率与跨膜压和透析器的性能及血细胞比容、血脂的含量有关。

1. 跨膜压（TMP）　血液侧正压（即动脉压与静脉压之和）与透析液侧负压绝对值之和。

2. 超滤系数　指在每小时、每1mmHg压力下膜对水的通透性的毫升数（ml）。透析器系数一般为4～5，高通量透析器、血液滤过器系数分别15、30。

（三）对流和滤过的临床应用

1. 弥散

（1）血流和透析液的方向：在透析器内血液和透析液呈反向流动，能最大限度地提高透析膜两侧的溶质浓度差。

（2）清除率：与血流量、溶质分子量、透析液流速、透析器效率有关。血流量越大、透析液流量越大，清除率越大，但二者不呈线性关系。

2. 超滤

（1）脱水：其大小决定于超滤率（ultrafiltration rate）。超滤率即单位时间内的脱水量，以L/h表示，一般控制在0～1L/h。透析器超滤系数是体外测量值，比临床实际高5%～30%。当患者血液中蛋白质浓度增高或透析器中出现部分凝血时，超滤系数会明显降低。

（2）超滤压力：血液侧为正压，为6.5～13kPa。透析液侧为负压，可根据要求调整。若TMP＞65kPa易破膜。

（四）酸、碱平衡

目前基本使用碳酸氢盐方法透析，透析液中所含HCO_3^-浓度为35～39mmol/L，透析4～5h后，血HCO_3^-浓度可增至25～26mmol/L。

二、血液透析装置

血液透析装置包括透析器、透析机、透析用水处理设备及透析液四部分。

（一）透析器

1. 膜材料

（1）纤维素膜：再生纤维膜、铜胺纤维膜、铜仿膜。

（2）纤维素替代膜：醋酸纤维膜、血仿膜。

（3）合成膜：聚丙烯腈膜（PAN）、聚砜膜（PS）及聚甲基丙烯酸甲酯膜（PMMA）膜。

透析过程中血液与透析膜接触后，可使机体产生、释放一些炎性因子（补体、IL-1 及 IL-6、肿瘤坏死因子生成、释放增加），而引起继发性感染、营养不良、生存率下降等。这些炎性因子的产生与膜的生物相容性有关。一般而言，合成膜的生物相容性较优，转运系数、超率系数高。纤维素膜则较差。

2. 透析器的性能 除超滤率、膜性能外，应考虑其面积、对溶质的清除率等。面积应根据患者的情况尽可能大（1.4～1.7m^2）；在清除率上，平均 BUN 清除率应为 150～170ml/min；对中分子物质亦应有一定的清除率。

3. 消毒

（1）初用：用环氧乙烷消毒，也可用 γ 射线消毒。

（2）复用：透析器用复用机冲洗检测后，用消毒液灌透析器，透析管路冲洗后用 0.3%的过氧乙酸灌满，保留 2h 以上，方可使用，如超过 1 周未使用应重新消毒。

4. 透析器的复用 经充分消毒及冲洗后透析器可重复使用 5～7 次或以上。在美国约 65%的透析中心、国内许多单位均复用透析器。

（1）复用的优点：①降低透析费用；②减少透析中症状的发生率，如首次使用综合征；③提高透析器的生物相容性。

（2）缺点：①透析器的效率减低，因透析器内残留血量减少有效透析面积所致；②发生感染机会增加；③透析器的复用耗费时间，且需一定设备。

（3）透析器废弃标准：①清除率下降不应＞8%；②容量下降＜原容量的 80%；③超滤量下降＞25%；④有破膜。

（二）血液透析机

血液透析机实现肾脏部分功能替代，是通过体外循环路径与患者的血液循环系统相连接来完成的。虽然血液透析机种类有很多，外形设计各具特色，但透析机的基本构造是相同的，包括透析液供给系统和体外血液循环系统。

1. 透析液系统 血液透析机透析液供给系统运转的目的是：①配制成分达到一定要求的浓缩透析液；②调节流量，维持透析液一定的温度和压力；③完成超滤脱水；④监测、报警和消毒功能。在结构上包括温度控制系统、除气系统、容量比例及电导率监控系统、超滤系统、漏血及透析液压力监测系统。除上述装置以外，透析液系统还包括许多阀门和压力调节器、冲洗和消毒液吸口等，共同运作以建立冲洗和消毒回路，实现透析器旁路，进行自检和校准。

2. 体外血液循环系统 包括血泵、注射泵、压力监测系统、动静脉壶、气泡检测器等。

以上各组元件组成了透析机的水路和血路，在计算机系统的控制和监测下联合运转、协调工作，从而保证体外循环稳定。

（三）透析用水处理设备

血液透析配制透析液、透析机冲洗都需要大量用水。维持性血液透析患者每周透析耗水 360～540L。透析用水水质关系到透析远期效果，因此对水质要求极为严格。

水处理方法包括滤过、软化、去离子和反渗透等；包括以下装置：加压泵、沉淀过滤装置、砂滤器、软水器、炭滤过装置、反渗装置、贮水箱。

（四）透析用水

透析用水应是反渗水，即饮用水-沙滤缸-离子交换树脂-碳罐-反渗机所得的水。透析用水对各种物质最大准许浓度见表 8-2。

表 8-2 透析用水对各种物质最大准许浓度

物质	浓度	物质	浓度
钠	70mg/L	砷、铅、银（各）	0.005mg/L
钙	2mg/L	镉	0.001mg/L
镁	4mg/L	铬	0.0121mg/L
氟	0.1mg/L	硒	0.09mg/L
铁	2.0mg/L	汞	0.0002mg/L
铝	0.01mg/L	细菌	200 个/ml
铜、锌、钡（各）	0.1mg/L	全固型成分	250 以下
氯胺	0.1mg/L	总硬度	10 以下
氯气（漂白粉）	0.5mg/L	有机物	0.1 以下
锰	0.05mg/L	比电阻	1000hm/cm^2 以上
硝酸盐	2.0mg/L	pH	6～8
硫酸盐	20.0mg/L		

（五）透析液

目前均采用碳酸氢盐透析，碳酸氢盐浓度为 30～38mmol/L，可迅速纠正酸中毒，对心血管影响小。透析液成分见表 8-3。

表 8-3 标准碳酸氢盐透析液成分

成分	浓度	成分	浓度
Na^+	135～145 mmol/L	醋酸盐	2～4 mmol/L
K^+	0～4.0 mmol/L	HCO_3^-	30～38 mmol/L
Ca^{2+}	1.25～1.75 mmol/L	糖	0～11 mmol/L
Mg^{2+}	0.25～0.5 mmol/L	PCO_2	40～100 mmHg
氯化物	100～124 mmol/L	pH	7.1～7.3

三、透析指征及禁忌证

（一）适应证

（1）尿毒症。

（2）容量负荷过重所致脑水肿、肺水肿及高血压。

（3）尿毒症合并神经、精神症状。

（4）尿毒症性心包炎。

（5）血尿素氮≥28mmol/L，血肌酐≥530～840μmol/L。

（6）Ccr＜10ml/min。

（7）血钾≥6.5mmol/L。

（8）HCO_3^-＜6.8mmol/L。

（9）尿毒症性贫血，Hb＜60g/L，Het＜15%。

（10）可逆性的慢性肾衰竭、肾移植前准备、肾移植后急性排斥导致急性肾衰竭或慢性排斥，移植肾失功时。

（11）其他：如部分药物中毒、高钙血症、代谢性碱中毒、溶血时游离血红蛋白＞80mg/L。

（二）急症透析指征

（1）高钾血症。

（2）肺水肿。

（3）尿毒症脑病。

（4）尿毒症心包炎。

（三）禁忌证

血液透析无绝对禁忌证，只有相对禁忌证。

（1）恶性肿瘤晚期。

（2）非容量依赖性高血压。

（3）严重心肌病变而不能耐受血液透析。

（4）精神病患者和拒绝接受透析治疗。

（5）颅内出血及其所致颅内高压。

（6）严重休克和心肌病变致顽固性心力衰竭、低血压。

四、血液透析的实施

（一）血液透析中的抗凝

为了防止血液透析中凝血阻塞空纤管道，影响透析的进行和降低透析治疗的效果，需行抗凝治疗。常用方法为给予肝素。

1. 普通透析 首次给予肝素 40～50mg（或 0.8～1.2mg/kg）于静脉穿刺时注入，以后追加 5mg/h，透析前 0.5～lh 停止追加肝素。有条件时应监测 PT 或 APTT，使其保持在基础值的 180% 较合适。

2. 无肝素透析

（1）透析性（或血性）心包炎。

（2）近期（1 周内）手术，如心脏和血管手术、眼部手术及肾移植手术等。

（3）颅内出血、消化道出血及其他部位活动性出血。

（4）凝血机制障碍。

3. 低分子肝素 目前临床上使用的有法安明、速避凝等，可替代肝素，效果同肝素相仿，但价格较贵。

（二）急性血液透析

1. 血管通路 颈内静脉、股静脉或锁骨下静脉插入以保证血流量。

2. 抗凝 根据有无出血倾向，可选择肝素、低分子肝素或无肝素。

3. 透析频度 根据患者原发病及每日治疗用药情况灵活掌握。

4. 超滤量 急性肾衰竭以水潴留为主要表现时，脱水量依不同情况具体决定，一般初次脱水不要超过 4.0L。

5. 透析方法 选用普通透析、透析滤过或连续性的肾脏替代治疗。

6. 透析器 选用不易激活补体的膜材料，如聚丙烯腈膜、聚砜膜及醋酸纤维膜等。

（三）慢性血液透析

慢性血液透析即维持性血液透析。

1. 血管通路 动静脉内瘘、永久性深静脉置管或人造血管。

2. 透析时间 每次 4.0～4.5h。

3. 透析频度 可每周 2 次或 3 次，或每 2 周 5 次。应根据患者小便量决定，如每 24h 小便在 800ml 以下，每周透析时间应达 15h，即每周 3 次；若 24h 小便量在 800ml 以上，透析时间应达

9h，即每周 2 次。

4. 透析血流量 为体重的 4 倍，一般为 250～300ml/min。

5. 透析液流量 为 500ml/min。

（四）诱导透析

为避免初次透析时透析脑病（失衡综合征）的发生，根据病情诱导透析 1～3 次。

1. 透析器面积 选用面积＜15m^2。

2. 血流量 为 150ml/min。

3. 超滤量 ＜1.5L（若有容量负荷过重可适当放宽）。

4. 时间 ＜3.0h。

5. Scr 或 BUN 下降幅度 应限制在 30%以内。

6. 蛋白制剂的应用 透析中给予新鲜血液或 20%白蛋白以提高血浆渗透压。

（五）肾移植前的透析

肾移植前的透析同慢性血液透析，在移植前酌加透析 1 次，以减轻患者的容量负荷，为术中输血补液创造条件，增加手术的耐受性。

五、透析充分的评价

（一）*KT*/*V*

$$\text{尿素的清除率} = \frac{(\text{透析前BUN} - \text{透析后BUN})}{\text{透析前BUN}} \times 100\%$$

$$KT/V = 4 \times \text{尿素的清除率} - 1.2$$

式中，*KT* 为血液透析清除剂量，*K* 为尿素清除率（ml/min），*T* 为透析时间（min），理论 *V* 值：*V*=体重（kg）×1000×0.58。

对于长期透析的儿童，单次 *KT*/*V*＞1.2～1.4，如能＞1.6～1.8 则更佳。

（二）时间平均尿素值（time average concern for urea，TACurea）

$$\text{TACurea} = \frac{T_d(C_1 + C_2) + I_d(C_2 + C_3)}{2(T_d + I_d)}$$

式中，C_1：透析前 BUN；C_2：透析后 BUN；C_3：下次透析前 BUN；T_d：透析时间；I_d：透析间隔时间。TACurea＜50mg/dl（17.8mmol/L），患者一般感觉良好；TACurea＞55mg/dl（19.6mmol/L），患者康复状态差、死亡率高。

（三）蛋白分解率

蛋白分解率（protein catabolis rate，PCR）是每日蛋白代谢或终末产物的总和，以 g/d 表示。

$$\text{PCR} = 2.03C + 0.16$$

其中，

$$C = \frac{\text{透析前BUN浓度}}{\text{透析后BUN浓度}}$$

在 PCR＞1g/（kg·d）和 TACurea 约为 50mg/dl 时，透析患者患病率最小；如 PCR＜0.8/（kg·d），则提示患者营养不良，患病率增加。

六、透析中的急性并发症

（一）低血压

1. 主要原因

（1）血容量不足：透析中超滤过多、过快，导致血浆容量减少。

（2）使用低钠透析液：血钠降低，血浆渗透浓度下降，使血容量进而减少。

（3）透析间期体重增加明显：超滤量超过透析前体重的5%以上。

（4）自主神经功能失调。

2. 治疗

（1）调整干体重。

（2）降低负压以防继续超滤。

（3）补充氯化钠溶液、高渗葡萄糖，无效时可给予白蛋白及血浆或新鲜全血。

（4）必要时加用升压药。

（5）必要时应停止透析。

（6）透析中经常出现低血压，处理措施：①停用降压药物；②适量提高透析液钠浓度；③改用血液滤过或腹膜透析。

（二）心血管并发症

1. 心力衰竭

（1）主要原因：①体液潴留容量负荷过重；②高血压的发生及加重；③心脏疾病和心包积液；④肺部感染。

（2）治疗：①在透析期间严格控制水分和钠盐的摄入，要求每日体重增加＜1kg；②控制高血压，防止血压突然升降；③防治有关的感染；④纠正贫血；⑤治疗心脏疾病，必要时可用强心苷。

2. 心律失常

（1）原因：①低钾血症；②代谢性或病毒性心肌病变；③心肌钙化和洋地黄药物毒性反应等；④透析中使用低钾透析液。

（2）表现：低钾血症可导致严重的快速性室性心律不齐。

（3）治疗：①应根据不同的病因和心律失常类型分别处理；②对于透析中低钾血症，可在透析中予补充钾盐。

3. 心肌梗死 年龄大，原有冠心病患者，透析过程中发生低血压和（或）出血易诱发心绞痛和心肌梗死。

治疗原则基本同其他非透析患者，应中止透析。

4. 心搏骤停 为少见和严重的并发症。

（1）原因：①严重溶血引起高钾血症，或低钾透析导致严重心律失常；②心力衰竭、急性肺水肿；③出血性心脏压塞；④血压突然下降或休克所致循环衰竭；⑤空气栓塞；⑥缺钙引起心肌抑制；⑦内出血、颅内出血、脑血管意外等；⑧严重失衡综合征。

（2）治疗：心搏骤停时按心肺复苏急救处理。

（三）急性溶血

1. 诱发原因

（1）透析液温度过高＞45℃。

（2）透析液低渗状态（透析液配方或比例泵失误）。

（3）硬水透析。

（4）透析用水被消毒剂（甲醛、氯气）污染。

（5）血泵的机械故障所致红细胞破坏。

（6）误输异型血。

2. 临床表现

（1）面色苍白。

（2）畏寒或体温中度升高。

（3）血样离心后，血浆呈粉红色。

（4）游离血红蛋白含量升高。

（5）严重者有高钾血症。

3. 治疗

（1）纠正发生溶血的原因后，继续透析。

（2）地塞米松，5～10mg，静脉注射。

（3）亚甲蓝，1～2mg/kg，静脉滴注。

（4）维生素 C，3g，静脉滴注。

（5）输新鲜血，必要时进行血浆置换。

（四）出血

透析中出现的上消化道出血、心包腔出血、硬膜下出血、颅内出血，除治疗出血所致的并发症外，应视情况中止透析。

（五）其他

其他并发症包括失衡综合征；气栓因认识水平的提高，此类并发症现已少见。

腹 膜 透 析

腹膜透析（peritoneal dialysis，PD）是利用腹膜作为透析膜，向腹腔内注入腹膜透析液，膜一侧为毛细血管，另一侧为透析液，借助血管内血浆与透析液中溶质浓度梯度和渗透梯度，通过弥散对流和渗透超滤的原理，以清除机体内潴留的代谢废物和过多的水分，同时由透析液补充必需的物质。通过不断更换透析液，达到净化血液的目的，故也属于血液净化方法之一。临床上主要用于急慢性肾衰竭及中毒患者的治疗。

一、腹膜透析的优点

1. 操作简单，应用范围广泛，不需要特殊的设备，在基层医院也可进行。患者也可以在家中进行，基本不影响工作，携带方便。且不需要全身应用抗凝剂，腹腔内用肝素量较少且不被吸收，不增加出血危险，适用于有出血倾向的透析患者。

2. 无体外循环，无血流动力学改变，透析平稳，避免了血容量急剧减低引起的低血压，无失衡综合征，故对于老年人，尤其是心血管疾病伴循环不稳定的患者，安全性较大。

3. 保护残余肾功能，有较多的研究表明腹膜透析患者残余肾功能下降速度明显低于血液透析患者。而残余肾功能对改善透析患者的生活质量，延长透析患者生存期均是非常重要的。

4. 对中分子物质的清除较血液透析好，对贫血及神经病变的改善优于血液透析。

二、腹膜透析的方法

目前所采用的腹膜透析的方法包括：①持续不卧床腹膜透析（continuous ambulatory peritoneal dialysis，CAPD）；②间歇性腹膜透析（intermittent peritoneal dialysis，IPD）；③持续循环腹膜透析（continuous cycling peritoneal dialysis，CCPD）；④夜间间歇性腹膜透析（nocturnal intermittent peritoneal dialysis，NIPD）；⑤潮式腹膜透析（tidal peritoneal dialysis，TPD）。其中 IPD、CCPD、NIPD、TPD 由自动循环式透析机操作时，又统称为自动腹膜透析（automated peritoneal dialysis，APD）。

（一）持续不卧床腹膜透析

1. 含义 持续不卧床腹膜透析（CAPD）系指每日交换透析液 3～5 次，每次交换透析液 2L。透析液的排出和新透析液的滴入均是依靠重力作用完成的。由于腹腔内始终保留着腹膜透析液，且进行 CAPD 的患者每天只在更换透析液的短暂时间内活动受限，其他时间内患者不需要卧床而可从事日常活动，故称为持续不卧床腹膜透析。

2. CAPD 常规方案

（1）白天交换 3 次，分别于早、中、晚餐时实施，透析液中葡萄糖的浓度为 1.5%。晚上临睡前（22～23 时）交换含 2.5%葡萄糖透析液一次，每周透析 7 天，168h。

（2）部分患者加肝素 500U/L。

（3）不含钾，无须加其他药物。

3. 透析液交换过程（以双联系统为例）

（1）将新鲜的透析液准备好（擦净透析袋，加温，加入必要的药物）。

（2）将连接管与新鲜透析袋连接。

（3）把折叠的空袋打开，置于消毒盆内（盆放地板上），排空管道内的空气，夹闭双管道。

（4）拧开连接管开关，打开与空袋相连的夹子，通过虹吸作用引流。

（5）腹膜透析液引流完后，将管道夹住。

（6）打开新鲜透析袋的夹子，最初 15～30ml 新鲜透析液即流入排液袋而不是腹腔内；将新鲜腹透液灌入腹腔后，关闭连接管开关，去除透析袋，碘伏帽封管。

操作中必须严格无菌消毒。

优点：平稳，符合人体生理，清除效能好，可作持久性肾替代治疗。

（二）间歇性腹膜透析

1. 含义 标准间歇性腹膜透析（IPD）是指患者卧床休息，每次向腹腔内灌入腹透液 1000～2000ml，停留 30～45min，通常每周施行 40h，即每日 10h，每周 4 天。每一透析周期（入液期、停留弥散期和引流期）约需 1h，一般透析间歇期腹腔内不保留透析液。

2. IPD 常规方案

（1）插入腹腔透析管后立即透析。

（2）手术插透析管后开始 7～12 天进行 IPD，有利于患者植管处伤口的愈合。

（3）每次以 500～1000ml 透析液交换。

（4）留置 30～60min 后将透析液尽可能地引流出来。

（5）经上述治疗后，可渐转入标准的 CAPD 治疗。

优点：设备简单、手工操作、清除水分及小分子物质佳，可卧床透析。

缺点：清除中分子毒物有限。

用途：ARF、CAPD 起始 2 周内、急性水钠潴留。

（三）自动腹膜透析

自动腹膜透析（APD）是一广义概念，泛指利用腹膜透析机进行腹透液交换的腹膜透析形式，包括 CCPD、IPD、NIPD、TPD。其主要形式是 CCPD。自动腹膜透析机类型很多，需参照机器的操作说明进行。一般包括以下两个过程，即晚上患者休息前，准备腹膜透析机，并连接患者腹透管与腹透机的透析管路，开始透析；第二天早上结束后关闭机器，患者与机器脱离。

1. CCPD

（1）定义：是使用透析机帮助注入和排出腹透液的平衡式腹膜透析形式，是自动腹膜透析的主要形式。其方法是患者在夜间入睡前将腹膜透析管与腹膜透析机相连，行 3～4 次交换，每次交换量为 2～3L。每次保留 2.5～3h，清晨离机时，再以 2L 透析液交换一次，保留 14～16h。

（2）CCPD 常规方案

1）晚间开始透析时，将患者腹膜透析管与透析机相连，引流腹腔内保留的透析液入透析袋。

2）夜间使用的透析液含葡萄糖 1.5%，晨间离机时交换的透析液含葡萄糖 2.5%。

3）其夜间透析周期为 3～3.5h。透析液流入时间为 10min，引流出时间为 20min，腹腔内保留 2.5～3h，晨间注入 2L 透析液后，卸管，消毒后盖上透析管帽。

CCPD 治疗与 CAPD 相似，仅是白天与晚上相颠倒，CCPD 有下列优点：①患者白天可以参加工作；②有腹膜透析机帮助，不影响晚间休息；③腹膜炎发生率低于 CAPD；④经观察表明其透析时间分配较合理，对 BUN 及 Scr 等小分子溶质的清除均较理想。

2. NIPD 与 IPD 相似，只是在夜间进行。

优点：机器操作，白天工作，每晚 8～10 次透析，效果近似 CAPD。

用途：腹膜溶质高转运者，腹腔淋巴回流过多而不适用 CAPD 者，腹部疝及腹透液渗漏者。

3. TPD 在透析开始时向腹腔内灌入一定容量的透析液后，每个透析周期中只引流出一半液体，再灌入同样量的新透析液替换，透析结束后将所有腹透液尽量引流出来。白天透析，夜间空腹。

优点：保持透析液渗透压，增加超滤，效果优于 IPD 和 NIPD。

缺点：用液多。

用途：高转运型失超滤。

三、透析中有关化验检查

（一）测定的项目

1. 血常规、血钠、钾、氯、钙、无机磷、谷草转氨酶、谷丙转氨酶、碱性磷酸酶、葡萄糖，每个月复查 1 次。

2. 血中乙型及丙型肝炎相应的标志物检查，每 3～6 个月复查 1 次。

3. 心电图，6～12 个月复查 1 次。

4. X 线检查 胸部、颅骨、锁骨、手诸骨，每 6～12 个月复查 1 次，注意肾性骨病。

5. 总的溶质清除率（腹膜透析的剂量+残余肾功能） 在开始透析的最初 6 个月至少测定 2 次，最好 3 次。6 个月以后如果未改变处方，每 4 个月测定 1 次。

（1）CAPD 每周透析剂量：总 *KT*/*V*＞2.0，高转运和高平均转运患者总 Ccr 至少达 60L/（w・1.73m^2），低转运及低平均转运患者的总 Ccr 至少达 50L/（w・1.73m^2）。

（2）NIPD 每周透析剂量：总 *KT*/*V* 至少达 2.2，总 Ccr 至少达 66L/（w・1.73m^2）。

（3）CCPD 每周透析剂量：总 *KT*/*V* 至少达 2.1，总 Ccr 至少达 63L/（w・1.73m^2）。

6. 用蛋白氮呈现率（PNA）和主观综合性营养评估法（SGA）评价成人腹膜透析患者营养状况。在透析 6 个月后，每 4 个月进行 1 次。测定 *KT*/*V* 和 Ccr 同时进行。

（二）测定方法

1. 标本收集 24h 腹膜透析患者尿液与透析引流液；患者早晨腹腔内已存留 8h 的透析引流液。同时测患者身高、体重，抽空腹血 2ml，查尿素和肌酐。将 24h 尿液与透析引流液放在不同的容器内混合均匀，各留取 10ml 标本；记录尿液和引流液总量，测定尿液和引流液尿素与肌酐浓度。标本收集后立即送检，如不能及时送检，可放入 4℃冰箱内保存（不超过 72h）。

2. *KT*/*V* 的计算方法 先计算出每周残余肾尿素清除率和每周透析液尿素清除率，二者之和为总尿素 *K*（尿液和腹透引流液中尿素的清除率）*T*（每周透析天数）/*V*（尿素容量分布）。

$$残余肾尿素清除率(ml/min)=\frac{尿量(ml/24h)\times 24h尿尿素(mmol/L)}{1440(min/d)\times 血尿素(mmol/L)}$$

$$每周残余肾尿素清除指数KT/V=\frac{残余肾尿素清除率(ml/min)\times 1440(min/d)\times 7(d)}{1000(ml/L)\times 患者体重(kg)\times 0.6(男)或0.5(女)}$$

$$每周腹膜透析尿素清除指数KT/V=\frac{24h\ D/P尿素\times 透出液量(L/d)\times 7(d)}{患者体重(kg)\times 0.6(男)或0.5(女)}$$

式中，D：透析液尿素（mmol/L）；P：血浆尿素（mmol/L）。

$$每周总尿素清除指数KT/V=\frac{每周腹膜透析尿素清除指数KT/V}{每周残余肾尿素清除指数KT/V}$$

3. 肌酐清除率（Ccr）的计算方法 先计算出每周残余肾 Ccr 和每周透析液 Ccr，二者之和为每周总 Ccr（L/w）。

$$残余肾肌酐清除率(ml/min)=\frac{24h尿量(ml/d)\times 尿肌酐(mmol/L)}{1440(min/d)\times 血肌酐(mmol/L)}$$

由于肾小管可以分泌肌酐导致假阳性结果，上述结果应做校正。

$$校正残余肾肌酐清除率(ml/min)=\frac{残余肾肌酐清除率(ml/min)+残余肾尿素清除率(ml/min)}{2}$$

$$每周残余肾肌酐清除率(L/w)=\frac{校正后残余肾肌酐清除率(ml/min)\times 1440(min/d)\times 7(d/w)}{1000(ml/L)}$$

$$每周腹膜透析肌酐清除率(L/w)=24hD/P肌酐\times 24h透析出液量(L/d)\times 7(d/w)$$

式中，D：透析液肌酐（mmol/L）；P：血浆肌酐（mmol/L）。

$$每周总Ccr\ (L/w)=残余肾Ccr\ (L/w)+透析液Ccr\ (L/w)$$

$$与标准体表面积进行校正=\frac{总Ccr\times 1.73(m^2)}{患者体表面积(m^2)}$$

患者体表面积可以通过查表或公式求得：

$$体表面积(m^2)=[身高(cm)\times 体重(kg)\div 3600]^{\frac{1}{2}}$$

四、腹膜透析的并发症

（一）腹膜透析性腹膜炎

腹膜炎是腹膜透析技术临床应用以来最常见的并发症，也是暂时终止腹膜透析和退出腹膜透析的主要原因。

1. 发病机制

（1）感染途径

1）经导管感染：因透析管-连接管-Tenckhoff 管拆接时无菌操作不严，使细菌沿导管腔进入腹腔或污染透析液。

2）插管周围感染：存在于皮肤表面的细菌经插管的隧道进入腹腔。以此方式侵入的细菌，其原因：①临时性导管（距皮肤处无涤纶套）的延长使用；②永久性导管隧道口周围存在感染；③初期置管时，皮下涤纶套距皮肤出口处太近，较长时间透析后，腹壁脂肪变薄，涤纶套暴露于皮肤外面失去应有的保护作用。

3）经肠管感染：肠腔内细菌移动穿过肠壁进入腹腔。

4）经血行感染：远处的细菌经血液带至腹腔，较少见。

5）经生殖道感染：女性腹腔通过输卵管伞与外界相通，会阴部的细菌可从阴道逆行向上，侵入腹腔。

（2）宿主防御作用：腹膜中的白细胞可对抗侵入腹腔的细菌，但许多因素可改变腹膜中白细胞的吞噬功能和杀灭腹腔内的细菌。

1）透析液的 pH 和渗透压：腹膜透析液的 pH 接近 5.0，渗透压可为血浆的 1.3～1.8 倍，与葡萄糖的浓度有关。非生理状态的透析液能最大限度地抑制腹膜中白细胞的吞噬功能和杀灭细菌的能力。

2）腹腔内液 γ 球蛋白含量：γ 球蛋白含量下降，腹膜炎的发生率升高。

2. 临床表现及诊断

（1）腹痛。

（2）透析液浑浊。

（3）可有发热、寒战，或恶心、呕吐，或便秘、腹泻。

（4）实验室检查：腹透液常规检查示白细胞＞100×10^6/L，中性粒细胞＞50%；腹透液细菌或真菌培养阳性。

诊断标准：以上 4 条有 3 条阳性即可诊断。

3. 治疗

（1）腹腔冲洗，并将 CAPD 改为 IPD 方案。冲洗可将腹腔内的炎性物质冲出，而迅速减轻腹痛。

（2）腹膜透析液中加入抗生素：在培养结果尚未出来前，选择兼顾革兰氏阳性菌及阴性菌的药物，结果出来后，根据药物敏感试验结果选择药物。重症感染在腹腔用药的同时全身应用抗生素。

（3）透析液中加入肝素：可防止纤维块堵塞透析管，以及减轻腹膜炎后的腹膜粘连。

（4）拔除腹膜透析管的指征

1）真菌性腹膜炎，伴腹膜透析管皮肤出口或皮下隧道感染，治疗无效。

2）同一病菌引起反复发作的腹膜炎。

拔除导管后若有必要，可在 1～3 周以后重新置管。

（二）腹膜透析管外口及隧道口感染

1. 临床表现 外口充血，皮肤炎症，有脓性分泌物。

（1）急性期感染：局部疼痛，皮肤变硬，分泌物外流，肉芽组织长出外口。

（2）慢性期感染：有液体外渗，肉芽长出外口，但无疼痛、充血及皮肤变硬。

2. 防治

（1）术中彻底止血，防止出现伤口血肿。

（2）导管外口向下，术后早期小剂量透析防止漏液。

（3）保持伤口干燥、清洁。

3. 治疗 局部及全身应用抗生素。

（三）丢失综合征

丢失综合征是指由于长期行腹膜透析治疗，从透析液中丢失蛋白质、氨基酸、维生素等营养物质而引起的临床综合征。

在 CAPD 开始 2 周，每日经透析液丢失蛋白质 15～20g，以后丢失量减少，平均每日丢失 5～

11g。IPD 每日丢失蛋白质 10～40g，腹膜炎时丢失量增加 1～30 倍；每日丢失氨基酸约 2g，同时丢失大量的维生素，主要是水溶性维生素。

患者可出现全身不适，虚弱，食欲缺乏，乃至嗜睡、昏迷、抽搐等。

防治：适当补充蛋白质、氨基酸及维生素。

（四）腹膜透析其他并发症

1. 体液平衡失调

（1）低容量血症。

（2）高容量血症。

2. 代谢紊乱

（1）高糖血症。

（2）蛋白质缺乏。

（3）高三酰甘油血症。

3. 腹壁有关并发症

（1）腹壁疝。

（2）阴囊或阴唇水肿。

（3）胸膜瘘。

（4）背痛。

4. 腹膜透析液中嗜伊红细胞增多。

5. 腹膜硬化、腹腔超滤和溶质清除障碍。